全国中医药行业高等教育"十四五"规划教材

全国高等中医药院校规划教材（第十一版）

中医基础理论

（新世纪第五版）

（供中医学、针灸推拿学、中西医临床医学等专业用）

主　编　郑洪新　杨　柱

U0343622

中国中医药出版社

·北　京·

图书在版编目（CIP）数据

中医基础理论 / 郑洪新，杨柱主编 . —5 版 . —北京：
中国中医药出版社，2021.6（2024.11 重印）
全国中医药行业高等教育"十四五"规划教材
ISBN 978-7-5132-6905-6

Ⅰ . ①中… Ⅱ . ①郑… ②杨… Ⅲ . ①中医医学基础—
中医学院—教材 Ⅳ . ① R22

中国版本图书馆 CIP 数据核字（2021）第 054885 号

融合出版数字化资源服务说明

全国中医药行业高等教育"十四五"规划教材为融合教材，各教材相关数字化资源（电子教材、PPT 课件、
视频、复习思考题等）在全国中医药行业教育云平台"医开讲"发布。

资源访问说明

扫描右方二维码下载"医开讲 APP"或到"医开讲网站"（网址：www.e-lesson.cn）注
册登录，输入封底"序列号"进行账号绑定后即可访问相关数字化资源（注意：序列号
只可绑定一个账号，为避免不必要的损失，请您刮开序列号立即进行账号绑定激活）。

资源下载说明

本书有配套 PPT 课件，供教师下载使用，请到"医开讲网站"（网址：www.e-lesson.cn）认证教师身份后，
搜索书名进入具体图书页面实现下载。

中国中医药出版社出版

北京经济技术开发区科创十三街 31 号院二区 8 号楼
邮政编码　100176
传真　010-64405721
河北品睿印刷有限公司印刷
各地新华书店经销

开本 889×1194　1/16　印张 15.25　字数 404 千字
2021 年 6 月第 5 版　2024 年 11 月第 6 次印刷
书号　ISBN 978-7-5132-6905-6

定价　59.00 元
网址　www.cptcm.com

服 务 热 线　010-64405510　　微信服务号　zgzyycbs
购 书 热 线　010-89535836　　微商城网址　https://kdt.im/LIdUGr
维 权 打 假　010-64405753　　天猫旗舰店网址　https://zgzyycbs.tmall.com

如有印装质量问题请与本社出版部联系（010-64405510）

匡海学（黑龙江中医药大学教授、教育部高等学校中药学类专业教学指导委员会主任委员）

吕志平（南方医科大学教授、全国名中医）

吕晓东（辽宁中医药大学党委书记）

朱卫丰（江西中医药大学校长）

朱兆云（云南中医药大学教授、中国工程院院士）

刘　良（广州中医药大学教授、中国工程院院士）

刘松林（湖北中医药大学校长）

刘叔文（南方医科大学副校长）

刘清泉（首都医科大学附属北京中医医院院长）

李可建（山东中医药大学校长）

李灿东（福建中医药大学校长）

杨　柱（贵州中医药大学党委书记）

杨晓航（陕西中医药大学校长）

肖　伟（南京中医药大学教授、中国工程院院士）

吴以岭（河北中医药大学名誉校长、中国工程院院士）

余曙光（成都中医药大学校长）

谷晓红（北京中医药大学教授、教育部高等学校中医学类专业教学指导委员会主任委员）

冷向阳（长春中医药大学校长）

张忠德（广东省中医院院长）

陆付耳（华中科技大学同济医学院教授）

阿吉艾克拜尔·艾萨（新疆医科大学校长）

陈　忠（浙江中医药大学校长）

陈凯先（中国科学院上海药物研究所研究员、中国科学院院士）

陈香美（解放军总医院教授、中国工程院院士）

易刚强（湖南中医药大学校长）

季　光（上海中医药大学校长）

周建军（重庆中医药学院院长）

赵继荣（甘肃中医药大学校长）

郝慧琴（山西中医药大学党委书记）

胡　刚（江苏省政协副主席、南京中医药大学教授）

侯卫伟（中国中医药出版社有限公司董事长）

姚　春（广西中医药大学校长）

徐安龙（北京中医药大学校长、教育部高等学校中西医结合类专业教学指导委员会主任委员）

高秀梅（天津中医药大学校长）

高维娟（河北中医药大学校长）

郭宏伟（黑龙江中医药大学校长）

唐志书（中国中医科学院副院长、研究生院院长）

彭代银（安徽中医药大学校长）

董竞成（复旦大学中西医结合研究院院长）

韩晶岩（北京大学医学部基础医学院中西医结合教研室主任）

程海波（南京中医药大学校长）

鲁海文（内蒙古医科大学副校长）

翟理祥（广东药科大学校长）

秘书长（兼）

陆建伟（国家中医药管理局人事教育司司长）

侯卫伟（中国中医药出版社有限公司董事长）

办公室主任

周景玉（国家中医药管理局人事教育司副司长）

李秀明（中国中医药出版社有限公司总编辑）

办公室成员

陈令轩（国家中医药管理局人事教育司综合协调处处长）

李占永（中国中医药出版社有限公司副总编辑）

张峘宇（中国中医药出版社有限公司副总经理）

芮立新（中国中医药出版社有限公司副总编辑）

沈承玲（中国中医药出版社有限公司教材中心主任）

编审专家组

全国中医药行业高等教育"十四五"规划教材
全国高等中医药院校规划教材（第十一版）

组　长

余艳红（国家卫生健康委员会党组成员，国家中医药管理局党组书记、局长）

副组长

张伯礼（天津中医药大学教授、中国工程院院士、国医大师）

秦怀金（国家中医药管理局副局长、党组成员）

组　员

陆建伟（国家中医药管理局人事教育司司长）

严世芸（上海中医药大学教授、国医大师）

吴勉华（南京中医药大学教授）

匡海学（黑龙江中医药大学教授）

刘红宁（江西中医药大学教授）

翟双庆（北京中医药大学教授）

胡鸿毅（上海中医药大学教授）

余曙光（成都中医药大学教授）

周桂桐（天津中医药大学教授）

石　岩（辽宁中医药大学教授）

黄必胜（湖北中医药大学教授）

前　言

为全面贯彻《中共中央 国务院关于促进中医药传承创新发展的意见》和全国中医药大会精神，落实《国务院办公厅关于加快医学教育创新发展的指导意见》《教育部 国家卫生健康委 国家中医药管理局关于深化医教协同进一步推动中医药教育改革与高质量发展的实施意见》，紧密对接新医科建设对中医药教育改革的新要求和中医药传承创新发展对人才培养的新需求，国家中医药管理局教材办公室（以下简称"教材办"）、中国中医药出版社在国家中医药管理局领导下，在教育部高等学校中医学类、中药学类、中西医结合类专业教学指导委员会及全国中医药行业高等教育规划教材专家指导委员会指导下，对全国中医药行业高等教育"十三五"规划教材进行综合评价，研究制定《全国中医药行业高等教育"十四五"规划教材建设方案》，并全面组织实施。鉴于全国中医药行业主管部门主持编写的全国高等中医药院校规划教材目前已出版十版，为体现其系统性和传承性，本套教材称为第十一版。

本套教材建设，坚持问题导向、目标导向、需求导向，结合"十三五"规划教材综合评价中发现的问题和收集的意见建议，对教材建设知识体系、结构安排等进行系统整体优化，进一步加强顶层设计和组织管理，坚持立德树人根本任务，力求构建适应中医药教育教学改革需求的教材体系，更好地服务院校人才培养和学科专业建设，促进中医药教育创新发展。

本套教材建设过程中，教材办聘请中医学、中药学、针灸推拿学三个专业的权威专家组成编审专家组，参与主编确定，提出指导意见，审查编写质量。特别是对核心示范教材建设加强了组织管理，成立了专门评价专家组，全程指导教材建设，确保教材质量。

本套教材具有以下特点：

1.坚持立德树人，融入课程思政内容

将党的二十大精神进教材，把立德树人贯穿教材建设全过程、各方面，体现课程思政建设新要求，发挥中医药文化育人优势，促进中医药人文教育与专业教育有机融合，指导学生树立正确世界观、人生观、价值观，帮助学生立大志、明大德、成大才、担大任，坚定信念信心，努力成为堪当民族复兴重任的时代新人。

2.优化知识结构，强化中医思维培养

在"十三五"规划教材知识架构基础上，进一步整合优化学科知识结构体系，减少不同学科教材间相同知识内容交叉重复，增强教材知识结构的系统性、完整性。强化中医思维培养，突出中医思维在教材编写中的主导作用，注重中医经典内容编写，在《内经》《伤寒论》等经典课程中更加突出重点，同时更加强化经典与临床的融合，增强中医经典的临床运用，帮助学生筑牢中医经典基础，逐步形成中医思维。

3.突出"三基五性"，注重内容严谨准确

坚持"以本为本"，更加突出教材的"三基五性"，即基本知识、基本理论、基本技能，思想性、科学性、先进性、启发性、适用性。注重名词术语统一，概念准确，表述科学严谨，知识点结合完备，内容精炼完整。教材编写综合考虑学科的分化、交叉，既充分体现不同学科自身特点，又注意各学科之间的有机衔接；注重理论与临床实践结合，与医师规范化培训、医师资格考试接轨。

4.强化精品意识，建设行业示范教材

遴选行业权威专家，吸纳一线优秀教师，组建经验丰富、专业精湛、治学严谨、作风扎实的高水平编写团队，将精品意识和质量意识贯穿教材建设始终，严格编审把关，确保教材编写质量。特别是对32门核心示范教材建设，更加强调知识体系架构建设，紧密结合国家精品课程、一流学科、一流专业建设，提高编写标准和要求，着力推出一批高质量的核心示范教材。

5.加强数字化建设，丰富拓展教材内容

为适应新型出版业态，充分借助现代信息技术，在纸质教材基础上，强化数字化教材开发建设，对全国中医药行业教育云平台"医开讲"进行了升级改造，融入了更多更实用的数字化教学素材，如精品视频、复习思考题、AR/VR等，对纸质教材内容进行拓展和延伸，更好地服务教师线上教学和学生线下自主学习，满足中医药教育教学需要。

本套教材的建设，凝聚了全国中医药行业高等教育工作者的集体智慧，体现了中医药行业齐心协力、求真务实、精益求精的工作作风，谨此向有关单位和个人致以衷心的感谢！

尽管所有组织者与编写者竭尽心智，精益求精，本套教材仍有进一步提升空间，敬请广大师生提出宝贵意见和建议，以便不断修订完善。

国家中医药管理局教材办公室
中国中医药出版社有限公司
2023 年 6 月

编写说明

　　本教材以习近平新时代中国特色社会主义思想为指导，全面贯彻落实《中共中央 国务院关于促进中医药传承创新发展的意见》《国务院办公厅关于加快医学教育创新发展的指导意见》和全国中医药大会精神，为适应新时期我国中医药行业高等教育改革和培养高质量中医药人才的需要，在国家中医药管理局教材办公室、中国中医药出版社的指导和支持下，本教材由32所全国高等中医药院校具有丰富教学经验、高级职称的一线教师共同完成编写工作。

　　本教材编写以"求源澄流、正本归真、继承创新"为宗旨，注重"立德树人、课程思政"，培养中医学人才大医精诚、仁心仁术的道德品质；注重中医学思维方法的导入与中医经典理论的指导，融汇贯穿于教材内容之中，提高学生对中医药文化、中医学理论的认知能力；注重中医基础理论的传承、发展和创新，充分吸收同类各版教材的精华；注重与临床实践结合，充分使中医基础理论教学适应时代发展和临床实践的需求；注重规范专业名词术语，与《中华人民共和国国家标准·中医基础理论术语》、中医药学名词审定委员会《中医药学名词2004》《中华医学百科全书》等表述保持一致。

　　从提高教育改革和教材质量水平出发，本教材对编写内容进行了适度调整："中医学的主要思维方式"独立成章，并在系统思维中增加"形神合一"一节；增加了气一元论、阴阳学说、五行学说在中医学中的运用；经络部分以经络有关基本概念、基本规律为重点，为避免课程内容重复，将十二经脉、奇经八脉的循行部位列入附篇；结合抗疫实践，增加了中医药在抗击疠气中的作用；将发病并入病机章，以更好地体现中医病机理论整体特点；将养生、治未病独立成节，以突出中医学维护健康和治未病理念的优势。

　　本教材在全国中医药行业高等教育"十三五"规划教材的基础上进行修订，各章修订工作及融合出版数字化资源编创工作的人员分工：绪论由杨柱、吴筱枫完成；第一章中医学的哲学基础由魏凤琴、吴元洁完成；第二章中医学的主要思维方式由郑洪新、李佳、王琳完成；第三章藏象由王志红、孟静岩、王仁嫒、黄学宽、刘晓燕、尚晓玲、冯新玲、李冬华完成；第四章精气血津液神由倪红梅、李定祥、李翠娟、李冬华完成；第五章经络由李兰珍、李奕祺、张国华、陈宏完成；第六章体质由桑希生、陈宏完成；第七章病因由章文春、冯志成、马晖、隋华完成；第八章病机由朱爱松、王四平、蒋筱、史俊芳、刘舟完成；第九章养生与防治原则由司富春、刘红杰完成。全书由主编郑洪新、杨柱统稿；融合出版数字化资源编创工作由朱爱松、倪红梅负责；学术秘书由李佳、吴筱枫担任。

　　本教材利用全国中医药行业教育云平台"医开讲"，充分发挥平台在线、便捷、大容量、互动、多种表现形式的特点，拓展教育教学资源，设置教学课件、教学视频、复习思考题等栏目，为教师教学手段的更新服务，为学生素质、知识、能力的协调发展创造条件。

本教材适用于中医学、针灸推拿学、全科医学、中西医临床医学、中药学及中医药学相关管理专业的本科学生使用。

全体编委会人员本着认真负责、严谨求实、保证质量的原则，群策群力，精益求精，共同完成教材修订及融合出版数字化资源编创工作。不足之处敬请各位教师和学生提出意见，以便再版时修订提高。

本教材充分汲取同类各版教材的精华及相关文献，在此谨向原作者表示崇高的敬意和真诚的谢意！

《中医基础理论》编委会

2021 年 4 月

目　录

绪　论

扫一扫，查阅本章数字资源，含PPT、音视频、图片等

中医学是以中医药理论与实践经验为主体，研究人类生命活动中健康与疾病转化规律及其预防、诊断、治疗、康复和保健的医学科学，是包括汉族和少数民族医学在内的我国各民族医学的总称。

中医学发源于中国，有着数千年悠久历史，是中国优秀传统文化的重要组成部分，是中华民族在长期的生产、生活和医疗实践中，认识生命、维护健康、防治疾病宝贵经验的积累和总结，是经过历代传承并不断发展创新的，具有原创理论、独特思维和丰富实践的医学科学体系，为中华民族的繁衍昌盛作出了巨大的贡献。中医学传播到世界各地，对全人类的健康保健和疾病防治，产生了重要的影响，发挥了促进作用。

中医学的学科属性是以自然科学为主体，注重吸收多学科先进的科技成果，促进学术发展与创新的综合性医学科学知识体系。

中医学以人 - 自然 - 社会心理为医学模式。人类的生存与生活必然受到自然环境和社会环境的影响，由此引起一系列有关健康和疾病的医学问题，因此，中医学强调"以人为本"，不仅注重人的生物属性，尤为重视人的心理特征和社会属性，主张顺应自然规律，主动适应自然和社会环境。

现代，中医学原创的理论思维、独特的理论体系和丰富的实践经验在学术发展中不断得到传承和创新，现代化与国际化步伐加快，正在为造福全人类健康作出新的贡献。

一、中医学理论体系的形成和发展

中医学理论体系是以气一元论和阴阳五行学说为哲学基础，以象思维、系统思维和变易思维为主要思维模式，以整体观念为指导思想，以藏象、经络和精气血津液神等为理论核心，以辨证论治为诊疗特点，包括理、法、方、药在内的医学理论体系。

（一）中医学理论体系的形成

中医学理论体系形成于战国至两汉时期。《黄帝内经》《难经》《伤寒杂病论》《神农本草经》等医学专著的问世，标志着中医学理论体系的形成。

1. 中医学理论体系形成的条件

中医学理论体系的形成，经历了一个漫长的历史时期。春秋战国至秦汉时期，社会急剧变化，学术思想交流融合，科学技术相互促进，古代医家在丰富的医疗实践经验基础上，以气一元论、阴阳五行等哲学思想为认识论，汲取当时先进的科学技术，将零散的医疗经验整理归纳，使中医学理论体系逐步系统化、规范化，以阐释病因、发病和病机，指导疾病的诊断和防治，为中

医学理论体系的形成奠定了科学理论与医药实践的基础。

（1）社会文化基础　春秋战国时期是中国社会大变革的时期，呈现"诸子蜂起，百家争鸣"的文化繁荣景象，形成了道、儒、阴阳、法、墨、兵等诸家。各种学术流派相继产生、学术争鸣与交流，为中医学理论体系的形成奠定了坚实的社会文化基础。如中医学生命理论深受道家关于世界本原与生命起始认识的影响；医者修身与医德的形成深受儒家"自强不息，厚德载物"的道德观念与进取精神的影响等。

（2）科学技术基础　春秋战国时期，天文、地理、气象、历算、物候、农学、植物学、矿物学、冶炼、酿造等方面的诸多创新，为中医学理论体系的构建奠定了科学技术基础。如天文学的宇宙观为天地人相关整体医学模式的建立提供了基础，农业生产的进步促进了中药学的形成和发展，气象学、地理学的相关知识融入了中医学对生命活动、疾病认识的理论和实践。

（3）医药实践基础　人类自从有了生产活动，就开始了医疗活动。殷商时期的甲骨文中，有"瘖""疥""蛊""龋"等病名和"耳鸣""下利""不眠"等症状的记载，还出现了"疾目""疾耳""疾鼻"等以人体器官命名的病名。《殷墟书契》甲骨文"疾年"的记载，可以说是中国古代明确记载疫病流行的最早资料。《甲骨学商史论丛初集·殷人疾病考》曾指出殷人所记录的疾病已有 16 种。随着社会的不断发展，医疗活动更加丰富，先秦文献《山海经》中对疾病的记载增加到了 38 种，如"疽""痹""风""瘕""疫""呕""聋""腹痛""咽痛"等。1973 年，长沙马王堆三号汉墓出土的战国时期著作《五十二病方》以 52 种疾病进行分类，提及了 103 个病名。除此之外，《诗经》《尚书》《周易》等十三经文献中也有诸多的病证记载。可见，当时对疾病的认识已较为深入。

当时的医家们在医疗过程中逐步积累了药物学知识，《五十二病方》中记载的药物就有植物、矿物和动物等不同种类，共有 247 种。《淮南子》《诗经》《山海经》等著作中也有丰富的药物学资料。在医疗过程中，医家们还创造了针砭、艾灸、醪醴等治疗方法。

从《周礼·天官冢宰第一》的记载可见，早在周代，我国就有了初步的医学分科和专职从医人员。《左传》记载的医和、医缓即是当时著名医生。

这些丰富的医疗实践为中医学理论知识的总结归纳及理论体系的构建提供了资料，奠定了基础。

（4）古代哲学思想对医学的渗透　中医学理论体系的形成具有深远的哲学渊源，尤其是气、阴阳、五行学说，渗透并融入中医学，对中医学理论体系的形成赋予重要的思维方法和说理工具。如气一元论的万物本原论思想，为中医学整体观的建立奠定了思想基础；阴阳学说的辩证法思想、五行学说的系统论思想，对中医学方法论体系的建立产生了促进作用。

这一时期，以中国古代哲学为指导，借鉴当时自然科学先进技术原理和方法，在丰富的医药学理论和实践基础上，众多医家共同努力，逐渐形成了中医学理论体系。

2. 中医学理论体系形成的标志

《黄帝内经》《难经》《伤寒杂病论》《神农本草经》等四部经典著作的问世，标志着中医学理论体系的形成。

（1）《黄帝内经》　简称《内经》，为中医学现存最早的经典著作。本书分为《素问》和《灵枢》两部，共 18 卷 162 篇，约成书于战国至秦汉时期，东汉至隋唐仍有修订和补充。《内经》非一人一时之作，而是集众多医学家的医学理论和临床经验编纂而成，是对先秦至西汉医学成就的整理和总结。书中汲取了秦汉以前自然科学、哲学和社会科学的诸多重要成就，从气、天人关系、形神关系等多方面深入探讨和阐释了生命现象，总结和归纳了西汉前的医疗经验和医学理论，确立了中医学独特的理论体系，奠定了中医学发展的理论基础。《内经》以整体观念为指导，阐释了人体生命活动规律以及人与自然、社会环境的统一性，详细论述了脏腑的生理功能，将人体呼吸、循环、消化、排泄、生殖、精神等生理功能分属于五脏，建立了以五脏为中心的功能系统；创立了经络学说，阐述对机体的网络调节作用，并以精、气、血、津液、神的作用维系和调节着脏腑形体官窍的生理功能，从而奠定了藏象经络理论的基础；在疾病防治上提出"治未病"的观点，对病因、发病、病机及疾病诊断、治疗等进行了系统的阐述，对临床实践具有重要的指导意义。《内经》中还设专篇讨论了医生的职业素养和道德规范，《素问·疏五过论》提出了诊病"四德"，对医生的职业道德进行规范。《素问·征四失论》专门批评了医生精神不专与学业不精所造成的过失，至今仍不失其指导意义。

（2）《难经》　又称《黄帝八十一难经》，以问答解释疑难的形式编撰而成，约成书于东汉，传说为秦越人所作。在《内经》的基础上，该书论述了生理、病机、诊断、病证、治疗等方面的医学问题，其中，对脉学特别是"寸口脉诊"有较详细而系统的论述和创见；对藏象理论中命门、三焦以及经络理论有所阐扬和发展，从而丰富发展了中医学理论体系。

（3）《伤寒杂病论》　张机（字仲景）所著，成书于东汉，为中医学第一部辨证论治的专著。经晋·王叔和整理，分为《伤寒论》与《金匮要略》两部。《伤寒论》创立了"六经辨证"理论，对外感热病的发病因素、临床表现、诊断治疗及预后康复等进行了系统而全面的论述。《金匮要略》以脏腑论内伤杂病，对以内科为主兼及妇科、外科的40余种疾病的病因、病机、诊断、处方、用药等都有详细记载。《伤寒杂病论》总结了东汉以前的医学成就，将中医学的基本理论与临床实践密切结合起来，创立了对外感、内伤疾病的辨证纲领和治疗方剂，故后世医家多尊之为"医方之祖"，为临床医学的发展奠定了坚实的基础。在《伤寒论·自序》中，张仲景立志做能解除人民疾苦的医生——"上以疗君亲之疾，下以救贫贱之厄，中以保身长全，以养其生"，表现了医学大家的仁心仁德，后世尊称张仲景为"医圣"。

（4）《神农本草经》　简称《本草经》或《本经》，成书于东汉，为现存最早的中药学专著。《神农本草经》集秦汉时期众多医家搜集、整理、总结药物学经验成果的精华，全书载药365种，根据养生、治病和药物毒性分为上、中、下三品，上品之药无毒，主益气；中品之药有毒或无毒，主治病、补虚；下品之药有毒，主除病邪、破积聚。根据中药功效将中药分为寒、凉、温、热四性，以及酸、苦、甘、辛、咸五味，为中药学"四气五味"的药性理论的确立奠定了基础。书中明确了"治寒以热药，治热以寒药"的用药原则，将药理学与病机学密切结合，使中医学理论体系更加完善。同时，该书提出单行、相须、相使、相畏、相恶、相反、相杀等"七情和合"的药物配伍理论，为中药组方提供了重要理论依据。

综上所述，从战国至秦汉时期问世的《黄帝内经》《难经》《伤寒杂病论》《神农本草经》等医学典籍所载的内容来看，当时的医家们不但已构筑起中医学的理论框架，而且在实践中不断修正和完善理论体系，初步形成了理、法、方、药（针）为一体的独特的医学理论体系。

（二）中医学理论体系的发展

随着社会的发展与科学技术的进步，中医学理论不断创新，诊疗水平不断提高。汉代以后，进入了全面发展时期。

1. 魏晋隋唐时期（220—960 年）

魏晋南北朝、隋唐至五代是中国医学发展史上承前启后的重要时期。中医学学科分化日趋成熟，医学理论与技术随着这一时期政治、经济、文化的发展而有新的提高，出现了众多名医名著，推动了中医学理论体系的发展和进步。

（1）《脉经》 晋·王叔和著，成书于 3 世纪，为中医学第一部脉学专著。本书第一次系统全面论述浮、芤、洪、滑、数、促、弦、紧等 24 种病脉的脉象形态及其所主病证；提出浮与芤、弦与紧、革与实、滑与数、沉与伏、微与涩、软与弱、迟与缓八组相类脉的脉象鉴别；提倡"寸口诊法"，明确左寸主心与小肠，左关主肝胆，右寸主肺与大肠，右关主脾胃，两尺主肾与膀胱的三部脉位；推动了寸口脉诊法的普遍应用。

（2）《针灸甲乙经》 晋·皇甫谧著，成书于 259 年，为中医学第一部针灸学专著。全书系统阐述了藏象、经络、腧穴、标本、九针、刺法、诊法、病证、治法等内容，还对针灸用针之形状制作、针灸之禁忌、针灸经络与孔穴部位之考订、针灸的临床适应证与操作方法及临床经验的总结等进行了详尽的论述。

（3）《肘后备急方》（原名《肘后救卒方》） 晋·葛洪著，成书于东晋时期，为中医学第一部临床急症著作。书中对外感热病、传染性疾病、皮肤病、疮疡外科及骨伤科病的论述，反映了当时临床医学的进步。书中有"青蒿一握，以水二升渍，绞取汁，尽服之"以治寒热病及各种疟疾的记载，屠呦呦受此启发成功提取青蒿素，为全世界防治疟疾作出了重大贡献，因之获得 2015 年度诺贝尔生理学或医学奖。她在获奖感言中说道："青蒿素是中医药献给世界的礼物。"

（4）《诸病源候论》 隋·巢元方著，成书于 610 年，为中医学第一部病因病机证候学专著。全书以 1729 论分述内、外、妇、儿、五官、皮肤等诸科病证的病因、病机和症状，尤重于病源的研究，如指出疥疮是由疥虫所致；"漆疮"的发生与体质有关；某些传染病是由自然界的"乖戾之气"引起。诸证之末多附有导引法，对疾病的调护起到指导作用。

（5）《备急千金要方》与《千金翼方》 唐·孙思邈著，成书于 652 年和 682 年，为中医学第一部医学百科全书。两书关于脏腑之论、针灸之法、脉证之辨、食治之宜、养生之术、备急之方、病证诊治等内容，代表了盛唐的医学发展水平；提出"大医精诚"为医学道德准则和追求的境界，开创了中国医学伦理学之先河。《备急千金要方》保存了唐以前大量的古方，对方剂学和发展作出了重大贡献，后世尊孙思邈为"药王"。

2. 宋金元时期（960—1368 年）

宋金元时期是中国医学发展迅速、流派纷呈、建树颇多的时期，对后世医学发展影响很大。这一时期中药学、方剂学、针灸学、临床各科学等发展迅速，医药著作大量刊行，开始有国家组织编撰刊行中医药学著作，并开始研究处方、成药、经络腧穴的规范化。

北宋·钱乙（字仲阳）著《小儿药证直诀》，该书系统论述了小儿体质、病机及治疗特点：体质"血气未实""五脏六腑，成而未全，全而未壮"；病机"脏腑柔弱，易虚易实，易寒易热"；治疗强调补泻要同时调理以善其后。钱乙重要贡献在于丰富和完善了中医学脏腑证治，将五脏辨证方法运用于临床实践。

南宋·陈言（字无择）著《三因极一病证方论》（简称《三因方》），据张仲景"千般疢难，不越三条"的论点，结合临床实践与《内经》有关论述，将病因归纳为三大类：外感六淫为外因；七情内伤为内因；饮食所伤、叫呼伤气、虫兽所伤、跌打损伤、中毒、金疮等为不内外因。该书以病因与病证相结合的方法，系统阐述了三因理论，对后世病因学的发展影响极为深远。

金元时期的刘完素、张从正、李杲、朱震亨，后人尊称为"金元四大家"，对中医理论和实践有突破性创新，对中医学的发展起到里程碑的作用。

刘完素（字守真，后人尊称刘河间）：主张火热论，提出"六气皆从火化""五志过极皆能化火"为外感和内伤疾病的主要病机，故在治疗中多用寒凉药，后人称为"寒凉派"。代表著作为

《素问玄机原病式》（1182 年）。

张从正（字子和，号戴人）：力倡攻邪论，提出"病由邪生"，主张"养生当论食补，治病当用药攻"，故在治疗中多用汗、吐、下三法，后人称为"攻邪派"。代表著作为《儒门事亲》（1224 年）。

李杲（字明之，自号东垣老人，后人尊称李东垣）：师从易水学派的创始人张元素，力倡脾胃论，提出"内伤脾胃，百病由生"，善用温补脾胃之法，后人称为"补土派"。代表著作为《脾胃论》（1249 年）。

朱震亨（字彦修，后人尊称朱丹溪）：力倡相火论，主张"阳常有余，阴常不足"，治疗善用"滋阴降火"，后人称为"滋阴派"。代表著作为《格致余论》（1347 年）。

金元四大家师古而不泥古，在继承前人的基础上各有创新，从不同角度丰富和发展了中医学理论。

3. 明清时期（1368—1911 年）

明清时期是中医学理论的综合汇通和深化发展阶段。标志性成果是命门理论的发展、温病理论的创新，以及大量的医学全书、丛书及类书的编撰集成，丰富和发展了中医学理论体系。

明代关于命门学说的发展，为中医学的藏象理论增添了新的内容。张介宾（字景岳）、赵献可（字养葵）等医家重视命门学说，创新对命门概念及其功能的认识。张介宾提出了"阳非有余""真阴不足"的见解，强调温补肾阳和滋养肾阴在养生康复与防治疾病中的重要性。赵献可认为命门为人身之主，注重"命门之火"在养生、防病中的重要意义。命门学说对中医学理论和临床各科的发展产生了较大影响，至今仍有重要的指导意义。

温病是感受温邪所引起的一类外感急性热病的总称。温病理论源自《内经》，至明清臻于成熟，明代的吴有性及清代的叶桂、薛雪、吴瑭、王士雄等对温病理论和实践的创新作出了卓越贡献。

吴有性（字又可）：著《温疫论》，创"戾气"理论。提出温疫病的病因为"戾气"，而非一般六淫病邪；戾气多"从口鼻而入"，往往相互传染，形成广泛性流行，症状、病程多类似；不同疫病有不同的发病季节；人与禽畜皆有疫病，但各不相同又有一定联系。

叶桂（字天士，号香岩）：著《温热论》，创温热病的卫气营血辨证理论。阐明温热病发生发展的规律是卫、气、营、血四个阶段的顺传，以及"温邪上受，首先犯肺，逆传心包"的逆传，对温病理论发展起着承前启后的作用。并擅长内伤杂病治疗，《临证指南医案》提出"久病入络""久痛入络"之论，完善创新了络病学说。

薛雪（字生白）：著《湿热条辨》，创新温病理论的湿热病因理论。阐明湿热病的病因、症状、传变规律、治则治法等，对温病理论的发展作出一定贡献。

吴瑭（字鞠通）：著《温病条辨》，创立温热病的三焦辨证理论。主张"凡病温者，始于上焦，在手太阴""上焦病不治则传中焦，胃与脾也""中焦病不治，即传下焦，肝与肾也"，使温病理论得到进一步发展，逐渐走向系统与完善。

王士雄（字孟英，号潜斋，晚号梦隐），著《温热经纬》《霍乱论》等，以《内经》和《伤寒论》理论为经，取叶桂、薛雪等诸家之说为纬，明确提出"新感""伏邪"两大辨证纲领，重视审同察异，灵活施治，充实并发挥了温病的发病机理和辨证施治理论。

明清时期，在整理已有医药学成就和临证经验的基础上，编撰了门类繁多的医学全书、类书、丛书及经典医籍的注释等。

明·李时珍（字东璧，晚号濒湖山人），著《本草纲目》（1578 年），该书总结了明以前历代医药家在药物学方面的实践经验和药物理论，载中药 1892 种，分为 16 部 60 类，丰富了中国药物学的内容，对中医药学的发展具有卓越的贡献。同样，此书在世界医药学发展史上，也具有重要的地位，17 世纪末，《本草纲目》即被译成拉丁文传入欧洲，以后又先后被译成日、英、德、朝鲜等多国文字，传播世界，产生举世瞩目的影响。李时珍还著有《濒湖脉学》一书，论脉颇为精辟，易学易用，为脉学门径之书，流传甚广。

明·徐春甫著《古今医统大全》（1556 年），辑录 230 余部医籍，为著名中医学全书。明朝王肯堂著《证治准绳》（1602 年），以临床内、外、妇、儿等各科疾病方证为主，为著名中医学临床医学丛书。清·陈梦雷等著《古今图书集成医部全录》（1723 年），分类编排文献注释、基础理论、分科证治、医家传略、艺文记事等，为著名中医学类书。清·吴谦等著《医宗金鉴》（1742 年），临床各科理法方药歌诀俱备，为太医院的中医学教科书。

清·王清任（字勋臣）著《医林改错》（1830 年），改正了古医籍中在人体解剖方面的某些错误，肯定了"灵机记性不在心在脑"；发展了瘀血理论，创立了多首治疗瘀血病证的有效方剂，对中医学气血理论的发展作出了重要贡献。

4. 近代与现代（1840 年以后）

近代，随着社会制度的变更，西方科技和文化的传入，中西方文化出现碰撞与交融，中医学理论的发展呈现出新旧并存的趋势：一是继续整理和汇总前人的学术成果，如 20 世纪 30 年代曹炳章（字赤电）主编的《中国医学大成》，是一部集古今中医学大成的巨著；二是以唐宗海（字容川）、朱沛文（字少廉）、恽树珏（字铁樵）、张锡纯（字寿甫）为代表的中西汇通学派，提出既要坚持中医学之所长，又要学习西医学先进之处，从理论到临床汇通中西医的观点，如唐宗海著的《中西汇通医经精义》、张锡纯著的《医学衷中参西录》，即是中西医学汇通的代表作。

现代（1949 年以后），中医学坚持以人为本，预防为主，在继承发扬中医药优势特色的基础上，充分利用现代科学技术，以满足时代发展和民众日益增长的医疗保健需求，为人民健康和社会主义现代化建设服务，发展成就斐然。东西方医学优势互补、相互融合的趋势已经出现；多学科交叉相互渗透，创建中医学新理论、新技术、新方法认识生命和疾病现象已成热点，"血瘀与活血化瘀""络病理论""体质学说""方剂配伍规律"等创新科研成果指导临床实践与产业化发展，中医药学特色与优势凸显；中医药在世界范围的传播与影响日益扩大，中医药医疗、教育、科研和产品开始全面走向国际；以"继承与创新并重，中医中药协调发展，现代化与国际化相互促进，多学科结合"为基本原则，推动了中医药传承与创新的发展。

中医学理论的继承和创新是永恒主题。继承是创新的基础，继承的目的是创新。只有重视继承，才能为中医学传统理论的发展和创新奠定基础；创新是中医学继续发展的需求，是中医学新观点、新理论、新技术产生的源泉，也是中医学的生命之源。在学术发展中不断传承和创新的中医学，是中国古代科学的瑰宝，是打开中华文明宝库的钥匙，必将为造福全人类健康事业作出更大更新的贡献。

二、中医学理论体系的主要特点

中医学理论体系的主要特点包括整体观念和辨证论治两个方面。

（一）整体观念

整体观念是中医学认识人体自身以及人与环境之间联系性和统一性的学术思想。

整体观念是中医学理论体系的指导思想，发源于中国古代哲学万物同源异构和普遍联系的观念，体现在人们在观察、分析和认识生命、健康和疾病等问题时，注重人体自身的完整性及人与自然、社会环境之间的统一性与联系性，并贯穿于中医学的生理、病机、诊断、辨证、养生、防治等各个方面。

1. 人是一个有机整体

（1）生理功能的整体性　主要体现在三个方面，即五脏一体观、形神一体观和精气神一体观。

五脏一体观：人体由五脏（心、肝、脾、肺、肾）、六腑（胆、胃、小肠、大肠、膀胱、三焦）、形体（筋、脉、肉、皮、骨）、官窍（目、舌、口、鼻、耳、前阴、后阴）等构成。人体以五脏为中心，配合六腑、形体、官窍，通过经络系统的联络作用，构成了心、肝、脾、肺、肾五个生理系统。心、肝、脾、肺、肾五个生理系统之间具有结构的联系性和功能的统一性，相互促进，相互制约，共同维持生命活动的正常进行。这种以五脏为中心的结构与功能相统一的观点，称为"五脏一体观"（表0-1）。

表 0-1　人体五脏生理系统简表

系统	五脏	六腑	五体	官窍	经脉
心系统	心	小肠	脉	舌	手少阴心经，手太阳小肠经
肝系统	肝	胆	筋	目	足厥阴肝经，足少阳胆经
脾系统	脾	胃	肉	口	足太阴脾经，足阳明胃经
肺系统	肺	大肠	皮	鼻	手太阴肺经，手阳明大肠经
肾系统	肾	膀胱	骨	耳及二阴	足少阴肾经，足太阳膀胱经

形神一体观：形体与精神是生命的两大要素，二者既相互依存，又相互制约，是一个统一的整体。形，指人的形体结构和生命物质；神，指生命活动的主宰和总体现，包括意识、思维等精神活动。形神一体观，是指形体与精神的结合与统一。正常的生命活动，形与神相互依附，不可分离。形是神的藏舍之处，神是形的生命体现。如《素问·阴阳应象大论》所说："人有五脏化五气，以生喜怒悲忧恐。"

精气神一体观：精、气、血、津液是构成和维持人体生命活动的基本物质，神是人体生命活动的整体表现。精、气、神为人之"三宝"。精可概括精、血、津液。如《读医随笔·气血精神论》记载："精有四：曰精也，血也，津也，液也。"精气神一体观，是指精可化气，气可化精，精气生神，精气养神，而神则统驭精与气，形成有机整体。

（2）病机变化的整体性　中医学在分析疾病发生、发展、变化规律时，善于从整体出发，去分析局部病机变化的整体性根源。

人是一个内外紧密联系的整体，因而内脏有病，必然表现于外，具体可反映于相应的形体官窍，即所谓"有诸内，必形诸外"（《孟子·告子下》）。在分析形体官窍的病变时，认为局部病变大都是整体生理功能失调在局部的反映。如目的病变，既可能是肝血肝气生理功能失调的表现，也可能是五脏精气功能失常的反应。因此，探讨目病的病机，不能单纯从目之局部去分析，而应从五脏的整体联系去认识。

脏腑之间在生理上协调统一、密切配合，在病机上相互影响。如肝的疏泄功能失常时，不仅肝脏本身出现病变，而且常影响到脾的运化功能而出现脘腹胀满、不思饮食等症状；也可影响肺气宣发肃降而见喘咳；还可影响心神而见烦躁不安或抑郁不乐；影响心血运行而见胸闷等。因此，在分析某一脏病的病机时，既要考虑到本脏病变对他脏的影响，也要注意到他脏病变对本脏的影响。

人是形神统一的整体，因而形与神在病变上也是相互影响的。形体的病变，如躯体、脏腑、经络、官窍以及生命物质精、气、血、津液的病变，皆可引起神的失常；而精神情志活动异常，也能导致躯体、脏腑、经络、官窍功能失常以及生命物质精、气、血、津液的病变。

（3）诊断防治的整体性　人的局部与整体是辩证统一的，各脏腑、经络、形体、官窍等的生理与病变必然相互联系、相互影响。中医学在诊察疾病时，可通过观察分析形体、官窍、色脉等外在异常表现，推测内在脏腑的病机变化，从而作出正确诊断。故有"视其外应，以知其内脏，则知所病矣"（《灵枢·本脏》）。如验舌、望面、察神、切脉等由外察内的诊病方法，是中医学整体诊病思想的具体体现。

中医学在防治疾病时，强调在整体层次上对全身各局部的调节，使之恢复常态。局部病变常是整体病变在局部的反映，故治疗应从整体出发，在探求局部病变与整体病变内在联系的基础上，确立适当治疗原则和方法。如口舌生疮多由心火上炎所致，其治疗可清心泻火；又由于心与小肠相表里，心火可循经脉下移小肠，故亦可用清泻小肠之法。再如久泻不愈，或脱肛，其病虽发于下，但可以艾灸颠顶督脉之百会穴以调之，督脉通行上下，阳气得温，疾病自愈。

（4）养生康复的整体性　人是形神统一的整体，中医养生主张形神共养以维护健康、形神共调以治疗康复疾病。在养生方面，既要顺应自然、锻炼身体、合理膳食、劳逸适度、外避病邪以养其形，使形健而神旺；又要恬惔虚无、怡畅情志以养神，使神清而形健。在治疗康复方面，若因躯体病变引起精神病变时，当以治疗躯体疾病（治形）为先；若由精神情志伤害引致躯体疾病，则当先调理精神情志的失调（治神）。

2. 人与自然环境的统一性

人类生活在自然界中，自然环境的各种变化可直接或间接地影响人体的生命活动。对人与自然环境息息相关的认识，即是"天人一体观"的整体思想。

人类是宇宙万物之一，与天地万物有着共同的生成本原。中国古代哲学家认为，宇宙万物是由"道""太极"或"气"产生的。气分阴阳，以成天地。天地阴阳二气交感，万物化生。如《素问·宝命全形论》说："天地合气，命之曰人。""人以天地之气生，四时之法成。"自然环境的各种变化，如寒暑更替、昼夜晨昏、地域差异，必然对人体的生理及疾病产生直接或间接的影响。

（1）自然环境对人体生理的影响　自然环境主要包括自然气候和地理环境，古人以"天地"名之。人在自然环境之中，而天地阴阳二气不断的运动变化，人的生理活动必然受到天地之气的影响而有相应的变化。

季节气候与人体生理：气候是由自然界阴阳二气的消长变化而产生的阶段性天气征象，如春温、夏热、秋凉、冬寒。而自然界的生物顺应这种规律，出现春生、夏长、秋收、冬藏等变化过程，人体生理也随季节气候的规律性变化而出现相应的适应性调节。如人体脉象可随四季气候的变化，而有相应的春弦、夏洪、秋毛、冬石的规律性脉象变化；又如天暑衣厚，则汗多而尿少；天寒衣薄，则尿多而汗少。另外，人体经络气血的运行还受风雨晦明的影响：天温日明，阳盛阴衰，人体阳气随之充盛，气血运行通畅；天寒日阴，阴盛阳衰，人体阳气亦弱，气血凝涩而行缓。

昼夜时辰与人体生理：一日之内的昼夜晨昏变化，对人体生理有不同影响，而人体也要与之相适应。如《素问·生气通天论》说："故阳气者，一日而主外，平旦人气生，日中而阳气隆，日西而阳气已虚，气门乃闭。"说明白天人体阳气多趋于体表，脏腑的功能活动比较活跃；而夜间人体阳气多趋于里，人就需要休息和睡眠，这些反映了人体随昼夜阴阳二气盛衰变化而出现相应的调节。

地域环境与人体生理：地域环境主要指地势高低、地域气候、水土、物产及人文地理、风俗习惯等。地域气候的差异，地理环境和物产不同，人们的生活方式、饮食习惯等有所差异，在一定程度上影响着人体的生理功能与体质的形成。如北方多燥寒，人体腠理多致密，体型壮实；而南方多湿热，人体腠理多疏松，体型清瘦；长期居住某地的人迁居异地，常出现"水土不服"现象，但会逐渐适应。说明地域环境对人体生理有一定影响，而人体也具有适应自然环境的能力。

（2）自然环境对人体疾病的影响　人类适应自然环境的能力是有限的。当气候变化过于急剧，超过人体的适应能力，或机体的调节功能失常，不能适应自然环境的变化时，就会导致疾病的发生。当人体正气充沛，适应、调节及抗病能力强，能抵御外邪侵袭，一般不会发病；若气候特别恶劣，人体正气相对不足，抵御病邪的能力减退就会发病。

季节气候与人体疾病：四时气候的变化，每一季节都有其不同特点。因此，除一般性疾病外，常可发生一些季节性多发病或时令性流行病。在疾病发展过程中，或某些慢性病恢复期中，也往往由于气候剧变或季节交替而使病情加重、恶化或旧病复作。如关节疼痛的病证，常在寒冷或阴雨天气时加重。

昼夜时辰与人体疾病：昼夜晨昏的变化，对疾病也有一定影响。清晨至中午，人身之气随自然界之气的阳生阴长而渐旺，故病情转轻；午后至夜晚，人身之气又随自然界之气的阳杀阴藏而渐衰，故病情加重。如《灵枢·顺气一日分为四时》说："夫百病者，多以旦慧、昼安、夕加、夜甚……朝则人气始生，病气衰，故旦慧；日中人气长，长则胜邪，故安；夕则人气始衰，邪气始生，故加；夜半人气入藏，邪气独居于身，故甚也。"

地域环境与人体疾病：地域环境的不同，对疾病也有一定的影响。某些地方性疾病的发生常与地域环境密切相关。如隋·巢元方《诸病源候论·瘿候》指出瘿病的发生与"饮沙水"有关，已认识到此病与地域水质的密切关系。

（3）自然环境与疾病防治的关系　自然环境的变化时刻影响着人的生命活动和疾病变化，因而在疾病的防治过程中，必须重视外在自然环境与人体的关系，在养生防病中顺应自然规律，在治疗过程中遵循因时因地制宜的原则。如《素问·阴阳应象大论》所说："故治不法天之纪，不用地之理，则灾害至矣。"

季节气候与疾病防治：气候变化剧烈或急骤时，要"虚邪贼风，避之有时"，防止病邪侵犯人体而发病。在治疗疾病时应充分了解气候变化的规律，根据不同季节的气候特点来考虑治疗用药，春夏慎用温热，秋冬慎用寒凉，即所谓"因时制宜"。对于某些季节多发病，亦可"冬病夏治""夏病冬治"，如冬天由于素体阳虚阴盛而发病的咳喘、骨关节痛（寒痹）等，可在夏季培补阳气；夏天由于素体阴虚阳盛而发病的心悸、瘿病等，可在冬季滋养阴气，常可收到事半功倍之效。

昼夜时辰与疾病防治：根据人体气血随自然界阴阳二气的盛衰而有相应的变化，并应时有规律地循行于经脉之中的学术思路，古代医家创立了"子午流注针法"，按日按时取穴针灸，可更有效地调理气血、协调阴阳以防治疾病。

地域环境与疾病防治：人体的生理及疾病变化受地域环境的影响，故在养生防病中，要根据地理环境的不同，采用适宜的防病治病原则和方法，即所谓"因地制宜"。中国的地理特点是西北地势高而东南地势低，西北偏于寒凉干燥而东南偏于温热湿润，故西北少用寒凉之药而东南慎用辛热之品。

3. 人与社会环境的统一性

人生活在特定的社会环境中，必然受到社会因素的影响。故人与社会环境既相互统一、又相互联系。人不单纯是生物个体，而且是社会的一员，具备社会属性。政治、经济、文化、宗教、法律、人际关系、婚姻等社会因素，必然通过与人的信息交换影响着人体的各种生理、心理和病变，而人也在与社会环境的交流中，维持着生命活动的稳定有序与协调平衡。

（1）社会环境对人体生理的影响　人所处的社会环境和社会背景不同，造就个人的心理特征与体质的差异。一般而言，良好的社会环境、和谐的人际关系，可使人精神振奋，勇于进取，有利于心身健康；而动荡的社会环境、纠结的人际关系，可使人精神压抑，或紧张、焦虑，从而影响心身功能，危害心身健康。

社会地位和经济条件对人的心身功能也有重要影响。社会地位高、经济地位好，养尊处优，易使人骄恣任性；政治、经济地位低下，易使人自卑颓丧。久之，可影响人体脏腑功能和气血运行。

（2）社会环境对人体病变的影响　当社会环境变化时，人的社会地位、经济条件也会随之而变。骤然变化的社会环境，会对人体生理功能造成较大的影响，从而损害人的心身健康。如《素问·疏五过论》指出，"尝贵后贱"可致"脱营"病变，"尝富后贫"可致"失精"病变，说明社会地位、经济状况的剧烈变化，常导致人的精神活动不稳定，从而导致某些心身疾病的发生。再如，亲人亡故、家庭纠纷、邻里不和、人际关系紧张等，易引发某些心身疾病，诱发病情加重或恶化，甚至死亡。

社会动荡、政治腐败、饥荒战乱、经济萧条以及不良的习俗风气等，皆为疾病之源，尤其是心身疾病之因。精神情志因素在疾病的发生和发展变化中所起的作用越来越明显。在中医学整体观念的指导下，以中医学的理论和方法研究社会因素对生命、健康和疾病的影响，是社会发展给中医学带来的新课题，具有现实意义和应用价值。

（3）社会环境与疾病防治的关系　社会环境的改变主要通过影响人体的精神情志活动而对人体的生理功能和疾病变化产生影响，因而预防和治疗疾病时，必须充分考虑社会因素对人体心身功能的影响，尽可能地创造有利的社会环境，获得有力的社会支持，并通过精神调摄提高对社会环境的适应能力，以维持心身健康，预防疾病的发生，并促进疾病好转。

综上所述，中医学理论体系以人为本，以自然环境与社会环境为背景，揭示生命、健康、疾病等重大医学问题，阐述人与自然、人与社会、精神与形体以及形体内部的整体性联系。在维护健康和防治疾病的过程中，要求医者"上知天文，下知地理，中知人事"（《素问·著至教论》），从中充分体现出整体观念的指导意义。

（二）辨证论治

辨证论治是中医学认识疾病和治疗疾病的基本原则，并贯穿于预防与康复等医疗保健实践的过程。中医学在认识疾病和处理疾病的过程中，既强调辨证论治，又讲求辨证与辨病相结合。

1. 症、证、病的基本概念

（1）症的基本概念　症，即症状和体征，是机体发病而表现出来的异常表现，包括患者所诉的异常感觉与医生所诊查的各种体征。如恶寒发热、恶心呕吐、烦躁易怒、舌苔、脉象等都属症的概念。症是判断疾病、辨识证的主要依据，但其表现的是疾病的表面现象甚至假象，所以未必能完全反映病和证的本质。同一个症状，可由不同的致病因素引起，其病机不尽相同，也可见于不同的病和证中。孤立的症状或体征不能反映疾病或证的本质，因而不能作为治疗的依据。

（2）证的基本概念 证是对疾病过程中一定阶段的病因、病位、病性、病势等病机本质的概括。如脾胃虚弱证，病位在脾胃，病性为虚。证是病机的概括，病机是证的内在本质，证所反映的是疾病的本质。

证候，即证的外候，是指疾病过程中一定阶段的病位、病因、病性、病势等病机本质有机联系的反应状态，表现为临床可被观察到的症状等，一般由一组相对固定的、有内在联系的、能揭示疾病某一阶段或某一类型病变本质的症状和体征构成。如食少纳呆，腹胀便溏，倦怠乏力，面黄，舌淡红苔白，脉沉缓，属于脾胃虚弱证的证候表现。

证具有个体差异性、时相性、空间性和动态性特征。其一，证的个体差异性。由于人的体质差异，故感受同一病邪，可能表现为不同的证。即便同一病证，由于个体反应性差异，也可以表现出不同的症状。其二，证的时相性。同一疾病，由于所处阶段不同，临床表现各异，因而证也不同，如积聚，在初期、中期和晚期的不同阶段，证会发生变化。其三，证的空间性。如感冒，与不同地域的气候有关，形成风寒感冒证、风热感冒证、暑湿感冒证等。其四，证的动态性。由于疾病受内外环境多种因素影响，可不断发生变化，故证在疾病发展过程中并非固定不变，而是始终处于动态变化之中。

因此，在临床辨证过程中，应充分考虑到证的个体差异性、时相性、空间性和动态性特征，才能进行正确判断。

（3）病的基本概念 病，即疾病的简称，指有特定的致病因素、发病规律和病机演变的一个完整的异常生命过程，常常有较固定的临床症状和体征、诊断要点、与相似疾病的鉴别点等。致病邪气作用于人体，人体正气与邪气相抗争，引起了机体阴阳失调、脏腑形体损伤、生理功能失常或心理活动障碍，从而体现一个完整的疾病过程。在这一过程中，始终存在着损伤、障碍与修复、调节的矛盾斗争过程，即邪正斗争。

疾病反映的是贯穿一种疾病全过程的总体属性、特征和规律。如感冒、胸痹、消渴、积聚等，皆属疾病的概念。

症、证、病三者既有区别又有联系。病与证，虽然都是对疾病本质的认识，但病所反映的重点是贯穿疾病全过程的基本矛盾，而证反映的重点是当前阶段的主要矛盾。症状和体征是认识病和证的着眼点，是病和证的基本构成要素。具有内在联系的症状和体征组合在一起即构成证候，反映疾病某一阶段或某一类型的病变本质；各阶段或类型的证贯穿并叠合起来，便是疾病的全过程。因此，一种疾病可由不同的证组成，而同一证又可见于不同的疾病过程中。

2. 辨证论治的基本概念

辨证论治，是中医学诊治疾病的基本理论与思维方法，即根据中医理论分析四诊获得的临床资料，明确病变的本质，拟定治则治法。

（1）辨证 辨证是以中医学理论对四诊（望、闻、问、切）所得的资料进行综合分析，明确病变本质并确立为何种证的思维和实践过程。由于疾病发生的原因、病变的部位、疾病的性质、疾病的发展变化趋势是辨证的要素，故中医学在辨识证时，要求辨明病因、病位、病性及其发展变化趋势，即辨明疾病从发生到转归的总体病机。

辨病因：即探求疾病发生的原因。根据中医病因理论分析疾病的症状和体征，探求疾病发生的原因和机理。某些病因，如外伤、虫兽咬伤等可直接观察或通过询问病史了解。然而，临床很多疾病，不能直接找到病因，只能"辨证求因"，根据疾病的临床表现，推断病因病机特点以确定证。

辨病位：即分析、判别以确定疾病之所在部位。不同的致病因素侵袭人体不同的部位，引起不同的病证。如外感病邪侵袭人体皮肤肌腠，称为"表证"；情志内伤、饮食不节、劳逸失度，直接损伤脏腑精气，称为"里证"；咳嗽咯痰病位多在肺，腹胀便溏病位多在脾。辨明病变部位，便可推知致病邪气的属性，又可了解病情轻重及疾病传变趋向，对确定证非常重要。如水肿病，若水肿以头面、眼睑明显者，属外感风邪所致，称为"风水"，病在表，治当解表发汗；若腰部以下水肿，以下肢为重者，多为脾肾功能失调所致，病在里，治当温肾健脾利尿。

辨病性：即确定疾病的虚实寒热之性。疾病是邪气作用于人体，人体正气奋起抗邪而引起邪正斗争的结果，邪正盛衰决定病证的虚实，故《素问·通评虚实论》说："邪气盛则实，精气夺则虚。"病因性质和机体阴阳失调决定病证的寒热，外感寒邪，或阴盛阳虚，则见"寒证"；外感热邪，或阳盛阴虚，则见"热证"。

辨病势：即辨明疾病的发展变化趋势及转归。疾病一般都有一定的发展变化规律。如《伤寒论》把外感热病分为六个阶段，以六经表示其不同的阶段和发展趋势，其传变规律可概括为：太阳→阳明→少阳→太阴→少阴→厥阴；温病学则用卫、气、营、血和上、中、下三焦表示温热病和湿热病的传变规律；对内伤杂病的传变，《内经》是用五行的生克乘侮规律来表述，现在趋向于以脏腑之间的相互关系和精气血津液之间的相互影响来表达。掌握疾病的传变规律，可洞察疾病变化及转归的全局，预测在疾病进程中证候的演变，从而提高辨证的准确性。

（2）论治　又称施治，是根据辨证的结果确立相应的治疗原则、方法及处方用药，选择适当的治疗手段和措施来处理疾病的思维和实践过程。论治过程一般分以下几个步骤：

因证立法：即依据证候而确立治则治法。证是辨证的结果，也是论治的依据。只有确立疾病某阶段或某类型的证，才能针对该证性质确定具体的治疗方法。如风寒表证，当用辛温解表法；风热表证，当用辛凉解表法。

随法选方：即依据治则治法选择相应的处方。处方，是在确定治疗手段的基础上，依据治法的要求，确定具体的治疗方案。如选用药物疗法，应开出符合治法要求的方剂及其组成药物，并注明剂量、煎煮或制作、服用方法等。若选用针灸疗法，应开出符合治法要求的穴位配方以及针灸手法、刺激量、刺激时间等。

据方施治：即按照处方，对治疗方法予以实施。针灸、按摩、正骨等手法的治疗实施一般应由医务人员执行，某些情况下可由医生指导患者自己执行。

（3）辨证与论治的关系　辨证与论治是诊治疾病过程中相互联系不可分割的两个方面。辨证是认识疾病，确定证；论治是依据辨证结果，确立治法和处方遣药。辨证是论治的前提和依据，论治是治疗疾病的手段与方法，也是对辨证正确与否的检验。因此，辨证与论治是理论与实践相结合的体现，是理、法、方、药理论体系在临床上的具体应用，也是中医临床诊治的基本原则。

3. 同病异治与异病同治

在诊治疾病中，要掌握同病异治和异病同治的原则。同病异治，指同一种病，由于发病的时间、地域不同，或所处疾病的阶段或类型不同，或患者的体质有异，故反映出的证不同，因而治疗也有不同。如麻疹在不同的疾病阶段表现为不同的证，故初期当解表透疹；中期清肺热；后期滋养肺阴胃阴等不同的治法。

异病同治指几种不同的疾病，在其发展变化过程中出现了大致相同的病机，表现为大致相同的证，因而采用相同的治法和方药来治疗。如胃下垂、肾下垂、子宫脱垂、脱肛等不同的病变，其病机的关键是"中气下陷"，表现为大致相同的证，故皆可用补益中气的方法来治疗。

因此，中医学对疾病治疗的着眼点是证，即所谓"证同治亦同，证异治亦异"，这是辨证论治的精神实质。

4. 辨证与辨病相结合

辨证与辨病，都是认识疾病的思维过程。辨病侧重对贯穿疾病全过程的基本矛盾的认识；辨证侧重对疾病当前阶段主要矛盾的把握。

中医学以辨证论治为诊疗特点，临床实践在强调"辨证论治"的同时，注重辨证与辨病相结合。运用辨病思维来确诊疾病，对某一病的病因、病变规律和转归预后有一个总体的认识；再运用辨证思维，根据该病当时的临床表现和检查结果来辨析其目前处于病变的哪一阶段或是哪一类型，从而确立其当时的"证"，然后根据"证"来确定治则治法和处方遣药。对某些难以确诊的病症，可发挥辨证思维的优势，依据患者的临床表现，辨析出证，随证施治。根据具体情况，有时也使用"辨病施治"的方法，如以常山、青蒿治疟，黄连治痢等。

发扬中医学辨证论治的诊治优势，注重辨病与辨证相结合，对提高中医的临床诊治水平具有重要意义。

三、《中医基础理论》课程的主要内容

中医基础理论是中医学的基本概念、基本知识、基本原理和基本规律的理论体系。《中医基础理论》课程属于中医学及其相关学科的专业基础课和入门课，为学习中医诊断学、中药学、方剂学、中医临床医学、中医预防医学及中医经典著作奠定理论基础。

《中医基础理论》课程的内容包括三个模块：即中医学的哲学基础、中医学对人体生理活动的认识、中医学对疾病基本规律及其防治原则的认识等。中医学的主要思维方式独立成章，贯穿全书。

（一）中医学的哲学基础

中医学的哲学基础主要阐释中国古代哲学的气一元论、阴阳学说、五行学说及其在中医学中的应用。

气一元论，是探求宇宙本原和阐释宇宙变化的世界观和方法论。气是构成天地万物的本原；气的运动变化，推动和调控着宇宙万物的发生、发展和变化。中医学以此为指导构建了"天人一体"的整体观念，以及气为生命本原，气机、气化是生命活动特征的理论。

阴阳学说，是对立统一的辩证法思想。阴阳的对立统一是天地万物运动变化的根本规律。中医学以阴阳交感、对立、互根、消长、转化、自和等运动规律和形式，认识和阐释人体的生命、健康和疾病。

五行学说，是多元关系的系统论观点。宇宙万物归为木、火、土、金、水五类，五类物质之间存在生克制化关系，用以说明各种事物既相互资生又相互克制以维持协调平衡的普遍联系。中医学以此阐释人体以五脏为中心的功能系统及其相互关系以及与自然环境的密切联系。

（二）中医学对人体生理活动的认识

中医学对人体生理活动的认识主要阐释有关人体生命活动的基本概念、基本原理和基本知识，包括藏象、精气血津液神、经络、体质等四部分。

藏象，是研究人体脏腑结构、生理功能及其相互关系的理论。主要阐释五脏、六腑和奇恒之腑的生理功能、生理特性、与形体官窍的关系、与季节的关系和脏腑之间的相互关系。

精气血津液神，是研究人体生命物质及生命活动的理论。主要阐释精、气、血、津液、神的

概念、来源、分布、功能、代谢、相互关系及其与脏腑之间的关系。

经络，是研究人体经络系统的循行分布、生理功能、疾病变化及其与脏腑相互关系的理论。主要阐述经络的概念、经络系统的组成、人体经络系统的循行分布规律和经络的生理功能和应用等。

体质，是研究人体体质的形成、特征、类型及其与疾病的发生、病因、病机、诊断、预防和治疗关系的理论。主要阐述体质的概念和形成、体质的生物学基础、体质的分型和特征、体质理论的应用等。

（三）中医学对疾病基本规律及养生与防治原则的认识

中医学对疾病基本规律及养生与防治原则的认识主要阐释关于疾病的发生原因、发病机理、病变机制、预防治疗的理论和方法，包括病因、病机和养生与防治原则等三个部分。

病因，是研究病因分类和各种病因的性质、致病途径、致病特征以及探求病因方法的理论。主要阐述六淫、疠气、七情内伤、饮食失宜、劳逸失度、病理产物（痰饮、瘀血、结石）、外伤、寄生虫、毒邪、药邪、医过、先天因素等致病因素。

病机，是研究疾病发生、发展、变化机制的理论，主要阐述发病基本原理、基本病机以及疾病的传变形式和规律。

养生与防治原则，是关于保养生命、疾病预防和治疗原则的理论。主要阐述养生原则、治未病的预防思想，以及治病求本的治疗思想和正治反治、标本缓急、扶正祛邪、调整阴阳、调理精气血津液、三因制宜等治疗原则。

【复习思考题】

1. 确立了中医学理论体系形成的标志是什么？
2. 简述中医学理论体系的主要特点。
3. 如何理解中医学的整体观念。
4. 何谓辨证论治？辨证与论治有何关系。

扫一扫，查阅本章数字资源，含PPT、音视频、图片等

气一元论、阴阳学说、五行学说，属于中国古代哲学的范畴，是用以认识和解释物质世界发生、发展和变化规律的宇宙观，是构建中医学理论体系的基石。

春秋战国至秦汉时期，"诸子蜂起，百家争鸣"，中国古代哲学得以长足发展，气一元论、阴阳学说、五行学说，盛行于天文、地理、历法、政治、经济、兵法、农业等自然科学和社会科学等领域，并且对中医学理论体系的形成产生深刻的影响。

中医学运用气一元论、阴阳学说、五行学说关于宇宙物质性和运动变化的思维模式，归纳总结医学知识及临床实践经验，构建中医学独特的理论体系，从而认识人类生命的发生，阐释人体形态结构及功能活动，辨析疾病发生的原因和机理，制定养生和诊治的规律和原则。

第一节　气一元论

气是中国古代哲学的最高范畴。古代哲学家认为，气是存在于宇宙之中的无形而运动不息的极细微物质，是宇宙万物的共同构成本原，由此形成"气一元论"的思想。

一、气的哲学概念与气一元论

气一元论，简称"气论"，是古人认识和阐释物质世界的构成及其运动变化规律的宇宙观。古人在长期的生活实践和观察认识自然的过程中，抽象概括出了气的概念，并赋予其丰富的内涵，用于说明宇宙的本体、万物的起源与演化和各种自然现象，建立了以气为本原的宇宙观。

（一）气概念的形成

"气"字早在甲骨文中就已出现，最初是表示具体事物的概念。《说文解字》说："气，云气也，象形。""气"指云气，是一种可见的客观实在。古人通过对自然界的云气、雾气、风气、冷暖之气，生活中的烟气、蒸气、水气和人体的呼吸之气等客观现象的观察与思考，逐渐产生了气是一种客观存在、万物皆有气的认识。

春秋战国时期，气作为哲学概念逐渐形成。气是存在于宇宙之中的无形而运动不息的极细微物质。气精细无形无象，微不易察，但却是客观的实在。《管子》认为"精"是极其精微的气，所以叫"精气"。气无形而生有形，是构成万物之本原，无处不在，无所不有，充满整个空间。宇宙间包括生命在内的天地万物都是由气生成，"其大无外，其小无内"（《管子·内业》）。大至整个宇宙，也可以是最微小的物质。在天成为列星，在地生成五谷，天地之精气合而为人。

气以不同物质形式存在。气处于弥散而运动状态，充塞于无垠的宇宙空间，至精无形，细不

易察，故称其"无形"；气处于凝聚的状态，形成各种事物，有着具体形状，即《素问·六节藏象论》所谓"气合而有形"。有形和无形是气的聚合和弥散的不同状态，无形之气凝聚而成有质之形，形消质散又复归于无形之气。以气为本原，自然界"无形之物"与"有形之体"之间处于不断的转化之中。

（二）气的哲学概念

中国古代哲学关于气的基本概念：气是一种极其细微的物质，是构成世界的物质本原。气作为中国古代哲学的最高范畴，其本义是客观的、具有运动性的物质存在；其泛义是世界的一切事物或现象，包括精神现象，均可称之为气。

气是宇宙本体和万物之原，人们用气来解释各种现象。如《管子·心术下》所说："一气能变曰精""精也者，气之精者也"（《管子·内业》）。精或精气是极其精微的、能够运动变化的气。气充塞于天地之间，是化生自然万物的基本物质，人的形体及精神智慧也是精气的产物，如《易传·系辞上》："精气为物，游魂为变。"表明精气化生和构成万物的观点。庄子提出万物皆为一气之变化，提出"通天下一气耳"，并以气之聚散说明人的生死，"人之生也，气之聚也，聚则为生，散则为死"（《庄子·知北游》）。气在这里成为万物统一的基础，万物的存亡、生命的起源和本质不外乎气之聚散。先秦儒家孟子提出"浩然之气"的概念，认为"气"兼有生命与道德、物质与精神的特点。

《素问·气交变大论》说："善言气者，必彰于物。"气与物是一个统一体，由于其极其细微，故谓之"无形"，但并非气不存在，只不过肉眼难辨而已。气的存在，可通过其运动变化及其产生的物质而表现出来。《素问·六节藏象论》说："气合而有形，因变以正名。"由于气的运动变化，产生世界多种多样的有形物质，因而命名为不同的名称。

（三）气一元论

气一元论，是研究气的内涵及其运动，并用以阐释宇宙万物的构成本原及其发展变化的古代哲学思想。

精气学说是气一元论的早期概念。精的概念，首见于《老子·二十一章》："道之为物……窈兮冥兮，其中有精；其精甚真，其中有信。"所谓道，即气，气是物质，精是气的精华。精、精气、气的内涵基本相同。精气学说以气（精气）为世界万物的本原，是宇宙万物生成的共同物质基础，形成了气一元论的雏形。《管子》《易传·系辞上》《吕氏春秋》《淮南子》及《论衡》也有精或精气的记叙。成书于这一时期的中医学经典著作《内经》，正是精气学说风靡社会科学、自然科学领域的时代，因此，中医学理论体系至今仍然或多或少地保留着精气学说的思想。

两汉时期，"元气"为万物本原的思想兴起，精气学说逐渐为元气学说所同化。如东汉时期著名哲学家王充的"元气学说"，将化生天地万物本原的气称之为"元气"，认为"元气未分，混沌为一""天地，合气之自然也"（《论衡·谈天》），"天地合气，万物自生"（《论衡·自然》）。同时代的中医学著作《难经》受到古代哲学的影响，第一次使用"原（元）气"的概念，以此为人之生命的根本。

后世关于气的学说得到进一步发展，如宋·张载《正蒙》等著作，提出"太虚即气"的学说，肯定气是构成万物的实体，气的聚散变化，形成各种事物和现象。明清之际，方以智、顾炎武、王夫之和戴震等思想家进一步发展气一元论，使气成为中国古代哲学的最高范畴。

中医学理论体系的奠基之作《内经》汲取了气一元论思想，把气看作宇宙的本原，天地万物皆以气为始基。气的聚合变化产生有形的万物，人亦不例外，《素问·宝命全形论》说："天地合气，命之曰人。"以气说明生命的本质，以气的运动变化阐释人体生命活动以及疾病的发生和诊断治疗，从而构建中医学气的理论。其后，历代医家言必称气，如李东垣论"胃气"，汪机论"营卫之气"，喻昌论"大气"，吴又可论"戾气"，黄元御论"中气"等，使气的理论不断发展，广泛应用于中医学理论体系的基础研究和临床实践。

二、气一元论的基本内容

（一）气是物质

气，最基本的特性就是物质性。充满宇宙间的气，是构成万物的基本物质。《易传·系辞上》说："精气为物。"天地山川、人禽草木、日月水火都是由物质的气构成。如王充认为，宇宙是一个物质性的实体，是由物质性的元气所构成，"万物之生，皆禀元气"（《论衡·言毒》）；人也是由元气构成，如《论衡·自然》："天地合气，万物自生，犹夫妇合气，子自生矣。"人的生命和精神也以"气"为物质基础，"人未生，在元气之中；既死，复归元气"（《论衡·论死》）。

（二）气是万物的本原

气一元论认为，气是构成天地万物包括人类的共同原始物质。宇宙中的一切事物和现象，都是由气构成，气的运动推动着宇宙万物的发生发展和变化。

气是构成天地万物的本原。如《公羊传解诂·隐公元年》："元者，气也。无形以起，有形以分，造起天地，天地之始也。"说明元气为天地万物的本原。

《庄子·至乐》："气变而有形，形变而有生。"故曰"通天下一气耳"（《庄子·知北游》）。气一元论经历最初对自然现象的客观描述，逐渐演变发展成为一种自然观，在古代哲学中占据主要地位。

天地精气化生为人。人与万物同源于气，但人类与宇宙中的他物不同，不仅有生命，还有精神活动，是由"精气"，即气中的精粹部分所化生。如《管子·内业》："人之生也，天出其精，地出其形，合此以为人。"《淮南子·精神训》："烦气为虫，精气为人。"气也是维持生命活动的基本物质。《素问·六节藏象论》说："五气入鼻，藏于心肺，上使五色修明，音声能彰。五味入口，藏于肠胃，味有所藏，以养五气，气和而生，津液相成，神乃自生。"天食人以五气，地食人以五味，设或人体一刻无气、七日绝谷，则生命危殆。

（三）气的运动是万物变化的根源

气的运动是物质世界存在的基本形式，"气坱然太虚，升降飞扬，未尝止息……为风雨，为雪霜，万品之流形，山川之融结，糟粕煨烬"（《正蒙·太和》）。天地万物生灭终始皆是气之升降聚散运动的表现。气不断运动变化形成自然界一切事物的纷繁变化生生不息。

气的运动，称为气机。运动不息，流行不止，变化无穷，是气的基本特性之一。升、降、出、入、聚、散是气运动的基本形式。升与降、出与入、聚与散，既相互对立，又保持着协调平衡关系。如《素问·六微旨大论》说："升降出入，无器不有。""出入废，则神机化灭；升降息，则气立孤危。故非出入，则无以生、长、壮、老、已；非升降，则无以生、长、化、收、藏。"聚与散也是气的运动形式，宋·张载认为："太虚不能无气，气不能不聚为万物，万物不能不散而为太虚"（《正蒙·太和》）。古人以气的聚散运动说明天地的形成。万物的变化，人的生死也是气聚散运动的结果。

气的变化，称为气化。气的运动是宇宙产生各种变化的动力。万物以气为本原，万物的生长衰亡、形态变化、盈亏虚实，皆是气化的结果。张载《正蒙·太和》说："由太虚，有天之名；由气化，有道之名。"太虚即气，道即气化。气化其小无内，其大无外，天地万物的变化及其规律皆由气化。与"气化"相对，有"形化"，指气化而生万物之后，各物种的形体遗传。《二程遗书·第五》说："万物之始皆气化；既形然后以形相禅，有形化。"世界万物所发生的一切变化都是气化的结果，由气化产生形体，形体又可复归于气。

（四）气是天地万物相互联系的中介

气是天地万物的共同本原，天地万物之间又充斥着无形之气，无形之气与有形实体进行着各种形式的交换活动，因而成为天地万物相互联系、相互作用的中介物质。

气是事物之间相互感应、传递信息的中介。感应，指事物之间的相互交感、相互影响、相互作用。同类事物之间存在着"类同则召，气同则合，声比则应"（《吕氏春秋·应同》），具有相互感应的联系，如乐器共振共鸣、磁石吸铁、日月吸引海水形成潮汐，皆属于自然感应现象。事物之间相互感应是通过气作为传递信息的中介而实现。由于形由气化，气充形间，气能感物，物感则应，故事物之间不论距离远近，皆能通过信息传递而相互感。人处于天地气交之中，通过气与天地万物的变化息息相通，即所谓"生气通天"，日月、昼夜、季节气候变化对人的生理与病理过程具有重要影响，也正是通过气的中介作用，使人与天地息息相应。

总之，气一元论认为，气是宇宙的本体，构成万物的本原，维系着天地万物之间的相互联系，气的运动变化推动宇宙万物的发生发展和变化。

三、气一元论在中医学中的运用

气一元论渗透融汇到中医学，作为重要的认识论和思维方法，构建了人体之气的理论，用以阐释人的生命活动，形成健康观念和养生之道，并指导疾病的诊断与防治。

（一）构建天人合一整体观

基于中国古代哲学的气一元论，中医学认为，人是自然的产物，"天地合气，命之曰人"（《素问·宝命全形论》）；人是万物之灵，"天覆地载，万物悉备，莫贵于人"（《素问·宝命全形论》）。中医学崇尚"生命至重，惟人最尊"的道德信念，以人为本，尊重生命，珍爱生命；以"气"为中介将人与天地联系起来，天、地、人均本原于气而相参相应，如《灵枢·岁露论》认为："人与天地相参也，与日月相应也。"中医学运用气一元论的思想，从自然环境、社会环境、时间、空间等综合因素研究人的生命与健康，指导疾病的诊断、防治与康复等，从而构建中医学天人合一的整体观。

（二）阐释人体生命活动

中医学从气是宇宙的本原，是构成天地万物基本要素的观点出发，认为气是生命的本原，是构成生命的基本物质，如《灵枢·天年》所说："人之始生，何气筑为基？何立而为楯……以母为基，以父为楯。"人的生命来源于父母之精气，谓之"先天之气"；维持人体生命活动的各种物质，皆包含在气的范畴中，如《灵枢·决气》所说："人有精、气、津、液、血、脉，余意以为一气耳。"气的运动是生命活动的根本，气化是生命活动的基本形式。自然界天地之气的变化、精气血津液等生命物质的新陈代谢以及相应的能量与信息转化、生长壮老已的生命过程等，都是气运动变化的体现。气的运动变化停止，则意味着生命的终止。

（三）解释人体疾病变化

中医学将各种致病因素，称为"邪气"。《素问·举痛论》说："百病生于气也。"自然界气候的异常变化或人体抗病能力下降时，邪气则侵袭人体，称为"六淫"之气；具有强烈传染性和致病性的邪气，称为"疠气"，为引起疾病的外感病因。情志内伤、饮食劳逸所伤等，为内伤病因，导致脏腑阴阳气血功能失常。人体之气的失常变化多端，可因气的生成不足发为气虚；也可因气的升降出入运动失常而为气机失调，发为气滞、气逆、气陷、气闭、气脱等。

（四）指导疾病的诊治

内在脏腑的功能正常与否，其信息可以气为载体，以经络为通道反映于体表相应的部位，如"心气通于舌""肝气通于目""脾气通于口""肺气通于鼻""肾气通于耳"等。脏腑之气盛衰及其功能强弱的常变，皆可通过气的介导而反映于体表。因此，中医学通过望闻问切四诊，审神色声音，观五官九窍，察五脏病形，以判断人体之气的运行及虚实状态。气的运动失常是人体疾病的基本病机，故调理气机是中医学主要的治疗法则之一。特别是针刺、艾灸和按摩等适宜治疗技术，更是以"得气""行气"为法，通过激发经络之气，感应传导信息，以达到疏通经络、调整脏腑功能的治疗目的。

第二节　阴阳学说

阴阳学说，属于中国古代哲学理论范畴，阴阳的对立统一是天地万物运动变化的根本规律。中医学以阴阳交感、对立、互根、消长、转化及自和规律，认识和说明生命、健康和疾病。

阴阳学说是古人用以认识自然和解释自然变化的自然观和方法论。世界是物质的，物质世界本身是阴阳二气对立统一的结果。阴阳二气的相互作用及其运动变化，形成了事物的发生并推动着事物的发展和变化。

阴阳学说融入中医学理论体系，广泛应用于阐释人体的生命活动，分析疾病的发生、发展和变化的机理，并指导着疾病的诊断和防治，成为中医学理论体系的哲学基础，对中医学理论体系的发展产生了极为重要的影响。

一、阴阳的概念与归类

（一）阴阳概念的形成

阴阳的概念起源于远古时期。人类对自身及自然现象的观察，特别是对人类生活、生产影响最大的太阳出没、月亮变化等明暗交替的天象观察，由此形成阴阳最初含义，即向日为阳，背日为阴。阴阳最早的文字记载见于殷商时期的甲骨文，有"阳日""晦月"等字样。在甲骨文中，阴阳所指为日、月。《说文解字》说："阴，暗也。""阳，高明也。"朝向日光、明亮者为阳；背向日光、晦暗者为阴。随着对自然现象的观察不断扩展，阴阳的含义逐渐引申，如天地、上下、明暗、寒热、动静等。

春秋战国时期，阴阳学说作为哲学思想逐渐形成。古代哲学家用具有对立统一、辩证思维的阴阳学说解释自然现象、社会政治及伦理道德等。如《国语·周语》记载周幽王二年（前780年）伯阳父以"阳伏而不能出，阴迫而不能烝"，解释陕西发生的大地震。《老子·四十二章》说："万物负阴而抱阳，冲气以为和。"认为阴阳相互作用所产生的冲和之气是推动事物发生发展变化的根源。

《周易》分别用符号"--""—"来表示阴阳，提出"一阴一阳之谓道"的命题，把阴阳学说提升到哲学高度进行概括，将阴阳的对立属性及其运动变化视为宇宙万物的本性及变化的基本规律。《周易》把自然、社会中诸如天地、日月、寒暑、动静、刚柔、进退、水火、男女等具有对立关系的事物或现象，都赋予阴阳的属性，使阴阳成为对立统一的哲学范畴。

春秋战国时期，阴阳观念应用到医学领域。秦名医医和在为晋侯诊病时，以阴阳解释疾病的病因，"天有六气，降生五味，发为五色，徵为五声，淫生六疾。六气曰阴、阳、风、雨、晦、明也……阴淫寒疾，阳淫热疾"（《左传·昭公元年》）。成书于战国至秦汉之际的《内经》，阴阳学说贯穿其理论始终。如"自古通天者，生之本，本于阴阳"，说明人与自然界的关系；"阴平阳秘，精神乃治。阴阳离决，精气乃绝"，解释人体的生理和病变；"谨察阴阳所在而调之，以平为期"，用以指导诊断和治疗。

大约在10世纪以后，阴阳逐渐采用"太极图"（图1-1）表示。太极是中国古代哲学术语，意为派生万物的本原。太极图以黑白两个鱼形纹组成的圆形图案，形象化表示阴阳交感、对立、互根、消长、转化的关系，体现出一切事物或现象具有辩证、运动、圆融的特征和规律。

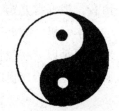

图1-1 太极图

（二）阴阳的基本概念

阴阳概念的形成，是从天地日月、四时寒暑、昼夜阴晴等自然现象的观察，抽象而形成中国古代哲学的世界观与认识论，一气分阴阳，阴阳对立互根是一切事物所存在的固有属性，阴阳二气的运动是事物发生、发展、变化，乃至消亡的内在动力。如《类经·阴阳类》所说："道者，阴阳之理也。阴阳者，一分为二也。"

阴阳的概念，属于中国古代哲学范畴，是对相关事物或一事物本身存在的对立双方属性的概括，既可表示相关联又相对应的两种事物或现象的属性划分及运动变化，又可表示同一事物内部相互对应着的两个方面的属性趋向及运动规律。（《中华医学百科全书·中医基础理论》）

中医学关于阴阳基本概念的经典表述，见于《素问·阴阳应象大论》："阴阳者，天地之道也，万物之纲纪，变化之父母，生杀之本始，神明之府也。"阴阳是自然界的法则和规律，世界万物运动变化的纲领和根本，贯穿事物新生消亡的始终，是事物发生、发展和变化的内在动力。应用阴阳学说分析事物和现象，凡是具有对立相反又相互关联的事物和现象或同一事物内相互对立的两个方面，都可用阴阳来概括。如以天地而言，则天为阳，地为阴；以人而言，则男为阳，女为阴；以气血而言，则气为阳，血为阴等。

（三）阴阳的特性与归类

1. 阴阳的特性

（1）**阴阳的普遍性** 阴阳学说认为，世界上很多事物和现象都存在正反两个方面，皆可用阴阳来标示。阴阳，既可以标示相互对立的两种事物或现象，又可以标示同一事物或现象内部对立的两个方面。阴阳可概括天地，包罗万象。如天阳地阴，日阳月阴，夏阳冬阴，火阳水阴，男阳女阴等。宇宙万物的发生发展变化及相互关系都可以纳入阴阳范畴。中医学认为"人生有形，不离阴阳"（《素问·宝命全形论》）。人体组织结构、生理功能、病机变化以及诊断治疗皆可用阴阳概括说明。

（2）阴阳的关联性　阴阳所概括的一对事物或现象应是共处于统一体中，或一事物内部对立的两个方面，如空间的上与下、内与外，时间的春夏与秋冬、昼与夜，温度的寒与热，生命物质的气与血等，都是既相对立又相互关联的两个方面，可用阴阳标示。若不是在一个统一体中，无关联性的事物或现象，如寒与上、昼与外等，则不能用阴阳概括说明。

（3）阴阳的规定性　阴阳学说对阴阳各自属性有着明确的规定，具有不可变性和不可反称性。如光明、温暖、向上、趋外、兴奋、发散等，是阳的特性；晦暗、寒冷、向下、内收、沉静、凝聚等，是阴的特性。用阴阳说明事物的属性，如水属阴、火属阳。水不能称为阳，火不能反称阴。人体脏腑中心阴与心阳、肾阴与肾阳、肝阴与肝阳等，皆有其特定内涵，不可反称。

（4）阴阳的相对性　相对性指事物阴阳属性并不是一成不变的，主要表现在三个方面：

其一，阴阳属性可以互相转化。在一定条件下，事物的阴阳属性可以发生相互转化，阴可以转化为阳，阳也可以转化为阴。如寒证和热证的转化：属阴的寒证在一定条件下可以转化为属阳的热证；属阳的热证在一定条件下也可以转化为属阴的寒证。病变的寒热性质发生变化，其证候的阴阳属性也随之改变。

其二，阴阳之中复有阴阳，即阴中有阳，阳中有阴。阴阳双方的任何一方又可以再分阴阳，如昼为阳，夜为阴。白昼的上午与下午相对而言，则上午为阳中之阳，下午为阳中之阴；夜晚的前半夜与后半夜相对而言，则前半夜为阴中之阴，后半夜为阴中之阳。事物这种既相互对立而又相互联系的现象，在自然界是无穷无尽的。故《素问·阴阳离合论》说："阴阳者，数之可十，推之可百，数之可千，推之可万。万之大，不可胜数，然其要一也。"

其三，阴阳属性随比较对象而变。事物的阴阳属性是通过对立双方比较而划分的。若比较的对象发生了改变，事物的阴阳属性可随之发生改变。如100℃与50℃的水，100℃属阳，50℃属阴；而50℃与0℃相比较，则50℃属阳，0℃属阴。人体内六腑与五脏分阴阳，六腑主传泻水谷属阳，五脏主内藏精气属阴；六腑与四肢比较，则六腑居内为阴，四肢在外为阳。可见，随着划分的前提和依据改变，事物的阴阳属性可随之变化。

2. 事物阴阳属性的归类

凡是具有相互关联且又相互对立的事物或现象，或同一事物内部相互对立的两个方面，都可以用阴阳来概括分析其各自的属性。

事物的阴阳属性，依据阴阳各自的属性特征进行类比区分。凡是具有运动的、外向的、上升的、弥散的、温热的、明亮的、兴奋的等特性的事物和现象，都属于阳；相对静止的、内守的、下降的、凝聚的、寒冷的、晦暗的、抑制的等特性的事物和现象，都属于阴（表1–1）。

表1–1　事物阴阳属性归类表

属性	空间	时间	季节	温度	湿度	重量	性状	亮度	事物运动状态
阳	上 外 左 南 天	昼	春夏	温热	干燥	轻	清	明亮	上升 运动 兴奋 亢进
阴	下 内 右 北 地	夜	秋冬	寒凉	湿润	重	浊	晦暗	下降 静止 抑制 衰退

水与火这一对事物具备了寒热、动静、明暗的特性，集中反映了阴阳的属性，成为事物划分阴阳属性的标志。《素问·阴阳应象大论》说："水火者，阴阳之征兆也。"

二、阴阳学说的基本内容

阴阳学说是以阴阳的对立统一及其相互作用阐释宇宙间万物的生成、发展和变化的根本规律，其主要内容包括阴阳交感、阴阳对立、阴阳互根、阴阳消长、阴阳转化、阴阳自和等方面。

（一）阴阳交感

阴阳交感，指阴阳二气在运动中相互感应而交合的相互作用。阴阳交通相合，彼此交感相错，是宇宙万物赖以生成和变化的根源。所谓"天地感而万物化生"（《周易·咸彖》），"阴阳相错，而变由生"（《素问·天元纪大论》）。

阴阳交感是天地万物化生的基础。"清阳为天，浊阴为地"（《素问·阴阳应象大论》）。阳气升腾而为天，阴气凝聚而为地。天气下降，地气上升，天地阴阳二气相互作用，交感合和，产生万物。《易传·系辞下》说："天地氤氲，万物化醇；男女构精，万物化生。"如自然界，天地阴阳二气交感，形成云、雾、雷电、雨露，万物得以化生。人类作为宇宙万物之一，同样由天地阴阳之气交感合和而生成，"天地合气，命之曰人"（《素问·宝命全形论》）。生命便是在天地阴阳交互作用下孕育生息。如果没有阴阳二气的交感运动，就没有自然界万物，也就没有生命。

阴阳交感是事物和现象发展变化的动力。阴和阳属性相反，两者不断相摩相荡，发生交互作用，宇宙万物才能生生不息，变化无穷。"天地合而万物生，阴阳接而变化起"（《荀子·礼论》）。自然界，正是由于天之阳气下降，地之阴气上升，阴阳不断的交互作用形成阳光雨露，沐浴滋润万物，得以成长繁茂。

（二）阴阳对立

阴阳对立，指阴阳"一分为二"，即对待、相反的关系，是事物或现象固有的属性。阴阳学说认为，对立相反是阴阳的基本属性，宇宙间很多事物和现象都存在对立相反的两个方面。如天与地、日与月、水与火、男与女、寒与热、动与静、上与下、左与右等。

阴阳对立的形式，通过阴阳之间的相互斗争、相互制约而发挥作用。阴可制约阳，阳能制约阴。所谓"阴则能制阳矣，静则能制动矣"（《管子·心术上》）。如春、夏、秋、冬四季有温、热、凉、寒的气候变化，春夏之所以温热，是因为春夏阳气上升抑制了秋冬的寒凉之气；秋冬之所以寒冷，是因为秋冬阴气上升抑制了春夏的温热之气的缘故。阴阳相互制约是自然界四时寒暑往复变化的根源。人体正常生理活动具有兴奋和抑制的两种状态，即兴奋为阳，抑制属阴，彼此相互制约。昼则阳制约阴，人处于兴奋清醒状态；夜则阴制约阳，进入安静睡眠状态。阴阳对立相反而有昼夜寤寐的不同变化，动静相制维持人体寤和寐的正常节律，充分体现了阴阳双方的相互对立、相互制约。

阴阳对立制约的意义，在于防止阴阳的任何一方不至于亢盛为害，以维持阴阳之间的协调平衡。阴阳双方始终处于矛盾运动之中，在一定的限度内，由于阴阳双方相互斗争和相互制约的作用，才能够使阴阳的任何一方既无太过，也无不及，从而实现事物或现象内部及其相互之间的动态平衡，才能生生不息。如果阴阳双方中的一方过亢，对另一方制约太过；或阴阳双方中的一方不及，不能制约对方，则阴阳之间的对立制约关系失调，彼此之间的动态平衡被破坏，则会导致疾病产生。如《素问·阴阳应象大论》所谓"阴胜则阳病，阳胜则阴病"，为"制约太过"；"阳虚则阴盛""阴虚则阳亢"，是"制约不及"；从而形成阴阳失调的病机变化。

（三）阴阳互根

阴阳互根，指相互对立的阴阳两个方面，具有相辅相成、相互依存的关系。阴阳互根的形式，通过阴阳互藏、互为根本而发挥作用。

1. 阴阳互藏

阴阳互藏，指相互对立的阴阳双方中的任何一方都包含着另一方，即阴中有阳，阳中有阴。宇宙中的任何事物都含有阴与阳两种属性不同的成分，属阳的事物含有阴性成分，属阴的事物也寓有属阳的成分。以天地而言，天为阳，地为阴。"地气上为云，天气下为雨"，天为地气升腾所形成，阳中蕴涵有阴；地乃天气下降所形成，则阴中蕴涵有阳。如《类经·运气类》说："天本阳也，然阳中有阴；地本阴也，然阴中有阳，此阴阳互藏之道。"以人体而言，心在上，五行属火；肾在下，五行属水。心火（阳）下降于肾，以温肾阳，使肾水（阴）不寒；肾水（阴）上济于心，以滋心阴，使心火（阳）不亢，则心肾阴阳水火协调平衡。如《冯氏锦囊秘录·杂证大小合参》说："水火互藏其根，故心能下交，肾能上摄。"

2. 阴阳互根

阴阳互根，指阴阳的互为根本、相互依存的关系，即"阳根于阴，阴根于阳"。阳的根本在阴，阴的根本在阳，双方互为存在的前提。互为根本的阴阳双方具有相互资生、促进和助长的作用。

阴阳互藏互根的意义，在于阴阳始终处于统一体之中，每一方都以对方的存在作为自身存在的前提和条件，任何一方都不能脱离对方而单独存在。例如，春夏为阳，秋冬为阴，没有春夏，就无所谓秋冬；没有秋冬，就无所谓春夏。寒为阴，热为阳，没有寒，就无所谓热；反之亦然。阴不可无阳，阳不可无阴，阴阳双方密不可分。

（四）阴阳消长

阴阳消长，指阴阳双方不是静止不变的，而是处于不断的消减和增加的运动变化之中。消，减少、减退；长，增加、增长。古代哲学家认为，阴阳双方始终处于运动变化中，阴长阳消，阳长阴消。阴阳双方彼此的消减与增加的变化在一定的范围、限度、时空之内，保持着动态平衡。正是由于阴阳的消长变化，自然万物才能够维持相对、动态的平衡。

阴阳消长的形式，属于量变过程中进退、增减、盛衰的运动变化，包括此长彼消、此消彼长的阴阳互为消长与此长彼长、此消彼消的阴阳同消同长。

1. 阴阳互为消长

相互对立的阴阳双方，在彼此相互制约的过程中表现出互为消长的变化。表现形式有二：一是此长彼消，指阴或阳某一方增加而另一方随之出现消减的变化，即阳长阴消，阴长阳消。二是此消彼长，是阴或阳某一方消减而另一方随之出现增加的变化，即阳消阴长，阴消阳长。由于阴阳相互制约，阳长制约阴则阴消，阴长制约阳而阳消；若阳消而对阴的制约减弱则阴长，阴消对阳制约减弱则阳长。故阴阳互为消长是阴阳对立制约关系表现出的运动变化，而阴阳相互制约又在互为消长过程中实现。

自然界四时气候及昼夜的往复变化即是阴阳消长变化的体现。如一年四季的气候变化，从冬季寒冷，至春天温暖，再到夏天暑热，气候从寒冷逐渐转暖变热，即是"阳长阴消"的过程；由夏季暑热，到秋天凉爽，再至冬季寒冷，气候由炎热逐渐转凉变寒，这是"阴长阳消"的过程。四时气候变迁，寒暑往来，反映了阴阳消长的过程。一年当中，阴阳消减和增加处于一定范围和限度，形成相对的动态平衡，则有四时寒暑交替推移、周而复始的正常规律。

以阴阳消长之理阐释人体的生理活动。子时一阳生，平旦阳气升发，日中阳气隆盛，随着阳气增长而阴气消减，人体的生理功能由抑制逐渐转向兴奋，即"阳长阴消"的过程；午时一阴生，日中至黄昏，阴气渐生，至夜半阴气盛，阳气随之渐减，人体的生理功能也由兴奋逐渐转向抑制，即"阴长阳消"的过程。人体在昼夜晨昏表现出周期性变化规律，即是由于阴阳之间互为消长，在一定范围和限度内不断进行而维持的动态平衡。

2. 阴阳同消同长

相互依存的阴阳双方，在彼此相互资助和促进的过程中表现出同消同长的变化。表现形式有二：一是此长彼长，是阴阳之间出现某一方增加而另一方亦增加，即阴随阳长或阳随阴长；二是此消彼消，是阴与阳之间出现某一方消减而另一方亦消减，即阴随阳消或阳随阴消。由于阴阳相互为用，阳生可促进阴的化生；阴长又资助阳的生成；若阳消则阴无以化，阴消则阳无以生。故阴阳同消同长是阴阳相互依存关系表现出的运动变化，而阴阳相互依存又在消长过程中实现。

四季气候变化，随着春夏气温的逐渐升高而降雨量逐渐增多，随着秋冬气候的转凉而降雨量逐渐减少，即是阴阳同长与同消的消长变化。人体生理活动中，饥饿时出现的气力不足，即是由于精（阴）不足不能化生气（阳），属阳随阴消；而补充精（阴），产生能量（阳），增加了气力，则属阳随阴长。

阴阳消长的根本原因，在于阴阳之间对立制约与互藏互根关系的变化。由阴阳对立制约关系变化主要表现为阴阳双方互为消长，即此长彼消，或此消彼长；由阴阳互藏互根关系变化主要表现为阴阳双方的同消同长，即此长彼长，或此消彼消。

阴阳消长的意义，在于维持阴阳双方相对的、动态的平衡状态。在一定的限度内，阴阳消长的运动变化，属于正常状态。例如，自然界的寒热温凉、人身的气血阴阳，始终处在阴阳消长不断地运动变化之中，消而不偏衰，长而不偏亢，维持在一定范围之内，保持相对的动态平衡。自然界体现在正常气候变化，人体则体现在正常的生命活动。因此，阴阳消长是绝对的，阴阳平衡是相对的，保持阴阳双方在消长运动过程中的动态平衡极其重要。

如果由于某种原因，导致阴阳消长平衡的运动变化失调，则属于异常状态。阴阳消长的运动变化出现太过或不及，相对的动态平衡被破坏，形成阴或阳的偏盛或偏衰，自然界就会出现气候异常变化，人体则引起病变。前述的"阳胜则阴病""阴胜则阳病"及"阳虚阴盛""阴虚阳亢"，皆属阴阳对立制约关系失常而出现的此长彼消或此消彼长，而"精气两虚""气血两虚"，则属阴阳互藏互根关系失常而出现的此消彼消。

（五）阴阳转化

阴阳转化，指事物的阴阳属性，在一定条件下可以向其相反的方向转化，即属阳的事物可以转化为属阴的事物，属阴的事物可以转化为属阳的事物。

阴阳相互转化的形式，属于质变过程中事物的运动变化，既可以表现为渐变的形式，又可以表现为突变的形式。如一年四季之中的寒暑交替，一天之中的昼夜转化等，即属于"渐变"的形式；夏季酷热天气的骤冷和冰雹突袭等，即属于"突变"的形式。

阴阳相互转化，一般都产生于事物发展变化的"物极"阶段，即所谓"物极必反"。当阴阳消长运动发展到一定阶段，"极则生变"，事物内部阴与阳的比例出现了颠倒，则该事物的属性即发生转化。《素问·阴阳应象大论》谓之"重阴必阳，重阳必阴""寒极生热，热极生寒"，《灵枢·论疾诊尺》谓之"寒甚则热，热甚则寒"，重、极、甚，即是阴阳消长变化发展到"极"的程度，是事物的阴阳属性发生转化的必备条件。

阴阳互藏互根是阴阳转化的内在根据。阴中寓阳，阴才有向阳转化的可能性；阳中藏阴，阳才有向阴转化的可能性。阴中寓阳，其阴性成分仍然占较大比例时，此事物或现象的阴阳属性仍属阴。但若在其内部的阴阳消长变化中，其阳性成分多于阴性成分而成为该事物或现象的主导成分，该事物或现象则转属阳性，此即所谓"阴转化为阳"；反之则"阳转化为阴"。

阴阳消长是发生转化的前提。如冬季寒气盛属阴，但冬至一阳生，随着阳长而阴消，逐渐转化为阳气盛的夏季；夏季炎热属阳，但夏至一阴生，随着阴长而阳消，逐渐转化为阴寒盛的冬季。所谓"四时之变，寒暑之胜"，阴阳消长中交替变化。阴阳消长和转化都是阴阳运动变化的表现形式，但本质不同：阴阳消长是一个量变的过程，事物本身属性并未发生改变；阴阳转化是在量变基础上的质变，事物本身的属性转化为相反一面。阴阳转化是阴阳消长的结果。阴阳消长变化发展到"极"期是转化的条件，阴阳双方的消长运动发展超过一定的限度，则该事物的属性会发生转化。

在疾病发展过程中，阴阳转化常表现为在一定条件下寒证与热证的相互转化。如急性热病中，患者出现高热、面红、咳喘、气粗、烦渴、脉数有力等实热性表现，属阳证；邪热极盛，正气大伤，突然出现面色苍白、四肢厥冷、精神萎靡、脉微欲绝等虚寒性表现，属阴证。热势极盛，即是促成阳转化为阴的必备条件。

（六）阴阳自和

阴阳自和，指阴阳双方自动维持和自动恢复其协调稳定状态的能力和趋势。阴阳自和是阴阳的本性。阴阳自和是以"自"为核心，依靠内在自我的相互作用而实现"和"。阴阳自和的机理，在于阴阳双方彼此的交互作用。阴阳虽然属性相反，但两者存在互生、互化、互制、互用等关系，在交互作用的变化中相反相成，是维持事物或现象协调发展的内在机制。

阴阳自和的概念，脱胎于中国古代哲学中"以和为贵"的基本观点。重视阴阳之间的和合、协调是阴阳学说的重要思想。如《淮南子·氾论训》说："天地之气，莫大于和。和者，阴阳调……阴阳相接，乃能成和。"阴阳二气的协调就是"和"，阴阳二气相互维系才能达到"和"的状态。"和"是宇宙的最基本的原则，这一原则体现在"尚和去同""和而不同"的传统文化，形成中华民族的价值取向。

阴阳自和，是相对的、动态的平衡，阴阳双方在交互作用中处于大体均势的状态，即阴阳协调和相对稳定状态。阴阳双方以对立制约与互根互用为基础，在一定限度内消长和在一定条件下转化的运动变化，维持阴阳平衡状态。

阴阳自和所维持的动态平衡，在自然界标志着气候的正常变化，四时寒暑的正常更替，在人体标志着生命活动的稳定、有序、协调。故《素问·调经论》说："阴阳匀平，以充其形。九候若一，命曰平人。"由于人体内的阴阳二气具有自身调节的能力，在疾病过程中，人体阴阳自动恢复协调是促使病势向愈的内在机制。如《伤寒论·辨太阳病脉证并治》说："阴阳自和者，必自愈。"如果阴阳动态平衡遭到破坏，又失去了自和的能力，在自然界就会出现反常现象，在人体则由生理状态进入疾病状态，甚至死亡。

综上所述，阴阳交感、对立、互根、消长、转化、自和，从不同角度说明阴阳之间的相互关系及其运动变化规律。阴阳交感是阴阳之间不断发生交互作用的前提，是天地万物化生的基础；阴阳的对立、互根是事物两个方面的固有属性，说明阴阳之间对立统一、相反相成的关系；在阴阳对立、互根的基础上，阴阳的消长、转化体现事物的量变与质变过程，说明阴阳的运动变化是使事物发生、发展、变化的内在动力；阴阳自和是阴阳自身通过彼此之间制约和互用，自我调节以维持相对、动态的平衡。

三、阴阳学说在中医学中的运用

中医学运用阴阳学说，以辩证思维指导对具体事物的认识，阐明生命的形体结构、功能活动、病机变化、临床诊断、疾病防治以及养生康复等，奠定了中医学理论体系的基础。

（一）说明人体组织结构

人体是一个有机整体，构成人体的脏腑经络形体组织，可以根据其所在部位、功能特点划分阴阳。故《素问·宝命全形论》说："人生有形，不离阴阳。"

从人体部位而言，上部为阳，下部为阴；体表为阳，体内为阴；背为阳，腹为阴；四肢外侧为阳，内侧为阴。体表之中再分阴阳，则皮肉为阳中之阳，筋骨为阳中之阴。从脏腑而言，五脏主藏精为阴，六腑主传化为阳。五脏之中又分阴阳，则心肺在上属阳，而心为阳中之阳，肺为阳中之阴；肝、脾、肾在下属阴，而肝为阴中之阳，肾为阴中之阴，脾为阴中之至阴。如《素问·金匮真言论》："背为阳，阳中之阳，心也；背为阳，阳中之阴，肺也。腹为阴，阴中之阴，肾也；腹为阴，阴中之阳，肝也；腹为阴，阴中之至阴，脾也。"从经络而言，则有阴经、阳经、阴络、阳络之分。从生命物质而言，则气为阳，精血津液为阴等。总之，人体脏腑经络及形体结构的上下、内外、表里、前后各部分之间，凡属相互关联有相互对立的部分，就可以用阴阳属性来划分。

（二）概括人体生理功能

中医学应用阴阳学说概括人体的生理功能，如《素问·生气通天论》所论："阴平阳秘，精神乃治。"人体的正常生命活动，是阴阳对立互根的协调关系处于相对动态平衡的结果。阴阳协调平衡标志着机体的健康状态。

精气血津液是构成人体和维持生命活动的基本物质。其中，气属阳，精血津液属阴，如《素问·阴阳应象大论》认为："阴在内，阳之守也；阳在外，阴之使也。"精血津液在内，是阳气固守于外的物质基础；阳气主外，为精血津液的生成、输布的动力。气与精血津液，阴阳和谐，运行输布正常，脏腑组织形体官窍得养，则人体生命活动正常，保持健康状态。

中医学认为，以五脏为中心的脏腑功能是人体生命活动的核心。肝、心、脾、肺、肾五脏皆有阴阳之气的不同，五脏之阴具有宁静、滋养、抑制的功能，五脏之阳具有推动、温煦、兴奋的功能。只有脏腑阴阳之气的动静、温润以及兴奋与抑制协调平衡，才能保证人体生理功能的正常。

（三）阐释人体疾病变化

疾病的发生标志着阴阳协调关系的失衡，称为"阴阳失调"。运用阴阳学说阐释人体疾病变化，主要表现在两个方面：

1. 分析病因的阴阳属性

中医学根据致病因素的性质及致病特点，把病因分为阴、阳两大类，如《素问·调经论》说："夫邪之生也，或生于阴，或生于阳。"一般而言，六淫属阳邪，情志失调、饮食居处等属阴邪。阴阳之中复有阴阳，如六淫之中，风邪、暑邪、火（热）邪属阳，寒邪、湿邪属阴。

2. 分析病机的基本规律

疾病的发生发展是邪正斗争的过程，邪正相搏导致人体阴阳失调而发生疾病。阴阳失调的基本病机是阴阳偏盛、偏衰和互损等。

（1）阴阳偏盛　是指阴或阳任何一方高于正常水平的病机变化，包括阴偏盛、阳偏盛，即阴盛（胜）、阳盛（胜）。《素问·阴阳应象大论》概括为："阴胜则阳病，阳胜则阴病，阳胜则热，阴胜则寒。"

阳胜则热，阳胜则阴病：阳胜，指阳邪侵犯人体，"邪并于阳"而使机体阳气亢盛所致的病机变化。由于阳的特性是热，故"阳胜则热"。阳能制约阴，阳气亢盛消耗和制约阴气，使之减少，即所谓"阳胜则阴病"。

阴胜则寒，阴胜则阳病：阴胜，指阴邪侵犯人体，"邪并于阴"而使机体阴气亢盛所致的病机变化。由于阴的特性是寒，故"阴胜则寒"。阴能制约阳，阴气亢盛损耗和制约机体的阳气，导致其虚衰，即所谓"阴胜则阳病"。

阴阳偏盛所形成的病证是实证，阳偏盛导致实热证，阴偏盛导致实寒证。故《素问·通评虚实论》说："邪气盛则实。"

（2）阴阳偏衰　是指阴或阳任何一方低于正常水平的病机变化，包括阴偏衰、阳偏衰，即阴虚、阳虚。《素问·调经论》概括为："阳虚则外寒，阴虚则内热。"

阳虚则寒：人体阳气不足，阳不制阴，阴气相对偏盛，则虚寒内生。

阴虚则热：人体阴液不足，阴不制阳，阳气相对偏亢，则虚热内生。

阴阳偏衰所导致的病证是虚证，阴虚出现虚热证，阳虚出现虚寒证。故《素问·通评虚实论》说："精气夺则虚。"

（3）阴阳互损　阴阳互根、互用、互藏关系失调，人体就会发生疾病。如阴或阳的某一方虚损，"无阴则阳无以生，无阳则阴无以化"，日久可以导致对方的不足，形成"阴损及阳"或"阳损及阴"的"阴阳互损"的病变。当阴阳之间不能相互依存而分离决裂时，导致有阴无阳或有阳无阴，"孤阴不生，独阳不长"，则"阴阳离决，精气乃竭"，生命即将告终。

（四）应用疾病诊断

中医学诊断疾病的过程，包括诊察疾病和辨识证候两个方面。《素问·阴阳应象大论》说："善诊者，察色按脉，先别阴阳。"阴阳学说用于病证诊断，旨在分析四诊所收集的临床资料，从而概括各种病证的阴阳属性。

1. 分析四诊资料

将望、闻、问、切四诊所收集的各种资料，包括症状和体征，以阴阳理论辨析其阴阳属性。如望诊中色泽分阴阳，色黄、赤为阳，青、白、黑为阴；色泽鲜明为阳，晦暗为阴。闻诊声音气息分阴阳，语声高亢洪亮者为阳；语声低微无力者为阴；呼吸有力、声高气粗者为阳，呼吸微弱、声低气怯者为阴。问诊之症状分阴阳，身热恶热者为阳，身寒恶寒为阴。切诊之脉象分阴阳，以部位论，寸为阳，尺为阴；以动态论，则至者为阳，去者为阴；以至数论，则数者为阳，迟者为阴；以形状论，则浮大洪滑为阳，沉涩细小为阴。

2. 辨别疾病证候

辨别病证的阴阳，是诊断疾病的重要原则。如八纲辨证，阴阳是八纲辨证的总纲，表证、热证、实证属阳；里证、寒证、虚证属阴。在脏腑辨证中，有阴盛、阳盛、阴虚、阳虚之分，如肝阴虚证、肝阳虚证、肝火亢盛证（阳盛）、寒凝肝脉证（阴盛）等。

可见，阴阳学说广泛应用于四诊和辨证之中，只有辨清阴阳，才能正确分析和判断疾病的阴阳属性。故《景岳全书·传忠录·阴阳》说："凡诊病施治，必须先审阴阳，乃为医道之纲领。阴阳无谬，治焉有差？医道虽繁，而可以一言蔽之者，曰阴阳而已。故证有阴阳，脉有阴阳，药有阴阳……设能明彻阴阳，则医理虽玄，思过半矣。"

（五）指导疾病防治

防治疾病的基本原则是调整阴阳，使脏腑经络、精气血津液、体质恢复相对平衡，达到阴平阳秘的生理状态。

1. 指导养生保健

养生，又称"摄生"，即保养生命健康之意。健康是促进人的全面发展的必然要求，是经济社会发展的基础条件，是民族昌盛和国家富强的重要标志，也是广大人民群众的共同追求。注重养生是保持身体健康无病的重要手段，最根本的原则是"法于阴阳"，即遵循自然界阴阳的变化规律来调理人体之阴阳，"春夏养阳，秋冬养阴"，使人体中的阴阳与四时阴阳的变化相适应，以保持人与自然界的协调统一。如《素问·四气调神大论》记载："夫四时阴阳者，万物之根本也，所以圣人春夏养阳，秋冬养阴，以从其根，故与万物沉浮于生长之门。逆其根，则伐其本，坏其真矣。"

2. 确定治疗原则

应用药物、针灸等方法调整阴阳偏盛偏衰等的病机变化，恢复阴阳协调平衡，称为"调整阴阳"，是治疗疾病的基本原则之一。如《素问·至真要大论》说："谨察阴阳所在而调之，以平为期。"

阴阳偏盛的治疗原则：阴阳偏盛，为邪气亢盛之实证，故其治疗原则为"损其有余"，即"实者泻之"。运用阴阳对立制约原理，阳盛之实热证，治法"热者寒之"，即用寒性药物治疗实热证。阴盛之实寒证，治法"寒者热之"，即用热性药物治疗实寒证。

阴阳偏衰的治疗原则：阴阳偏衰，为正气不足之虚证，故其治疗原则为"补其不足"，即"虚则补之"。运用阴阳对立制约原理，阳虚是以阳气不足为主要病机的虚寒证，故以补益阳气为主，"阴病（阳虚不能制阴导致阴偏盛）治阳"，即所谓"益火之源，以消阴翳"。阴虚是以阴液不足为主要病机的虚热证，故以滋补阴液为主，"阳病（阴虚不能制阳导致阳偏亢）治阴"，即所谓"壮水之主，以制阳光"。另一方面，运用阴阳互根互用原理，治疗阳虚之虚寒证，由于"阳根于阴"，故亦可滋阴以助阳，称为"阴中求阳"，即在补阳方剂中适当佐以滋阴药，"阳得阴助则生化无穷"。治疗阴虚之虚热证，由于"阴根于阳"，故可助阳以滋阴，称为"阳中求阴"，即在滋阴方剂中适当佐以助阳药，"阴得阳升而泉源不竭"。

3. 归纳药物性能

中药的性能，主要指药物的四气、五味和升降浮沉特性，皆可用阴阳来归纳说明。四气指药物的寒、热、温、凉四种药性，其中寒、凉属阴，温、热属阳。五味，指药物的酸、苦、甘、辛、咸五种滋味。有些药物具有淡味或涩味，故实际上不止五味，但习惯上仍称为"五味"。其中，辛、甘、淡味属阳，酸、苦、咸味属阴。升降浮沉，是指药物在体内发挥作用的趋向，其中升、浮属阳，降、沉属阴。

第三节　五行学说

五行学说，属于中国古代哲学理论范畴。木、火、土、金、水的生克制化是宇宙间各种事物普遍联系、协调平衡的基本规律。中医学用以说明人体自身及其与外界环境的统一性，以系统的观点阐明生命、健康和疾病。

一、五行的概念与归类

（一）五行概念的形成

五行最初的含义与"五材"有关，指木、火、土、金、水五种基本物质。《左传·襄公二十七年》说："天生五材，民并用之，废一不可。"木、火、土、金、水是人类日常生产和生活中最为常见和不可缺少的基本物质。如《尚书正义》说："水火者，百姓之所饮食也；金木者，百姓之所兴作也；土者，万物之所资生，是为人用。"此外，五行概念的形成，与"五方""五时""五星"等认识也有一定的联系。

五行一词，最早见于春秋时期的《尚书》。《尚书·洪范》说："鲧堙洪水，汩陈其五行。"并对五行特性进行归纳："水曰润下，火曰炎上，木曰曲直，金曰从革，土爰稼穑。"《尚书》的记载标志着五行作为哲学概念的形成，此时的五行，已从木、火、土、金、水五种具体物质中抽象出来，上升到哲学的层面，使五行特性从哲学高度得到了抽象概括。

随着人们对自然现象的观察与推理，逐渐认识到木、火、土、金、水五类物质之间存在着既"相生"又"相胜"的关系。《管子》是最早完整记载五行相生的文献，《左传》是最早完整记载五行相胜顺序的文献。至战国后期，五行生克理论已臻于完善，五行学说已经形成。

（二）五行的基本概念

五行，即木、火、土、金、水五类物质属性及其运动变化。"五"，指由宇宙本原之气分化的构成宇宙万物的木、火、土、金、水五类物质属性；"行"，指运动变化。如《尚书正义》说："言五者，各有材干也。谓之行者，若在天，则为五气流注；在地，世所行用也。"从古代哲学概念出发，五行已超越木、火、土、金、水的具体物质，衍化为归纳宇宙万物并阐释其相互关系的五类物质属性。

五行学说是以木、火、土、金、水五类物质属性及其运动规律来认识世界、解释世界和探求宇宙变化规律的世界观和方法论。秦汉之际，五行学说进入广泛应用和发展阶段，用于天文、地理、历法、气象、社会、经济、兵法等各领域，尤以中医学最为突出。古人运用五行学说，采用取象比类和推演络绎的方法，将自然与社会的各种事物或现象分为五类，并以五行之间生克制化关系来解释其发生、发展和变化的规律。

（三）五行的特性与归类

五行的特性，是古人在长期的生活和生产实践中对木、火、土、金、水五种基本物质的直接观察和朴素认识的基础上，进行抽象而逐渐形成的理性概念，以此作为归纳各种事物或现象五行属性的基本依据。《尚书·洪范》对五行特性的经典概括为"水曰润下，火曰炎上，木曰曲直，金曰从革，土爰稼穑"。

1. 五行的特性

"木曰曲直"：曲，屈也，弯曲；直，伸也，伸直。曲直，指树木枝条具有生长、升发、柔和，能屈能伸的特性。引申为凡具有生长、升发、条达、舒畅等类似性质或作用的事物和现象，归属于木。

"火曰炎上"：炎，炎热、光明；上，上升、升腾。炎上，指火具有炎热、上升、光明的特性。引申为凡具有炎热、升腾、光明等类似性质或作用的事物和现象，归属于火。

"土爰稼穑"：爰，通"曰"；稼，种植谷物；穑，收获谷物。稼穑，泛指人类种植和收获谷物的农事活动。引申为凡具有承载、受纳、生化等类似性质或作用的事物和现象，归属于土。"土载四行""土为万物之母"之说，都是基于土之特性的表述。

"金曰从革"：从，顺也；革，变革。从革，指金具有顺从变革、刚柔相济之性。引申为凡具有沉降、肃杀、收敛、变革等类似性质或作用的事物和现象，归属于金。

"水曰润下"：润，即滋润、濡润；下即向下、下行。润下，指水具有滋润、下行的特性。引申为凡具有滋润、下行、寒冷、闭藏等类似性质或作用的事物和现象，归属于水。

2. 五行的归类

依据五行各自的特性，对自然界的各种事物和现象进行归类，从而构建五行系统。事物和现象五行归类的方法，主要有取象比类法和推演络绎法两种。

（1）归类方法　其一，取象比类法。"取象"，即是从事物或现象的形象（形态、作用、性质）中找出最能反映本质的特有征象；"比类"，是通过比较而归类，即以五行特性为基准，与某种事物所特有的征象相比较，以确定其五行归属。事物或现象的某一特征与木的特性相类似，则归属于木；与水的特性相类似，则归属于水；其他以此类推。如以空间方位配五行，日出东方，与木的升发特性相似，故东方归属于木；南方炎热，与火的温热特性相类似，故南方归属于火；日落于西方，与金的沉降相类似，故西方归属于金；北方寒冷，与水的寒冷特性相类似，故北方归属于水；中原地带土地肥沃，万物繁茂，与土的生化特性相类似，故中央归属于土。

其二，推演络绎法。根据已知某些事物的五行归属，联系推断其他与之相关的事物，从而确定这些事物的五行归属。如已知肝属木，由于肝合胆、主筋、其华在爪、开窍于目、在志为怒，因此可推演络绎胆、筋、爪、目、怒，皆属于木；同理，已知心属火，小肠、脉、面、舌、喜与心相关，故亦归属于火；已知脾属土，胃、肌肉、唇、口、思与脾相关，故亦归属于土；已知肺属金，大肠、皮肤、鼻、悲与肺相关，故亦归属于金；已知肾属水，膀胱、骨、发、耳、二阴、恐与肾相关，故亦归属于水。

（2）事物属性的五行归类　中医学在天人相应思想指导下，以五行为中心，以空间结构的五个方位，时间结构的四时或五季，人体结构的五脏为基本框架，将自然界的各种事物和现象以及人体的生理病变现象，进行五行属性归类，从而将人体生命活动与自然界事物或现象联系起来，形成联系人体内外环境的五行结构系统，用以说明人体自身以及人与自然环境的密切关系（表1-2）。

表 1-2　事物属性的五行归类表

自然界							五行	人体					
五音	五味	五色	五化	五气	方位	季节		五脏	五腑	五官	形体	情志	五声	变动
角	酸	青	生	风	东	春	木	肝	胆	目	筋	怒	呼	握
徵	苦	赤	长	暑	南	夏	火	心	小肠	舌	脉	喜	笑	忧
宫	甘	黄	化	湿	中	长夏四时	土	脾	胃	口	肉	思	歌	哕
商	辛	白	收	燥	西	秋	金	肺	大肠	鼻	皮	悲	哭	咳
羽	咸	黑	藏	寒	北	冬	水	肾	膀胱	耳	骨	恐	呻	栗

二、五行学说的基本内容

五行学说的基本内容包括两个方面：一是五行生克制化的正常规律；二是五行生克的异常变化。

（一）五行生克制化

五行生克制化，是在正常状态下五行系统所具有的自我调节机制。由于五行之间存在着相生、相克与制化的关系，从而维持五行系统的平衡与稳定，促进事物的生生不息。

1. 五行相生

五行相生，指木、火、土、金、水之间存在着有序的递相资生、助长和促进的关系。

五行相生次序是：木生火，火生土，土生金，金生水，水生木。在五行相生关系中，任何一行都具有"生我"和"我生"两方面的关系。《难经》将此关系比喻为母子关系："生我"者为母，"我生"者为子。因此，五行相生，实际上是五行中的某一行对其子行的资生、促进和助长。以火为例，木生火，故"生我"者为木，木为火之母；火生土，故"我生"者为土，土为火之子。木与火是母子关系，火与土也是母子关系（图1-2）。

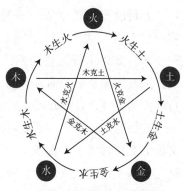

图 1-2　五行相生相克示意图

2. 五行相克

五行相克，指木、火、土、金、水之间存在着有序的间相克制、制约和抑制的关系。

五行相克次序是：木克土、土克水、水克火、火克金、金克木。在五行相克关系中，任何一行都具有"克我"和"我克"两方面的关系。《内经》把相克关系称为"所胜""所不胜"关系："克我"者为我"所不胜"，"我克"者为我"所胜"。因此，五行相克，实际上是五行中的某一行对其所胜一行的克制和制约。如以木为例，由于木克土，故"我克"者为土，土为木之"所胜"；由于金克木，故"克我"者为金，金为木之"所不胜"（图1-2）。

3. 五行制化

制，克制；化，生化。五行制化，指五行之间递相生化，又间相制约，生化中有制约，制约中有生化，二者相辅相成，从而维持其相对平衡和正常的协调关系。

五行制化，源于《素问·六微旨大论》："亢则害，承乃制，制则生化。"属五行相生与相克相结合的自我调节，是五行系统处于正常状态下的调控机制。五行的相生和相克是不可分割的两个方面：没有生，就没有事物的发生和成长；没有克，就不能维持事物间的正常协调关系。因此，必须生中有克，克中有生，相反相成，才能维持事物间的平衡协调，促进稳定有序的变化与发展。故明·张介宾《类经图翼·运气上》说："盖造化之机，不可无生，亦不可无制。无生则发育无由，无制则亢而为害。"

五行制化的规律：五行中一行亢盛时，必然随之有制约，以防止亢而为害；一行相对不及时，必然随之有相生，以维持生生不息。五行制化的次序：木生火，火生土，而木又克土；火生土，土生金，而火又克金；土生金，金生水，而土又克水；金生水，水生木，而金又克木；水生木，木生火，而水又克火；如此循环往复。

附：五行胜复

五行胜复，指五行中一行亢盛（即胜气），则引起其所不胜一行（即复气）的报复性制约，从而使五行之间复归于协调和稳定。

五行胜复，属五行之间按相克规律的自我调节机制。胜气的出现，有两种情况：一是由于五行中所胜一行的太过，即绝对亢盛；二是由于五行中所胜一行的不足，而致其所不胜一行的相对偏盛。复气则是因为胜气的出现而产生，即先出现胜气，而后有复气产生，以对胜气进行"报复"，使胜气复平。复气即胜气的所不胜：若胜气为木，则复气为金；胜气为火，则复气为水；胜气为土，则复气为木；胜气为金，则复气为火；胜气为水，则复气为土。

五行胜复的规律是："有胜则复""微者复微，甚者复甚"。五行中一行亢盛（包括绝对亢盛或相对亢盛），则按相克次序，引起其所不胜（即复气）一行旺盛，以制约该行的亢盛，使之复归于常。如以木行亢盛为例：木旺克土引起土衰，土衰则制水不及而致水盛，水盛克火而使火衰，火衰则制金不及而致金旺，金旺则克木，使木行亢盛得以平复。此处木行偏亢为胜气，而金行旺盛为复气，金行旺盛是对木行亢盛的报复，胜气复平。其余四行的胜复，依此类推。

五行胜复，又称"子复母仇"。因五行中的一行亢盛，即为胜气；其所不胜一行，是为复气，又恰为其所胜之子。复气之母受胜气所害，复气制约胜气，为母复仇，故称"子复母仇"。如木行亢盛为土行的胜气，金行旺盛为土行的复气；土为木之所胜，而土之子金能克木，使木行亢盛得以平复，则为子复母仇。通过胜复调节机制，五行系统在局部出现不平衡的情况下，自行调节以维持其整体的协调平衡。

（二）五行生克异常

五行生克关系出现异常包括五行母子相及与相乘相侮。五行之间异常的生克变化，主要用于阐释某些异常的气候变化和人体的病机变化。

1. 五行母子相及

五行母子相及属于相生关系的异常变化，包括母病及子和子病及母两种情况。

（1）母病及子　指五行中的某一行异常，累及其子行，导致母子两行皆异常。如肾病及肝，即属母病及子。

（2）子病及母　指五行中的某一行异常，累及其母行，终致子母两行皆异常。子病及母，既有子行不足引起母行亦虚的母子俱虚，又有子行亢盛导致母行亦盛的母子俱实，以及子行亢盛损伤母行，导致子盛母衰，即所谓"子盗母气"。如肝病及肾，即属子病及母。

2. 五行相乘相侮

五行相乘相侮，属于相克关系的异常变化，包括相乘和相侮两种情况。

（1）相乘　指五行中某一行对其所胜一行的过度制约或克制。五行相乘的次序与相克相同，即木乘土，土乘水，水乘火，火乘金，金乘木。

导致五行相乘的原因有"太过"和"不及"两种情况。太过导致的相乘：五行中的某一行过于亢盛，对其所胜一行进行超过正常限度的克制，引起其所胜一行的虚弱，从而导致五行之间的协调关系失常。以木克土为例，正常情况下，木能克土，土为木之所胜。若木气过于亢盛，对土克制太过，可致土的不足。这种由于木的绝对亢盛而引起的相乘，称为"木旺乘土"。不及所致的相乘：五行中某一行过于虚弱，难以抵御其所不胜一行正常限度的克制，使其本身更显虚弱。仍以木克土为例，若土气绝对不足，即使木处于正常水平，土仍难以承受木的克制，因而造成木乘虚侵袭，使土更加虚弱。这种由于土的不足而引起的相乘，称为"土虚木乘"。

相乘与相克虽然在次序上相同，但本质上是有区别的。相克是正常情况下五行之间的制约关系，相乘则是五行之间的异常制约现象。在人体，相克表示生理现象，相乘表示病机变化。

（2）相侮　指五行中某一行对其所不胜一行的反向制约和克制。五行相侮的次序与相克相反，即木侮金，金侮火，火侮水，水侮土，土侮木。

导致五行相侮的原因，亦有"太过"和"不及"两种情况。太过所致的相侮：五行中的某一行过于强盛，使原来克制它的一行不仅不能克制它，反而受到它的反向克制。如木气过于亢盛，其所不胜一行的金不仅不能克木，反而受到木的欺侮，出现"木反侮金"的逆向克制现象，这种现象称为"木亢侮金"。不及所致的相侮：五行中某一行过于虚弱，不仅不能制约其所胜一行，反而受到其反向克制。如当木气过度虚弱时，则所胜一行的土会因木的衰弱而反向制约，这种现象称为"木虚土侮"。

五行相乘和相侮，都是相克关系的异常，两者之间既有区别又有联系。相乘与相侮的主要区别是：前者是按五行的相克次序发生过度的克制，后者是与五行相克次序发生相反方向的克制现象。相乘与相侮的联系是：在发生相乘时，也可同时发生相侮；发生相侮时，也可同时发生相乘。如木气过强时，既可以乘土，又可以侮金；金虚时，既可受到木侮，又可受到火乘。如《素问·五运行大论》说："气有余，则制己所胜，而侮所不胜；其不及，则己所不胜，侮而乘之，己所胜，轻而侮之。"

综上所述，五行生克制化是五行学说的理论基础与主体内容，木、火、土、金、水五行之间，"比相生，间相胜"，具有递相资生、间相克制的关系。五行中的每一行既可生他行，也可被他行所生；既可克制他行，也可被他行所制约。五行相生与相克、制化与胜复等关系，是自然界万物存在的普遍联系。五行相生关系的异常，表现为母病及子和子病及母；相克关系的异常，表现为相乘和相侮。

三、五行学说在中医学中的运用

五行学说在中医学的运用，主要是以五行特性来分析和归纳人体的形体结构及生理功能，构建以五脏为中心、与自然环境紧密联系的五脏系统，以说明五脏之间的生理联系，指导疾病的诊断和防治。

（一）构建天人一体的五脏系统

五行学说作为中医学主要的认识论，以五行特性类比五脏的生理特点，确定五脏的五行属性，在五脏配属五行基础上，推演络绎人体的各种组织结构与功能，将形体、官窍、情志等分归于五脏，构建以五脏为中心的生理系统。同时，又将自然界的五方、五气、五化、五色、五味等与五脏联系起来，将人体内外环境联结成一个密切联系的整体，形成五脏一体、天人一体的五脏系统，奠定了中医藏象学说的理论基础。以肝为例，有"东方生风，风生木，木生酸，酸生肝，肝生筋……肝主目"（《素问·阴阳应象大论》），又有"东方青色，入通于肝，开窍于目，藏精于肝，其病发惊骇，其味酸，其类草木……是以知病之在筋也"（《素问·金匮真言论》）。中医学以五行为中心，以空间结构的五方、时间结构的季节、人体结构的五脏为基本框架，把自然界和人体复杂的事物或现象按五行属性进行归类，构建联系人体内外环境的五大系统，不仅说明了人体内在脏腑的整体统一，而且也反映了人与自然环境的统一性。

（二）说明五脏功能及其关系

五行学说在生理方面的应用，主要包括以五行特性类比五脏的生理特点，以生克制化理论说明五脏之间的生理联系等方面。

1. 阐释五脏生理功能

中医学根据五行特性，取象比类，将五脏分别归属于五行。如肝气喜条达而恶抑郁，具有疏通气血、调畅情志的功能，相应于木之生长、升发、条达的特性，故肝属木；心具有主血脉而推动血液运行、主神明为脏腑之大主的功能，相应于火之温热、光明的特性，故心属火；脾具有运化水谷、化生精微、为气血生化之源以营养脏腑形体的功能，相应于土之生化万物的特性，故脾属土；肺气肃降，具有主呼吸、通调水道输布水液的功能，相应于金之清肃、收敛的特性，故肺属金；肾具有藏精、主水的功能，相应于水之滋润、下行、闭藏的特性，故肾属水。

2. 分析五脏相互关系

中医学运用五行生克制化理论，分析五脏之间的主要关系，从而把五脏联系成为一个有机的整体，维持人体内环境的统一。

以五行相生理论说明五脏之间的资生关系：木生火，以应肝藏血以济心血；火生土，以应心阳温煦脾土，助脾运化水谷；土生金，以应脾气健运，生化水谷之气上输于肺，形成宗气；金生水，以应肺之气津下行以滋肾中精气，肺气肃降以助肾纳气；水生木，以应肾藏精以滋养肝血，肾阴资助肝阴以防肝阳上亢。

以五行相克理论说明五脏之间的制约关系：水克火，以应肾水上济于心，防止心火之亢盛；火克金，以应心火之阳热，制约肺气清肃太过；金克木，以应肺气清肃下降，抑制肝气升发太过；木克土，以应肝气条达舒畅，疏泄脾气之壅滞；土克水，以应脾之运化水液，堤防肾水失常泛滥。

应当指出的是，五脏的生理功能是多样的，其相互间的关系也是复杂的。五行的特性并不能说明五脏的所有生理功能，而五行的生克关系也难以完全阐释五脏间复杂的生理联系。因此，在研究脏腑的生理功能及其相互间的内在联系时，不能囿于五行之间生克制化理论。

（三）说明五脏病变的相互影响

人体是一个有机整体，五脏之间通过生克制化关系维持生理功能，在病变上也必然相互影响，某脏有病可以传至他脏，他脏疾病也可以传至本脏，这种病机的传移变化、相互影响称为"传变"。以五行学说阐释五脏病变的相互传变，可分为相生关系传变与相克关系传变两类。

1. 相生关系传变

五脏疾病按照相生关系的传变，包括"母病及子"与"子病及母"两个方面。

母病及子，指疾病从母脏传及子脏。如肾属水，肝属木，水生木，故肾为母脏，肝为子脏，肾病及肝，即是母病及子。如肾精不足，不能资助肝血，导致的肝肾精血亏虚证；肾阴亏虚，累及肝阴，肝肾阴虚，不能涵养肝木，导致的"水不涵木"等，皆属母病及子。母病及子，多见于母脏不足累及子脏亏虚的母子两脏皆虚的病证。他脏之间的母病及子传变，以此类推。

子病及母，指疾病从子脏传及母脏。如肝属木，心属火，木生火，故肝为母脏，心为子脏，心病及肝，即是子病及母。子病及母的病变包括：其一，子脏之虚引起母脏亦虚的母子俱虚证，如心血不足累及肝血亏虚而致的心肝血虚证；其二，子脏之盛导致母脏亦盛的母子俱实证，如心火旺盛引动肝火而形成心肝火旺证；其三，子脏之盛导致母脏虚弱的子盛母虚证，如肝火亢盛，下劫肾阴,以致肾阴亏虚的病证。他脏之间的子病及母传变,以此类推。

2. 相克关系的传变

五脏疾病按照相克关系的传变,包括"相乘"和"相侮"两个方面。

相乘,指相克太过致病。形成五脏相乘有太过和不及两种情况。太过相乘,是指某脏过盛,而致其所胜之脏受到过分克伐。如肝气郁结或肝气上逆,影响脾胃的纳运功能,出现胸胁苦满、脘腹胀痛、反酸呕吐、大便泄泻等症状,导致肝气乘脾、或肝气乘胃,即"木旺乘土"。不及相乘,是指某脏过弱,不能耐受其所不胜之脏的正常克制,从而出现相对克伐太过。如先有脾胃虚弱,不能耐受肝气的克伐,而出现头晕乏力、纳呆嗳气、胸胁胀满、腹痛泄泻等症状,导致脾胃虚而肝乘,即"土虚木乘"。

相侮,指反向克制致病。形成五脏相侮有太过和不及两种情况。太过相侮,是指某脏过于亢盛,而对其所不胜之脏反向克制。如暴怒而致肝火亢盛,肺金不仅无力制约肝木,反遭肝火之反向克制,出现急躁易怒、面红目赤,甚则咳逆上气、咯血等肝木反侮肺金的症状,称为"木火刑金"。不及相侮,是指由于某脏虚损,导致其所胜之脏反克。如脾土虚衰不能制约肾水,出现全身水肿,称为"土虚水侮"。

总之,五脏病变的相互影响,可用五行的母子相及和乘侮规律来阐释。如肝脏有病,病传至心,为母病及子;病传至肾,为子病及母;病传至脾,为相乘;病传至肺,为相侮(图1-3)。其他四脏,以此类推。

由于五行生克制化规律不能完全阐释五脏之间复杂的生理关系,因而五脏之间病变的相互影响也难以全部应用五行母子相及和乘侮规律来说明。如《素问·玉机真脏论》论及:"然其卒发者,不必治于传,或其传化有不以次。"故对于疾病的五脏传变,不能完全受五行生克乘侮规律的束缚,而应从实际情况出发去把握疾病变化。

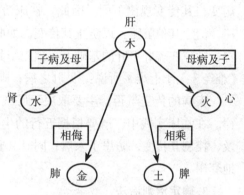

图1-3 五脏传变规律示意图(以肝为例)

(四)应用疾病诊断

人体是一个有机整体,当内脏有病时,其功能活动及其相互关系的异常变化,可以反映到体表相应的组织器官,出现色泽、声音、形态、脉象等方面的异常变化,即所谓"有诸内,必形诸外"(《孟子·告子下》)。根据事物属性的五行归类及生克乘侮规律,观察分析望、闻、问、切四诊所搜集的外在表现,可辨识五脏病变的部位,推断病情进展和判断疾病的预后,即所谓"视其外应,以知其内脏"(《灵枢·本脏》)。

以五行属性归类和生克乘侮规律辨识五脏病变的部位,包括以本脏所主之色、味、脉来诊断本脏之病和以他脏所主之色、味、脉来确定五脏相兼病变。如面见青色,口味酸,脉见弦象,多见于肝病;面见赤色,口味苦,脉象洪,多见于心火亢盛。脾虚病人,而面见青色,为木来乘土,多见于肝气犯脾;心脏病人,而面见黑色,为水来乘火,多见于肾水上凌于心等。故《难经·六十一难》说:"望而知之者,望见其五色,以知其病。闻而知之者,闻其五音,以别其病。问而知之者,问其所欲五味,以知其病所起所在也。切脉而知之者,诊其寸口,视其虚实,以知其病,病在何脏腑也。"

疾病的表现千变万化,要给予正确的诊断,必须坚持"四诊合参",切不可拘泥于以五行理论的推断，以免贻误正确的诊断和有效的治疗。

（五）指导疾病防治

应用五行学说指导疾病的防治，主要根据中药的色、味，按五行归属指导脏腑用药；根据五行生克乘侮规律，控制疾病传变和确定治则治法；指导针灸取穴和情志疾病的治疗等方面。

1. 指导脏腑用药

根据五行学说，中药以天然色味为基础，分为五色、五味；以其不同性能与归经为根据，归属五脏。一般而言，青色、酸味入肝，赤色、苦味入心，黄色、甘味入脾，白色、辛味入肺，黑色、咸味入肾。如白芍、山茱萸味酸入肝经，以补肝之精血；丹参味苦色赤入心经，以活血安神；石膏色白味辛入肺经，以清肺热；白术色黄味甘，以补益脾气；玄参、生地黄色黑味咸入肾经，以滋养肾阴等。

2. 控制疾病传变

根据五行生克乘侮理论，五脏中一脏有病，可以传及其他四脏，其他脏腑有病亦可传及本脏。如肝病可以影响到心、肺、脾、肾等脏；心、肺、脾、肾有病也可以影响肝脏。不同脏腑的病变，其传变规律不同。因此，临床治疗时，除对所病本脏进行治疗之外，还要根据其传变规律，治疗其他脏腑，以防止其传变。如肝气疏泄失常，或郁结，或上逆，木亢则乘土，病将及脾胃，则应在疏肝平肝的基础上，预先培其脾气，使肝气得平，脾气得健，则肝病不得传于脾，如《难经·七十七难》所说："见肝之病，则知肝当传之于脾，故先实其脾气。"

疾病的传变与否，主要取决于脏气的盛衰。"盛则传，虚则受"，是五脏疾病传变的基本规律。在临床实践中，既要根据五行的生克乘侮关系掌握五脏病变的传变规律，调整其太过与不及，控制其传变，防患于未然；同时又要根据具体病情辨证施治，切勿将其作为刻板公式而机械地套用。

3. 确定治则治法

五行学说不仅用以说明人体脏腑的生理功能和病机传变，指导疾病的诊断和预防，而且还以五行相生相克规律来指导治疗疾病的原则和方法。

（1）根据五行相生规律确定治则和治法　运用五行相生规律指导治疗疾病，基本治疗原则是补母和泻子，即"虚则补其母，实则泻其子"（《难经·六十九难》）。

补母，指五脏之虚证，除补益本脏外，还可以补其母脏。适用于五脏病变中母子关系失常的虚证。泻子，指五脏之实证，除泻其本脏外，还可以泻其子脏。适用于五脏病变中母子关系失常的实证。

根据五行相生规律确定的常用治法，包括滋水涵木法、益火补土法、培土生金法、金水相生法、益木生火法。

（2）根据五行相克规律确定治则和治法　运用五行相克规律指导治疗疾病，基本治疗原则是抑强和扶弱。

抑强，适用于相克太过引起的相乘和相侮。抑其强者，则其弱者功能自然易于恢复。扶弱，适用于相克不及引起的相乘和相侮。扶助弱者，加强其力量，可以恢复脏腑的正常功能。

根据五行相克规律确定的常用治法，包括抑木扶土法、泻火润金法、培土制水法、佐金平木法和泻南补北法。

4. 指导针灸取穴

五输穴，即井、荥、输、经、合穴的总称，十二经脉都有各自的五输穴，在临床治疗中应用广泛。五输穴配属五行，《灵枢·本输》指出，阴经井穴属木，阳经井穴属金。应用针灸疗法时，根据脏腑病证的虚实，以五行生克规律指导选穴治疗。如治疗肝虚之证，根据"虚则补其母"治则，取肾经（母经）之合穴（属水）阴谷，或本经合穴（属水）曲泉进行治疗。治疗肝实之证，根据"实则泻其子"治则，取心经（子经）之荥穴（属火）少府，或本经荥穴（属火）行间治疗。

5. 指导情志治疗

喜、怒、思、忧、恐之情志变化，称为"五志"，为五脏功能活动所产生，如《素问·阴阳应象大论》说："人有五脏化五气，以生喜、怒、悲、忧、恐。"五脏分属五行，存在相克关系，故五志之间也有相互抑制作用。运用五行学说，可以通过不同情志变化的相互抑制关系来达到治疗目的。如"怒伤肝，悲胜怒……喜伤心，恐胜喜……思伤脾，怒胜思……忧伤肺，喜胜忧……恐伤肾，思胜恐"（《素问·阴阳应象大论》），称为"以情胜情"，为临床常用的情志调理之法。

根据五行生克规律阐释疾病的治疗，有其一定的实用价值，但是并非所有疾病的治疗都能用五行生克规律来解释。临床上既要正确地掌握五行生克规律，又要根据具体病情进行辨证论治。

附：中土五行

中土五行，重点突出土生万物而居中央，对方位东、南、西、北四方的木、火、金、水，具有重要的统领作用。以土为中心的土控四行模式，是对五行学说的进一步补充。

中土五行模式，来源于古人对方位和季节认识的"河图"（图1-4）。据河图，水居北方，应冬季；火居南方，应夏季；木位东方，应春季；金位西方，应秋季；土居中，应四时（图1-5）。《内经》中的《金匮真言论》《阴阳应象大论》等篇对中土五行有详细论述。

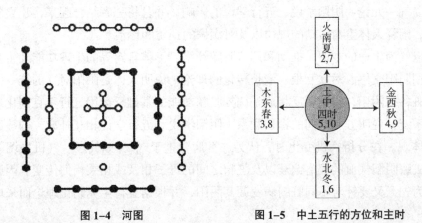

图1-4　河图　　　　　　　　图1-5　中土五行的方位和主时

1. 中土调控木火金水四行

土居中央，调节和控制位于东南西北四方的木火金水四行，是中土五行模式的特点之一。土在万物生成中起到非常重要的作用。如《国语·郑语》说："以土与金、木、水、火杂，以成百物。"宇宙万物的生成，是土与木火金水相融合的结果，所谓"土生万物"。中央之土对四时气化也发挥着重要的助益作用。《管子·四时》说："中央曰土，土德实辅四时入出……春嬴育，夏养长，秋聚收，冬闭藏。"

基于中土五行模式，中医学将五脏中的脾归属为土而居中央，认为脾有主四时而长养和调节肝、心、肺、肾四脏的作用，如《素问·太阴阳明论》说："脾者土也，治中央，常以四时长四脏，各十八日寄治，不得独主于时也。"

2. 木火金水四行之间的关系

木火金水四行之间存在着递进发展的关系。木位东方，通于春，春天的温暖源于冬天的寒冷，属阴中之阳的少阳，其性曲直，柔和而生发。火位南方，通于夏，夏天的炎热由春天少阳之气逐渐炎盛发展而来，属阳中之阳的太阳，其气炎热而向上。金位西方，通于秋，秋天的凉爽源于夏天的炎热，属阳中之阴的少阴，其性收降而宣散。水位北方，通于冬，冬天的严寒由秋天的凉爽发展而来，属阴中之阴的太阴，其性寒凉而闭藏。中医学以此说明肝、心、肺、肾四脏之间的生理联系。

中土五行模式是构建中医学四时五脏阴阳理论体系的理论基础。依据中土五行模式，将五脏配与方位、四时以及太少阴阳：肝属木，位东方，通于春，属阴中之阳的少阳；心属火，位南方，通于夏，属阳中之阳的太阳；肺属金，位西方，通于秋，属阳中之阴的少阴；肾属水，位北方，通于冬，属阴中之阴的太阴；脾属土，居中央，主四时，为阴中之至阴。如此则形成了心上肾下、左肝右肺、脾居于中的四时五脏体系；同时，创立脾为孤脏，主于四时，以灌四傍，为脏气升降之枢等理论，对于脾胃学说的发展具有重要启示和指导作用。

综上所述，气一元论、阴阳学说、五行学说，是古代的宇宙观和方法论，对中医学理论体系的构建产生重要影响，并且贯穿于中医学理论体系的各方面，成为中医学理论体系重要的组成部分。

气一元论、阴阳学说、五行学说各有特点又相互联系。气一元论着重说明物质世界的本原性；阴阳学说的对立统一辩证观，着重阐释事物发生、发展和变化的总规律；五行学说的生克制化系统观，着重揭示物质世界存在着复杂的普遍联系及多元事物之间的稳态结构关系。万物本于一气，一气分为阴阳，阴阳化生五行，五行中又有阴阳。

中医学受气一元论、阴阳学说、五行学说的影响，并且将三者结合起来，建立气—阴阳—五行的认识论，阐释人体生命活动的规律以及对疾病的预防和诊治。

中医学以气为生命的本原，推动和调节脏腑经络、形体官窍等的生理功能及生长壮老已的生命过程。运用阴阳交感、对立互根、消长转化的理论，说明人体是阴阳对立的统一体，各脏腑分阴阳，每一脏各有阴阳，阴阳相反相成是调控脏腑功能的基础。运用五行生克制化理论，构建五脏生理功能系统，说明五脏之间的密切联系。阴阳学说和五行学说相互补充，构建四时五脏阴阳天人合一整体观。在分析病机变化时，认为"百病皆生于气"，如气虚、气机失调等。阐释脏腑病变，注重脏腑阴阳气血的偏盛偏衰以及脏腑之间的母子相及或相乘相侮传变。因此，在治疗方面，以调气为先，又要针对不同脏腑病变调其阴阳，并根据五行生克制化理论而采取相应措施防止疾病传变。

总之，气一元论、阴阳学说和五行学说是中国传统文化认识世界的根本观点和方法，也是中医学认识生命、健康和疾病的根本观点和方法，充分体现了中华民族特有的智慧和思维方式，对于中医学的发展和创新具有重要指导作用。

【复习思考题】

1. 如何认识气是天地万物相互联系的中介。
2. 论述阴阳学说的基本内容及其关系。
3. 论述五行制化及其重要意义。
4. 举例说明事物五行属性的归类。
5. 论述气一元论、阴阳学说、五行学说的关系。

扫一扫，查阅本
章数字资源，含
PPT、音视频、
图片等

　　中医学的主要思维方式，属于原创思维，是植根于中国传统文化、体现中医药本质与特色、相对稳定的思维模式和方法。中医原创思维是中医学发展与进步的灵魂之所在。掌握和运用中医原创思维，对于中医学理论体系和临床实践活动，具有重要的指导意义和应用价值；对当代和未来中医学领域的科学研究和创新发展具有极其重要的启示和促进作用。

第一节　象思维

　　象思维，是以直观的形象、物象、现象为基础，以意象、应象为特征和法则来类推事物的发展变化规律，从而认识生命、健康和疾病的思维方式。

　　从汉字发生学而论，"象形"是汉字的主要构造法，除通常汉字造字以外，也源于对中医药学知识、实践的客观描摹，如"♥"，即是古人源于对心的解剖观察，而达到汉字与所指事物的形似或神似。从思维发生学而论，《周易》以"象"为基本观念，观察各类事物的不同形象、征象，归纳为天下深邃之道理。如《易传·系辞上》所说："圣人有以见天下之赜，而拟诸其形容，象其物宜，是故谓之象。"

　　象思维，主要包括形象思维、意象思维和应象思维三种思维方式，以形象思维为根本，以意象思维为特征，以应象思维为法则。

一、形象思维

　　形象思维，主要采取观察法，用直观形象和表象分析解决问题的思维方式。通过对客观事物的直接接触而获得的感性认识，常常是人们在实践中对客观事物的直接、生动的直觉反映。如中医学观察五脏，心"状如莲蕊"、肺"虚如蜂巢"、脾"扁似马蹄"等，将藏于体内的脏腑形象和生理功能以及外在表现，称为"藏象"。四诊中望诊观察舌质和舌苔的变化，称为"舌象"；切诊观察脉的形象变化以测知疾病，称为"脉象"，这些都是中医辨证所依据的主要证据。

　　形象思维并不满足于对已有形象的观察和再现，更致力于对已有形象的类比推理，获得新的形象，使形象思维具有创造性的优点。如中医学认识病因，"观物取象"，观察自然界的风由空气流动引起，"风胜则动"，临床上凡是肢体动摇的震颤、抽搐，病位游走不定等病象都归因于"风邪"。再如中药"以象名之"：如根之形象如人形者，名曰人参；全株密生白色茸毛，状如白头老翁，名曰白头翁；形如乌鸦之头，名曰乌头。形象思维可以同时运用感知的许多形象，或由一个形象跳跃到另一个形象，常可产生形象联想、灵感思维、发散思维等。

二、意象思维

意象思维，是在形象思维的基础上，运用概念、判断、演绎、推理等方法，从具体事物或现象进行抽象的思维方式。从众多不同事物的形象、现象、表象中"去粗取精、去伪存真、由此及彼、由表及里"进行提炼，抽取事物的本质，舍弃非本质的特征，即《易传·系辞上》："立象以尽意。"中医学重视意象思维，见于《后汉书·郭玉传》："医之为言，意也。"

"意象思维"的优势在于从"形象思维"的"具象"感性认识，升华为"抽象"特点，即由具体的、可见的"形态之象"，升华为只有在意识中可以感知的抽象、不可见的"意念之象"，从而实现由"形态之象"上升为"功能动态之象"，进而有助于实现理性认识。

如自然界春季属木，阳气升发，草木枝叶条畅，而肝的疏泄功能主升散，性喜条达舒畅，与春之木气相像，故将肝归属于木；再如中医审察自然界的天象、气象（气候）、物象（物候），结合人体的藏象、舌象、脉象、病象（证候）等变化，据此来推测自然气化可能对人体产生的影响，分析人体病象、舌象、脉象来判断内在的病情，即所谓"司外揣内"；进一步以医者之意"运用之妙，存乎一心""慧然独悟，昭然独明"，即以既往的知识、经验积累为基础，以直觉感悟、思虑，进行演绎推理；从整体功能动态上把握事物表现出来的现象以及这些现象之间的联系，提取主要病因病机，确立病证和治法。

三、应象思维

应象思维，是以取象比类为基本方法，根据某类事物的特性，将与其相近、相似、相同特性的物象、现象，归纳为同一类别，同气相求，同类相通，以此证彼的思维方式。中医学以天地阴阳消长、万物变化之象与人体生命活动之象相参相应，探求人与自然之间共同的、本质性的特征，如《素问·阴阳应象大论》即"以天地之阴阳，合于人身之阴阳，其象相应，故名篇，其义无穷（马莳注）"。人的生命活动，效法天地，亦称为"法象"。中医学"取象比类"的应象思维方式，对于解释天、地、生、人，其象相应，具有积极的意义。如以中国地域的东、西、南、北四海，合于人体的气海、血海、髓海、水谷之海；以十二条主要河流和八个湖泽，合于人体的十二经脉和奇经八脉；以自然界的器物形象，合于"五脉应象：肝脉弦，心脉钩，脾脉代，肺脉毛，肾脉石"，以应于春、夏、长夏、秋、冬之阳气的生长化收藏。

在临床实践中，辨证论治，处方遣药，无处不见应象思维方式的应用。如《景景室医稿杂存·以药治病关乎气化说》："天地间金石草木鸟兽鱼虫亦得四时阴阳之气以生，唯皆偏而不纯，故取以为药，乃偏以治偏之法。以寒气之药化病气之热，以热气之药化病气之寒，我中华用气化以医病，其道本法乎天气、地气之变迁，病气、药气之制伏。是药之所以能治病者，其原理本乎四时阴阳而来，乃贯彻天人一致之学。"自然、社会、环境、生物、人，作为各自独立的形态，虽或有别，但作为一个宇宙的整体，具有同一本原和普遍联系，皆遵循着"其象相应"的法则。

中医象思维，是在形象思维的基础上，通过意象思维和应象思维的抽象和提炼，据象归类事物，整体分析世界，从而实现了中医学对自然、社会和人体整体功能动态之象相互关系和统一性的认识。

第二节　系统思维

系统思维，是把认识对象作为系统，研究系统和要素（系统的构成部分、因素、单元）、要素和要素、系统和外部环境的相互联系、相互作用，从而综合地考察认识对象的整体性思维方式。所谓系，即联系，连续；所谓统，即总括，统一。《周易》构建了最早的系统思维方法，对中医学的整体观念起到奠基作用。如《素问·天元纪大论》云："太虚寥廓，肇基化元，万物资始，五运终天，布气真灵，揔统坤元……生生化化，品物咸章。"说明整个宇宙是太虚一元之气发生分化而来，世间万物存在普遍联系。

一、整体宏观

整体宏观思维，指整体是由各个局部按照一定的秩序组织起来，以整体、全面、大局方面认识事物或现象的思维方式。整体宏观思维反映了自然、社会乃至人类的一切事物的本原性、规律性、共同性的"大一统"思想。中国古代哲学的"气一元论""阴阳学说""五行学说"以及由此衍生的八卦、六十四卦等整体结构模式，皆为整体宏观思维的具体体现。

中医学的整体思维，源于中国传统文化，认为世界万物由混沌一体的元气分化演变而来，气分阴阳二气，阴阳二气生五行之气，五行之气生万事万物。如道家著作《老子·四十二章》说："道生一，一生二，二生三，三生万物。"儒家著作《易传·系辞上》说："易有太极，是生两仪，两仪生四象，四象生八卦。"所谓"一"或"太极"，皆强调世界的本原性、统一性、规律性。本原性，是古人对自然界万物最初根源的认识；统一性，是事物各部分相互联系而整合成为一体；规律性，是客观事物发展过程中的本质联系，具有普遍性的形式。

中医学注重人与自然、人与社会、人体内部各功能系统之间的相互联系、相互作用，其重要特征，是强调整体大于部分之和，而不是整体等于部分之和；没有孤立的局部，只有整体下的部分。局部病变要从整体调治，以整体效应的最大限度发挥为目的，使局部问题得到解决。

中医学理论体系基本特点之一的整体观念，就是整体思维的具体体现。如天、地、人是一个整体，人自身是一个整体，形与神是一个整体等。中医学临床实践经验丰富，辨证论治，治贵权变，然其指导思想在于治病求本，从整体出发，协调机体内部脏腑阴阳气血，顺应自然社会环境变化，如《素问·标本病传论》："阴阳逆从标本之为道也，小而大，言一而知百病之害，少而多，浅而博，可以言一而知百也。"

中医学注重从整体出发的宏观认识。宏观，是与"微观"相对而言，泛指从大的方面、整体方面进行研究的思维方法；微观，即从小的方面、局部方面进行研究的思维方法。中医学辩证地对待宏观与微观的关系，认为宏观变化来自微观，而微观变化又与宏观密切相关。如《素问·灵兰秘典论》："恍惚之数，生于毫釐，毫釐之数，起于度量，千之万之，可以益大，推之大之，其形乃制。"恍惚，即宏观世界，模糊难辨；毫釐，即微观世界，可以度量。两者之间，以把握整体和大局为要，则"其形乃制"。

中医学的宏观认识，宏观考察生物人、自然人、社会人的总体功能变化规律；宏观认识人体自身，总括为五脏系统，建立五脏一体观；宏观把握五脏系统与精气神、经络、体质等要素的相互联系和相互作用，特别关注系统、要素、环境相互联系、相互作用的综合效应，构建"天人相应"的宏观认识。《素问·气交变大论》说："善言天者，必应于人；善言古者，必验于今；善言气者，必彰于物；善言应者，同天地之化；善言化言变者，通神明之理。"中医学立足于生命活动的人体，善于将时间、空间、环境、生物、人体等统一起来，重视时间、空间对环境的影响，以及与生物、人的相互联系、相互作用，从而把握系统整体的"活"的联系。

二、天人合一

天人合一，是指天、地、人本原于一气，同构同律，相参相应的思维方式。天，即天地、自然。天人合一属于中国古代哲学的命题之一，天、地、人关系密切，故可从天地（大宇宙）的本质与现象来分析人的生命活动（小宇宙）的规律。如清·唐大烈《吴医汇讲·人身一小天地论》记载："人禀健顺之德，以生五行之气，隐于五脏，见于六腑。呼吸，即阴阳运输也；津液，即雨露灌溉也；光泽，即花木荣繁也；耳目，即日月晦明也。人身一小天地，信哉！"

天人合一思维，源自道家，如《老子·二十五章》："人法地，地法天，天法道，道法自然。"法，效法；道，规律。"道"是宇宙万物的本原和规律，天道、地道、人道"统归于一"。《庄子·齐物论》："天地与我并生，而万物与我为一。"明确提出天地万物与人类共生一致的观点，有着统一的本原、属性、结构和规律，故人当效法自然，顺应自然。《周易》以阴爻、阳爻代表阴阳，以天、地、人而构成三爻组合而成的经卦，即八卦；以经卦上下组合而成的别卦，即六十四卦；天、地、人思维寓于其中，谓之"三才（三材）"，以此解析自然、社会、人事等的变化。如《易传·系辞下》："《易》之为书也，广大悉备。有天道焉，有人道焉，有地道焉。兼三材而两之。"天道、地道、人道，其规律和法则相通相应。

天人同气，即天、地、人同源于一气。如《素问·宝命全形论》认为："人生于地，悬命于天，天地合气，命之曰人。"天食人以五气，地食人以五味，从而维持人的生命活动。人与万物相同，生于天地气交之中，气之升降出入、聚散阖辟的运动变化，形成万物生长化收藏、人体生命活动的生长壮老已。

天人同构，即天、地、人的结构特征相同。中医学认为，人是天地的缩影，其结构与天地相应。如《灵枢·邪客》："天圆地方，人头圆足方以应之。天有日月，人有两目。地有九州，人有九窍。天有风雨，人有喜怒。天有雷电，人有音声。天有四时，人有四肢。天有五音，人有五脏。天有六律，人有六腑。天有冬夏，人有寒热。天有十日，人有手十指……此人与天地相应者也。"

天人同律，即天、地、人的节律相同。天地自然的节律主要为年、月、日、时，人亦应之。年节律，由于阴阳消长而形成春、夏、秋、冬季节更替，人以五脏系统相应，形成"四时五脏阴阳"整体观。月节律，由于月之朔望，形成大地海水潮汐节律变化，人之气血，月满则盈，月亏则虚，故《素问·八正神明论》说："月生无泻，月满无补，月郭空无治，是谓得时而调之。"日节律，《灵枢·顺气一日分为四时》谓之"朝则为春，日中为夏，日入为秋，夜半为冬"。并以此构建经脉"子午流注"理论，应用于说明脏腑经络气血的生理功能、疾病的诊治、针灸按时取穴以及养生保健。

天人合一，作为中医学的系统思维方式，指导着对人体生理、病理的认识，融汇在疾病的诊断和治疗措施中。如《素问·著至教论》说："子知医之道乎……而道上知天文，下知地理，中知人事，可以长久。"因此，中医学始终把人的生命活动，放在天文地理、季节气候、民俗民风、社会地位、社会责任、生活习惯等天、地、人三大要素构成的宇宙框架之中去分析和权衡，以寻找其本质和规律，预测其发展变化。

三、形神合一

形神合一，是指形体为精神活动之载体，精神活动为形体之主宰，形体与精神统一性的思维方式，又称"形神一体"。形与神是中国古代哲学的一对范畴。南北朝范缜《神灭论》提出："神即形也，形即神也。是以形存则神存，形谢则神灭也。""形者神之质，神者形之用。"说明形神一体、形神相成的密切关系。"形神合一"是中医学对于生命整体性的认识，形体与精神同生、同存、同亡，两者是不可分割的统一整体。

形神构成：形，即形体，广义指形体及生命物质，如皮肤、肌肉、筋骨、血脉、脏腑、官窍、经络、精气血津液等；狭义专指脉、筋、肌、骨、皮五体。神，广义指整个生命活动的主宰及其外在表现；狭义指意识、思维、情志等精神活动。中医学认为，人是由形与神构成的，两者的统一性，即"形与神俱"。如《素问·上古天真论》认为："故能形与神俱，而尽终其天年，度百岁而去。"生命体的构成及其生长壮老的过程，即是形与神变化的外在表现。人之所以不同于其他生物，除形体外，更为重要的是有"神"。

形神体用：体用指本体和作用。一般认为，"体"是内在、本质、本体，"用"是外在、表象、作用。形为神之体，神依附于形体，神不能离开形体而独立存在。如《素问·上古天真论》所说："形体不敝，精神不散。"神为形之用，神为生命活动的主宰，具有支配形体的生理功能以及感觉运动等作用。如《类经·针刺类》所说："无神则形不可活。"形神关系至密，不可分割，相辅相成。在临床实践中，形体疾病可导致精神活动的异常。如中风、头痛、消渴、积聚等，常伴有健忘、失眠、烦躁、焦虑、抑郁等症状。故善治形体疾病者，应同时调摄精神。反之，异常的精神、情志变化皆可导致形体病变，如《素问·疏五过论》说："凡欲诊病者，必问饮食居处，暴乐暴苦，始乐后苦，皆伤精气。精气竭绝，形体毁沮。"故调神的同时，亦应同时纠正形体异常。

形神存亡：从人体发生学而论，形生而神具。如《灵枢·天年》所说："血气已和，营卫已通，五脏已成，神气舍心，魂魄毕具，乃成为人。"在气血营卫、脏腑经络等形体生成的基础上，人体生命活动乃至精神活动随之而生。神由形而出，神寄形为用。形坏则神去，神去则形死。如《中藏经·论小肠虚实寒热生死逆顺脉证之法》所说："其脏周密而不伤，伤则神去，神去则身死矣。"形体死亡，神亦消亡而不复存在。

中医学形神合一观体现了系统思维的观念，对认识人体生命活动、疾病诊治与康复，以及养生保健等具有重要指导意义。如养生贵在"积精全神"，望诊重在"神、色、形、态"，治疗法则"粗守形，上守神"，针刺强调"本神"等。从"形神一体"理论发展而成的"心身医学"以及"人-自然（环境）-社会（心理）医学模式，越来越得到医学界的重视，躯体疾病和心理状态的综合性治疗越来越普遍。如《冯氏锦囊秘录·杂症大小合参》所言："人之所生者神也，所托者形也，神大用则伤，形大劳则敝，形神离则死，故圣人重之。"

第三节　变易思维

变易思维，是指在观察分析和研究处理问题时，注重事物的运动变化规律，中医学用来研究生命和健康过程以及防治疾病等的思维方式。变易，即改变，变化，变易思维突出体现于《周易》。如《易传·系辞下》云："易之为常也不可远，为道也屡迁，变动不居，周流六虚，上下无常，刚柔相易，不可为典要，唯变所适。"运动是物质的存在形式，宇宙的所有事物始终处于不断运动、变化之中，在运动变化中维持和谐的状态。

自然界的各种现象，包括生命活动、健康、疾病等都是物质运动的表现形式。物质世界的万事万物处在相互作用的普遍联系之中，处在不断产生、不断消亡的运动变化和发展的永恒的过程之中。相互关联、又相互对立是事物固有的属性，对立面之间的相互制约和相互作用是普遍联系的最本质内容，同时又是事物自我发展的根本原因。

一、恒动变化

恒动变化，是指自然界所有的事物或现象都处于永恒地、绝对地、无休止地运动变化之中的思维方式。运动是物质的存在形式及其固有属性，"动而不息"是自然界的根本规律。人的生命活动、健康、疾病等都是物质运动的表现形式。

生命在于运动，如朱丹溪《格致余论·相火论》说："天之生物，故恒于动，人之有生，亦恒于动。"恒动，即运动是永恒的、绝对的，静止是暂时的、相对的。运动是物质的存在形式。人的生、长、壮、老、已，充分体现生命的动态过程。人的脏腑经络、精气血津液等处于不断的运动变化之中，肺的呼吸，心的搏动，脾的运化，肝的疏泄，肾的藏精，以及六腑的传导化物，气血循行，津液代谢，皆处于不断运动的状态。

《素问·六微旨大论》说："物之生，从乎化；物之极，由乎变。变化之相薄，成败之所由也。"万物之生成从化而来，万物发展到极点由变而来。变化，分而言之，"后来改前，以渐移改"，事物由小到大的量变发展阶段，谓之变；"一有一无，忽然而改"，事物发展到极点而发生质变，谓之化。事物新生的过程，即"化"的质变过程；事物由小到大发展到盛极的过程，即"变"的量变过程。"变者化之渐，化者变之成"。中医学论述生态世界乃至生命活动，其发生、发展乃至达到极点，产生质变，旧事物消亡，新事物产生，皆由于运动变化所致。

所谓"机"，即事物变化之所由，见于《庄子·至乐》："万物皆出于机，皆入于机。"气的升降出入运动，称为"气机"；精神情志的变化，称为"神机"；气机、神机是生命活动的基本形式。病变之所由出，疾病变化之纲要，称为"病机"。如《本草经集注·序录》说："凡欲治病，先察其源，先候病机。"准确辨析病机是诊断和治疗疾病的关键。

在疾病过程中，中医学注重从动态的观点，辨证求因，致病因素作用于机体，由于个体的体质差异，可能表现不同的证；疾病的发生、发展、转归，疾病的不同阶段，病机都处于运动变化之中。所有疾病变化，都是邪正盛衰、阴阳失调的结果。脏腑经络、精气血津液等失常，气机失调，神去机息，则生命活动出现异常，甚则危及生命。如外感表寒证，未及时治疗，则可入里化热，转成里热证；实证可转为虚证；阴虚日久可累及阳虚等。中医学"治未病"的防治思想，主张未病先防、既病防变、愈后防复就是应用运动变化的观点去处理健康和疾病的矛盾，以调节人体的阴阳偏盛偏衰，而使之处于生理活动的动态平衡。因此，不断地把握疾病出现的新情况、新变化，细心分析，治贵权变，随时调整治法及方药，才不致贻误治疗。

天地万物变化之根本源于自身的内在动力，如《易传·系辞上》："刚柔相推而生变化。"刚柔，是指性质相反的两个方面、两种力量，总括为阴阳，阴阳的相互对立、相互作用推动着事物的变化和发展。中医学关于人类生命活动过程及其运动变化规律的认识，受到《周易》的深刻影响。《素问·阴阳应象大论》说："阴阳者，天地之道也，万物之纲纪，变化之父母，生杀之本始，神明之府也，治病必求于本。"阴阳的相反相成、对立统一的运动是物质世界发生、发展和变化的法则、纲领、根本和内在动力。因此，中医学"察色按脉，先别阴阳"，综合分析辨别疾病证候之变化；"谨察阴阳所在而调之，以平为期"，治病求本的治疗思想，以调整阴阳为基本治疗原则。"法于阴阳"为养生之道，顺应四时之变为维护健康的首要。

二、动静相召

动静相召，是指运动是永恒的、绝对的，静止是暂时的、相对的；动者为阳，静者为阴；动中有静，静中有动；动极而静，静极复动；一动一静，互为其根的思维方式。动之与静，即阳之与阴，具有相互对待、互根、消长、转化的相互关系。动静相召，实质在于阴阳消长变化，乃天地万物生化之本。如《素问·阴阳应象大论》记载："清阳上天，浊阴归地，是故天地之动静，神明为之纲纪，故能以生长收藏，终而复始。"

　　动静相召的思维方式，强调事物运动变化的绝对性，同时注重在一定条件下、一定限度内、暂时的、相对的静止。相对静止，是事物存在和发展的必要条件，也是运动的另一表现形式。如《素问·天元纪大论》："动静相召，上下相临，阴阳相错，而变由生也。"运动的相对静止，才可能成为具有确定性质和形态的事物，才能衡量和计算事物的运动，才可能在事物的内部生长出新的因素，为事物向高级形态发展准备条件。

　　动静相召、阴阳消长的根本，是使事物达到"中和"状态，即"致中和"，故"圣人定之以中正仁义而主静"（《太极图说》）。中正，即中正平和，协调平衡。"中和"出自《礼记·中庸》："中也者，天下之大本；和也者，天下之达道也。"中，即中正，不偏不倚；和，即和谐，调和。达道，即共行的普遍规律。"致中和"是中国传统文化的基本精神。中正平和是万物化育的根本、道德修养的境界，也是社会稳定的保证，如《礼记·中庸》："致中和，天地位焉，万物育焉。"中国传统文化思想"贵和尚中"对中医学理论体系的构建具有深刻影响。

　　健康，即人体脏腑经络生理功能、气血津液生成输布的动静相召、阴阳协调以臻"平""和"的生理状态。中医学以中和、平衡为准绳，研究自然界五运六气、生理功能活动、养生保健预防、诊断治疗疾病等。《内经》有二百余处论及"平""和"。例如，将自然界正常气候称为"平气"，指五运六气在动态中维持平衡的状态。如《素问·五常政大论》："生而勿杀，长而勿罚，化而勿制，收而勿害，藏而勿抑，是谓平气。"健康无病之人称为"平人"，平人的特征，即"内外调和，邪不能害，耳目聪明，气立如故""筋脉和同，骨髓坚固，气血皆从"（《素问·生气通天论》），"五脏安定，血脉和利，精神乃居"（《灵枢·平人绝谷》）。人的生命活动具有生、长、壮、老的自然规律，而肾中精气盛衰在整个生命过程中具有决定性作用，在生长发育期"肾气平均"，处于身体和精神壮盛阶段。正常脉象称为"平脉"，如《素问·经脉别论》："权衡以平，气口成寸，以决死生。"气血运行平和、脏腑功能平衡，而反应于寸口（气口），以诊察人的生理功能状态是否正常。

　　脏腑经络生理功能、气血津液生成输布的动静相召失去"平""和"，则是疾病状态。阴阳消长运动变化失于平衡，称为"阴阳失调"，如《素问·生气通天论》："凡阴阳之要，阳密乃固，两者不和，若春无秋，若冬无夏，因而和之，是谓圣度。"气血运行失常，会产生多种病证，如《素问·调经论》："血气不和，百病乃变化而生。"脏腑生理功能失常，可导致形体、官窍的病变，如《灵枢·脉度》："五藏不和则七窍不通，六府不和则留为痈。"因此，预防和治疗的原则是"谨察阴阳所在而调之，以平为期""平治于权衡"等，皆体现出中医学动静相召的思维特点，重视机体内部生理功能的协调以及与内外环境的和谐，注重调节脏腑阴阳的整体平衡，是中医学的鲜明特色之一。故《灵枢·终始》说："谨奉天道，请言终始，终始者，经脉为纪，持其脉口人迎，以知阴阳有余不足，平与不平，天道毕矣。"

【复习思考题】

　　1. 如何理解象思维。

　　2. 简述形象思维、意象思维、应象思维，并举例说明。

　　3. 何谓天人合一？请举例说明。

　　4. 何谓形神合一？请举例说明。

　　5. 简述恒动变化的思维方式。

第三章
藏　象

扫一扫，查阅本章数字资源，含PPT、音视频、图片等

　　藏象学说，是研究人体脏腑生理功能、疾病变化规律及相互关系的学说。藏象学说旨在通过人体外部的征象来探索内脏活动规律，进而有效地指导养生防病、疾病诊治与康复，是中医学理论体系的核心内容。

第一节　概　述

　　藏象学说的构建，既有解剖方法获得的直观认识，又有整体观察方法所把握的宏观生命规律。因此，藏象学说的脏腑概念，不仅是解剖学的形态和部位，更主要是涵盖了人体生理功能系统的概念。

一、藏象的基本概念

　　藏象，又称"脏象"，指脏腑生理功能、疾病变化表现于外的征象。"藏象"一词，首载于《素问·六节藏象论》，内容涉及人体形态结构、脏腑的生理活动和相关的神志活动、形体官窍、自然环境因素等。如《类经·藏象类》注云："象，形象也。藏居于内，形见于外，故曰藏象。"

　　"藏"，指藏于体内的脏腑与脏腑之气及其运动，包括五脏（心、肺、脾、肝、肾）、六腑（胆、胃、小肠、大肠、膀胱、三焦）和奇恒之腑（脑、髓、骨、脉、胆、女子胞）。由于五脏是人体生命活动的中心，六腑和奇恒之腑可分别统归于五脏的功能范畴，故"藏"实际上是以五脏为中心的五个生理功能系统。

　　"象"，指外在的现象和比象。其涵义有二：一指表现于外的生理及病变现象，如《素问·藏气法时论》说："肝病者，两胁下痛引少腹，令人善怒。"二指以五脏为中心的五个生理功能系统与外界事物或现象相比类所获得的比象，如心气通于夏，"南方赤色，入通于心"（《素问·金匮真言论》）等。中医学认为"有诸内，必形于外"（《类经·藏象类》）。所以，可以通过观察外在的征象来研究内在脏腑的功能活动，探寻其生理及病变规律，即所谓"视其外应，以知其内脏"（《灵枢·本藏》）。一般而言，任何外在的表象都有其内在的依据，而外界环境各种变化与脏腑功能活动也存在着一定的关联性。"藏象"把"藏"与"象"统一起来，集中反映了中医学对生命活动的独特认识方法，即通过"以象测藏"来认识和把握内在脏腑的功能状态。

　　"藏象"是中医学特有的概念，与脏器的概念不同。在藏象学说的构建过程中，大体解剖与整体观察以及"以象测藏"等特殊的认识方法，决定了"藏"的概念是在形态结构基础上又赋予了功能系统所形成的认识。如心"如倒垂莲蕊"之形态及其"主血脉"的功能，无疑主要是通过解剖观察获得的认识；而其"藏神"的功能则是通过整体观察所赋予的。西医的脏器概念主要基

于解剖学的器官，其结构以实体性脏器为基础，对功能的认识也是从分析其器官而获得。因此，中医脏腑与西医脏器在称谓上虽大致相同，但其内涵所指却有很大差异。

二、藏象学说的形成

（一）古代解剖学的认识

解剖学是医学中最为基本的知识。古代解剖知识不仅为藏象学说的产生奠定形态学基础，而且在已知形态学知识基础上，古人还进一步认识到了内脏的某些功能。

我国古代解剖的起源较早。早在3400多年前的甲骨文中，先民们就记载了疾首、疾目、疾口、疾耳、疾鼻等，相应地记录了人体首、目、口、鼻、耳等多种人体器官的名称。《史记·扁鹊仓公列传》记载上古名医俞跗实施割腹疗疾术："割皮解肌，决脉结筋，搦髓脑，揲荒爪幕，湔浣肠胃，漱涤五脏。"反映出早在春秋战国时期，解剖知识已有一定积累，并已运用于医疗活动中。《内经》明确提出通过尸体解剖可以认识人体内脏的基本情况。如《灵枢·经水》说："若夫八尺之士，皮肉在此，外可度量切循而得之，其死可解剖而视之。其脏之坚脆，腑之大小，谷之多少，脉之长短，血之清浊……皆有大数。"《难经》对脏腑的形态、重量、容量、色泽等更是有着详细的描述，如"肠胃之长凡五丈八尺四寸""肾有两枚"等。中医学对人体一些较为直观的脏腑生理功能的认识，如心主血脉、肺主呼吸、胃主受纳腐熟、大肠主传化糟粕等，大部分建立在形态学知识基础之上。

（二）长期生活实践的观察

受古代科学技术条件限制，单纯凭借解剖学肉眼直接观察所获得的知识难以对人体复杂的生理现象做出明确、系统的解释。因此，古人基于"有诸内，必形诸外"的原理，采取以表知里、司外揣内及"以象测藏"等方法来认识、推测脏腑功能。通过对生命现象的整体观察，分析人体对不同环境条件和外界不同刺激所表现出的不同反应，从而认识人体的生理、病变规律，这是藏象学说形成的主要依据。如在已知脾主运化的基础上，发现数天不进食或食量不足，会出现四肢乏力、消瘦等现象，从而推理出"脾主四肢肌肉"等。

（三）医疗实践经验的积累

古代医家在长期的医疗实践中，观察到许多病变征象，人们就由病变反向推断生理。如在已知肺主呼吸的基础上，发现人的体表受寒会出现鼻塞、喷嚏、咳嗽、无汗等症状，从而推断出"肺主皮毛""在窍为鼻"。古代医家还从临床效验反证脏腑理论，如食用动物肝脏可治夜盲，多次重复的经验则萌生"以脏补脏"观念，同时佐证"肝在窍为目"理论等。古代医家在长期临床实践中积累了丰富的经验，寻找到脏腑的内在规律，最终将感性认识上升到理性认识，进而升华为医学理论。而一些对临床欠缺指导意义的理论，则经过实践的检验，或被淘汰或予以修正。如依据五行相生规律，火生土本指心火温煦脾土。但自明代命门学说兴起后，临床发现命门之火（肾阳）对脾土温煦作用更为显著，于是，益火补土治法的内涵遂演变为温肾阳以暖脾土。

（四）古代哲学思想的渗透

古代医家通过长期的生活观察和临床实践，积累了丰富的感性认识和零散的经验。如何把感性认识升华为理性知识，把零散经验上升为系统的理论，就要进行整理加工，需要借助于一定的方法和观念，也就是哲学的引导。以气、阴阳、五行学说为代表的古代哲学思想渗透到中医学中，对藏象学说的理论形成及其系统化起到关键作用。

在古代哲学气一元论关于"气为宇宙万物本原"思想的启迪下，中医学建立了以气为脏腑身形生成之源的理论；而气无形且运行不息的观念，又促使中医学构建起脏腑之气不断运动以推动其生理功能、维持各脏腑功能协调的理论。

阴阳学说广泛地用于说明人体结构、生理功能、疾病变化等。在藏象学说中，脏腑可分阴阳，气血可分阴阳，脏腑阴阳气血协调是维持其生理功能正常的保证。

五行学说的应用，最显著特征是构建以五脏为中心的藏象理论。古代医家借助五行，运用取象比类、推演络绎方法建立的以五脏为中心的宏观整体模式，将复杂的人体归纳为五脏生理功能系统，以五脏为中心，联系六腑、五官、九窍（七窍）、五体、五志，体现出人体功能活动整体性和形神统一性。并且，将人体五脏生理功能系统与自然界的方位、四时或五时、五气、五化、五色、五味等相联系，体现出人与自然界的统一性。五脏生理功能系统与四时五脏阴阳体系的建立，使藏象学说的脏腑概念逐渐由形态学实体演变为功能态系统。

总之，藏象学说是古代医家在长期生活医疗实践中，以解剖学知识为基础，运用以表知里、司外揣内、取象比类等整体观察方法，通过对内在脏腑反映于外的各种征象的观察，结合气、阴阳、五行学说的认识论，经过概括、抽象、推理而逐步归纳出的医学理论。

三、藏象学说的特点

中医学对人体的观察和认识，除割腹所见、尸体解剖外，大多是在不破坏人体正常生命活动的前提下进行的，把人置于自然时空中，通过对活体整体、动态的观察，从整体上探索人体生命活动的规律，并经过病变或临床疗效的反证或反推，因而客观地认识到人与自然、生理与神志、物质与功能、各脏腑之间等多种复杂的联系。从活体、整体和系统联系中获得的生理、病变信息，形成了对脏腑的独特认识体系。

藏象学说的主要特点是五脏功能系统观和五脏阴阳时空观，是中医学整体观念的重要内容。

（一）五脏功能系统观

五脏功能系统观，是以五脏代表五个生理功能系统，如心系统（心－小肠－脉－舌－面－汗），肺系统（肺－大肠－皮－鼻－毛－涕），脾系统（脾－胃－肉－口－唇－涎），肝系统（肝－胆－筋－目－爪－泪），肾系统（肾－膀胱－骨髓－耳及二阴－发－唾）。五脏生理功能系统的脏腑、形体、官窍之间通过经络相互沟通联络，功能上相互配合，病变上相互影响。同时，五脏功能系统并非彼此孤立，而是密切联系，相互促进又相互制约，以维持整体功能的协调平衡。

更为重要的是，五脏所藏的精气血津液是意识、思维、情志等神志活动的物质基础，故五脏对人的意识、思维、情志等神志活动具有整体调节作用，即"五神脏"。如《素问·宣明五气》将人的意识、思维活动分属五脏，而有"心藏神，肺藏魄，肝藏魂，脾藏意，肾藏志"之说。情志活动也分别由五脏所司，如《素问·阴阳应象大论》所谓"心在志为喜""肝在志为怒""脾在志为思""肺在志为忧""肾在志为恐"。

五脏功能系统以五脏为代表，既是藏精之"形脏"，又是藏神之"神脏"。"形"与"神"是生命的两大构成部分。两者相互依存、相互影响，不可分离。这种形（身）神（心）相关的生命观，是五脏功能系统观的重要体现。

（二）五脏阴阳时空观

五脏阴阳时空观，是以五行学说关于事物普遍联系的观点为指导，将自然界的时间（五时）、空间（五方）及其相关的五气、五化、五色、五味等与五脏生理功能系统联系在一起，形成人与自然相参、相应的"天地人一体"系统。

《素问·宝命全形论》说："人以天地之气生，四时之法成。"人与自然万物同源共生，遵循着共同的阴阳消长规律，在不同时令季节、不同地理环境，密切联系、相互影响。因此，藏象学说应用五行理论将自然界的五时、五方、五气、五化、五色、五味等与人体五脏生理功能系统相联系，构建天人相应的宏观整体调控模式。

《素问·金匮真言论》说："五脏应四时，各有收受。"五脏的阴阳属性及气机升降浮沉与四时（或五时）之气的阴阳消长相互通应。如肝应春天生发之气，为阴中之少阳；心应夏季火热之气，为阳中之太阳；脾应长夏生化之气，为至阴之类；肺应秋季收敛之气，为阳中之少阴；肾应冬季闭藏之气，为阴中之太阴。据此提出顺应四时之气以养五脏等养生原则。五脏之气在不同季节可呈现旺衰变化，如春季多见眩晕、风疹、中风等肝系疾病，夏季多见胸痹、心痛等心系疾病，长夏多见腹痛、腹泻等脾系疾病，秋季多见咳嗽、喘息等肺系疾病，冬季多见寒痹、骨痛等肾系疾病。故治疗用药应顺应四时，春季应利于肝气疏泄，冬季宜利于肾精闭藏。

藏象学说将东、西、南、北、中五方与五脏相比类，如东方属木，主升发，与肝气相通应等。地域不同，气候、水土、饮食、居处以及生活习惯等有异，往往使人体脏腑强弱不同，体质各异，发病倾向也有一定区别。

四、脏腑分类及各自的生理特点

藏象学说依据形态结构与生理功能特点，将内脏分为脏、腑和奇恒之腑三类。脏有五，即心、肺、脾、肝、肾，合称五脏（在经络学说中，心包络亦作为脏，故又称"六脏"）。腑有六，即胆、胃、小肠、大肠、膀胱、三焦，合称六腑。奇恒之腑亦有六，即脑、髓、骨、脉、胆、女子胞。

五脏内部组织相对充实，共同生理功能是化生和贮藏精气；六腑多呈中空的囊状或管腔形态，共同生理功能是受盛和传化水谷。如《素问·五脏别论》说："所谓五脏者，藏精气而不泻也，故满而不能实；六腑者，传化物而不藏，故实而不能满也。"简明概括了五脏、六腑各自的生理特点与主要区别。所谓"满而不实"是强调五脏精气宜充满；所谓"实而不满"是指六腑水谷宜充实而虚实更替。正如王冰注云："精气为满，水谷为实。五脏但藏精气，故满而不实；六腑则不藏精气，但受水谷，故实而不满也。"

奇恒之腑功能上贮藏精气与五脏相似，形态上中空有腔与六腑相类，似脏非脏，似腑非腑，故以"奇恒之腑"名之。《素问·五脏别论》说："脑、髓、骨、脉、胆、女子胞，此六者，地气之所生也，皆藏于阴而象于地，故藏而不泻，名曰奇恒之腑。"

五脏六腑的生理特点，对临床辨证论治有重要指导意义。一般而言，病机上"脏病多虚""腑病多实"；治疗上"五脏宜补""六腑宜泻"，还可根据脏腑表里关系进行调整，"脏实者泻其腑，腑虚者补其脏"。

第二节 五 脏

五脏，即心、肺、脾、肝、肾的合称。五脏的共同生理特点是化生和贮藏精气，并能藏神而称为"神脏"，又与时间、空间等环境因素密切相关。五脏虽各有所司，但彼此协调，共同维持生命活动。

一、心

心位于胸中，两肺之间，膈膜之上，外有心包络卫护。形态尖圆，如未开之莲蕊。

心在五行属火，为阳中之太阳。心系统包括：心藏神，在志为喜，在体合脉，其华在面，在窍为舌，在液为汗，与夏气相通应。心与小肠通过经络构成表里关系。

心主宰人的整个生命活动，故称心为"君主之官""生之本""五脏六腑之大主"。

（一）生理特性

1. 心主通明

心主通明，见于《素问·气穴论》王冰注："目以明，耳以聪，言心志通明，迥如意也。"指心脉以通畅为本，心神以清明为要。心位于胸中，在五行属火，为阳中之太阳，称为"阳脏"或"火脏"。《血证论·脏腑病机论》说："心为火脏，烛照事物，故司神明。"心以阳气为用，心阳有推动心脏搏动，温通全身血脉，兴奋精神，以使生机不息的作用。心阳必须与心阴相协调，维持心主血脉与藏神的正常功能，才能使心脉畅通，心神清明。若心阳不足，失于温煦、鼓动，既可导致血液运行迟缓，瘀滞不畅，又可引起精神委顿，神识恍惚；而心阴不足，失于凉润、宁静，则可导致血行加速与心神不宁，出现心悸、心烦、失眠等症。

2. 心火宜降

人身之火，又称"少火"，即生理之火，是具有温煦脏腑、养神柔筋作用的阳气。人身之火，有君火、相火之分：心为君主之官，故称君火。相对君火而言，肝、肾为相火。由于肝与胆、肾与膀胱、心包络与三焦具有脏腑表里关系，故胆、膀胱、心包络、三焦从之，亦称相火。

心位于人体上部，其气升已而降。"君火欲降，水运承之"（《素问入式运气论奥·本病论》）。君火暖煦，下行以温肾阳，使人体上部不热，下部不寒，维持心肾两脏的水火阴阳平衡协调。若心阳不能下行资助肾阳，可出现上热下寒、阴阳失调的病证。

（二）生理功能

1. 心主血脉

心主血脉，指心气推动血液运行于脉中，流注全身，循环不休，发挥营养和濡润作用。心主血脉包括主血和主脉两个方面。

（1）心主血 心主血的基本内涵，指心气推动和调控血液运行，输送营养物质于全身各脏腑形体官窍的作用。人体脏腑组织以及心脉自身，其生理功能的正常发挥皆有赖于血液的濡养。血液运行与五脏功能密切相关，其中心的搏动作用尤为重要。心脏的搏动，主要依赖心气的推动和调控，心血的滋润濡养，心阳激发心的搏动，心阴抑制心的搏动。心气充沛，心血充盈，心阴与心阳协调，心脏搏动有力，频率适中，节律均匀，血液正常输布全身，发挥其濡养作用。若心之气血不足，心脏搏动无力，或心阴不足，或心阳不足，均可导致血液运行失常。故《素问·五脏生成》说："诸血者，皆属于心。"

心主血的另一内涵是心生血，即所谓"奉心化赤"，指饮食水谷经脾胃运化而生成的水谷精微，其化为血液，须经心火（即心阳）的"化赤"作用。如《灵枢·痈疽》："中焦出气如露，上注谿谷，而渗孙脉，津液和调，变化而赤为血。"可见，心有总司一身血液的运行及参与血液生成的作用。

（2）**心主脉**　心主脉，指心气推动和调控心脏的搏动，维持脉道通利的作用。"脉为血之府"，是容纳和运输血液的通道。《灵枢·决气》说："壅遏营气，令无所避，是谓脉。"心气充沛，心血充盈，心阴与心阳协调，心脏有节律的搏动，脉道通利，血运流畅。《素问·六节藏象论》所说"心者……其充在血脉"，即是针对心、脉和血液所构成的一个相对独立系统而言。

血液的正常运行及其作用的正常发挥，除心气充沛外，还有赖于血液充盈和脉道通利。换言之，血液的正常运行必须以心气充沛、血液充盈、脉道通利为基本条件。其中心气充沛又起着主导作用，故说"心主身之血脉"（《素问·痿论》）。

心主血脉的功能是否正常，可从心胸部感觉、面色、舌色、脉象反映出来。心主血脉功能正常，则心胸部舒畅，面色红润有光泽，舌质淡红，脉和缓有力。若心气不足，推动血液无力，可见心悸怔忡，胸闷气短，面色无华，舌质淡，脉虚无力；甚则气虚血瘀，导致心脉痹阻，可见心胸部憋闷疼痛，面色紫暗，舌质瘀斑或青紫，脉细涩或结代。心血亏虚，则心悸心烦，面色淡白，舌质淡，脉细弱无力等。

2. 心主神明

心主神明，指心具有主宰五脏六腑、形体官窍等生命活动和意识、思维等精神活动的功能。见于《素问·灵兰秘典论》说："心者，君主之官也，神明出焉。"

人身之神，有广义与狭义之分。广义之神，指整个人体生命活动的主宰及其外在表现；狭义之神，指人的意识、思维、情志等精神活动。心主神明，既包括广义之神，又包括狭义之神。

人体的脏腑、经络、形体、官窍，各有不同的生理功能，但都必须在心神的主宰和调节下分工合作，共同完成整体生命活动。心神正常，各脏腑功能协调有序，则身心康泰。神驭精气，并调节血液和津液的运行输布，而精藏于脏腑之中而为脏腑之精，脏腑之精所化之气为脏腑之气，脏腑之气则推动和调控着脏腑的功能。因此，心神通过协调各脏腑之精气以达到调控各脏腑功能之目的，故被称为"五脏六腑之大主"（《灵枢·邪客》）。

心还具有接受外界客观事物和各种刺激并做出反应，进行意识、思维、情志等精神活动的功能。《灵枢·本神》说："所以任物者谓之心。"这一复杂的精神活动实际上是在"心神"的主导下，由五脏协作共同完成的。故情志所伤，首伤心神，次及相应脏腑，导致脏腑气机紊乱。

心主血脉与主神明密切相关。血是神志活动的物质基础之一，《灵枢·营卫生会》说："血者，神气也。"而心主神明，又能驭气以调控心血的运行。病变状态下，两者也常相互影响。如心血不足，心神失养，可致心神失常，而见精神恍惚、心悸失眠等症；心神异常，亦可影响心主血脉功能。

（三）系统联系

1. 心藏神

中医学将意识、思维等精神活动分为神、魂、魄、意、志，此五者又分藏于五脏，称为"五神脏"。《素问·宣明五气》："五藏所藏：心藏神，肺藏魄，肝藏魂，脾藏意，肾藏志，是谓五脏所藏。"精神活动与五脏有关，但都发于心神，以心为主宰，故称"心藏神"。心藏神强调心对各种精神活动的统领。如《灵枢·邪客》说："心者，五脏六腑之大主也，精神之所舍也。"心神失常，可波及他脏诸神产生变动。所以，"悲哀愁忧则心动，心动则五脏六腑皆摇"。

2. 心在志为喜

喜，是心对外界刺激应答而产生的良性情志反应。心血、心气充沛，心阴、心阳协调，是产生喜乐情绪的内在基础，如《素问·阴阳应象大论》说："在脏为心……在志为喜。"喜乐愉悦有益于心主血脉的功能，故《素问·举痛论》说："喜则气和志达，荣卫通利。"

喜乐过度则可使心神受伤，如《灵枢·本神》说："喜乐者，神惮散而不藏。"从心主神明的功能状况来分析，又有太过与不及的变化。神气过度亢奋可使人喜笑不休，神气不足可使人易于悲哀，如《素问·调经论》说："神有余则笑不休，神不足则悲。"此外，心为神明之主，不仅喜能伤心，而且五志过极均能损伤心神，如《灵枢·邪气藏府病形》说："愁忧恐惧则伤心。"

3. 心在体合脉，其华在面

体，即五体；脉，即血脉。心在体合脉，指全身的血脉都属于心，心脏不停地搏动，推动血液在脉中循行。脉与心脏的关系最为密切，故称心在体合脉。

华，外荣。全身血气皆上注于面，如《灵枢·邪气藏府病形》说："十二经脉，三百六十五络，其血气皆上于面而走空窍。"面部色泽，可以反映心血、心气的盛衰及其功能的强弱，故称心之华在面。心气旺盛，血脉充盈，则面色红润光泽。心气不足，可见面色㿠白；心血亏虚，则面色无华；心脉痹阻，则见面色晦滞；心火亢盛，则见面色红赤。故《素问·五脏生成》说："心之合，脉也；其荣，色也。"

4. 心在窍为舌

心开窍于舌，指舌为心之外候，也称"舌为心之苗"。舌的主要功能是主司味觉，表达语言。《灵枢·忧恚无言》说："舌者，音声之机也。"心的经脉上通于舌，《灵枢·经脉》说："手少阴之别……循经入于心中，系舌本。"舌主司味觉和语言，均有赖于心主血脉和藏神的生理功能。故《灵枢·脉度》说："心气通于舌，心和则舌能知五味矣。"《灵枢·五阅五使》说："舌者，心之官也。"

心主血脉、藏神功能正常，则舌体红活荣润，柔软灵活，味觉灵敏，语言流利。若心血不足，则舌淡；心火上炎，则舌红生疮；心血瘀阻，则舌质紫暗，或有瘀斑。若心主神明的功能失常，则可见舌强、语謇，甚或失语等。

5. 心在液为汗

汗是五液之一，是津液经阳气蒸化后，由汗孔排于体表的液体。如《素问·阴阳别论》说："阳加于阴谓之汗。"心气、心血为汗液化生之源，故称心在液为汗。《素问·宣明五气》有"五脏化液：心为汗"之说。

心主血脉，心血充盈，津血同源，血中之津渗出脉外则为津液，津液充足，化汗有源。汗出过多，津液大伤，必然耗及心气、心血，可见心悸之症。故又有"汗血同源""汗为心之液"之说。此外，汗液的生成与排泄又受心神的主宰与调节，故情绪激动时可见汗出现象。《素问·经脉别论》说："惊而夺精，汗出于心。"由此可见，心以主血脉和主神明为基础，主司汗液的生成与排泄，从而维持了体温的相对恒定及对外在环境的适应能力。

汗由津液所化，津液是气的载体，大汗可大量耗散津液，致心气或心阳无所依附而亡失，出现心气脱失或心阳暴脱的危候。

6. 心应夏

夏季是一年之中炎热的季节，属阳中之阳的太阳。心为火脏，阳气最盛，同气相求，故与夏季相通应。人体的阳气有着随自然界阴阳升降而发生相应变化的活动规律。一般而言，心脏疾患，尤其是心阳虚衰的患者，其病情多在夏季缓解。而阴虚阳盛之体的心脏病和神志病，又往往在夏季加重。如《素问·阴阳应象大论》说："阳胜则身热……能冬不能夏。"从预防角度看，中医养神理论重视因时调摄，主张在夏三月"夜卧早起，无厌于日"（《素问·四气调神大论》)，尽量延长户外活动时间，使人的身心符合阳气隆盛状态，使心的功能达到最大限度的扩展，发挥生命的潜能。从治疗角度看，中医学提出了"冬病夏治"理论。如阳虚性心脏病在冬季易于发作，而在夏季阳气隆盛之时给以适当调理，可收事半功倍之效。

附：心包络

心包络，简称心包，亦称"膻中"，是心脏外面的包膜，有保护心脏的作用。在经络学说中，手厥阴心包经与手少阳三焦经为表里，故心包络属脏。古代医家认为，心为人身之君主，不得受邪，所以若外邪侵心，则心包络当先受病，故心包有"代心受邪"之功用。《灵枢·邪客》说："心者……邪弗能容也。容之则心伤，心伤则神去，神去则死矣。故诸邪之在于心者，皆在于心之包络。"明清温病学派受"心不受邪"思想的影响，将外感热病中神昏谵语等心神失常的疾病变化，称之为"热入心包"或"痰热蒙蔽心包"。实际上，心包受邪所出现的病证，即是心的病证。心与其他脏腑一样，亦可受邪气侵袭。

二、肺

肺位于胸腔，左右各一，覆盖于心之上。肺有分叶，"虚如蜂巢"。肺经肺系（指气管、支气管等）与喉、鼻相连，故称喉为肺之门户，鼻为肺之外窍。

肺在五行属金，为阳中之少阴。肺系统包括肺藏魄，在志为悲（忧），在体合皮，其华在毛，在窍为鼻，在液为涕，与自然界秋气相通应。肺与大肠构成表里关系。

肺具有治理调节全身气、血、津液的作用，概括为"肺主治节"，如《素问·灵兰秘典论》说："肺者，相傅之官，治节出焉。"

（一）生理特性

1. 肺为华盖

"华盖"，原指古代帝王车驾的顶盖。肺位于胸腔，覆盖五脏六腑，位置最高，因而有"华盖"之称。《灵枢·九针论》说："肺者，五脏六腑之盖也。"肺覆盖于五脏六腑之上，又能宣发卫气于体表，以保护诸脏免受外邪侵袭，故《素问·痿论》说："肺者，脏之长也。"肺居高位，又主行水，故称之为"水之上源"。

2. 肺为娇脏

肺为娇脏，指肺清虚娇嫩，易受邪袭的生理特性。肺体清虚，不耐寒热，不容异物；肺主呼吸，外合皮毛，在窍为鼻，与外界相通，外感六淫之邪从皮毛或口鼻而入，常易犯肺而为病；其他脏腑病变，亦常累及于肺。故临床上治疗肺的疾患，用药以轻清、宣散为贵，过寒过热过燥之剂皆所不宜。

3. 肺气宣降

肺气宣降，指肺气向上向外宣发与向下向内肃降的相反相成运动。宣发与肃降运动协调，维持着肺司呼吸、主行水等功能。

肺气宣发，指肺气升宣与布散的运动形式，与肺主清肃相对而言。主要体现在三个方面：一是呼出体内浊气；二是将脾转输至肺的水谷精微和津液上输头面诸窍，外达皮毛肌腠；三是宣发卫气于皮毛肌腠，以温分肉，充皮肤，肥腠理，司开阖，并将津液化为汗液排出体外。若肺失宣发，则可出现呼吸不畅，胸闷喘咳，以及卫气被遏、腠理闭塞的鼻塞喷嚏，恶寒无汗等症状。

肺气肃降，指肺气清肃与下降的运动形式，与肺主宣发相对而言。主要体现在三个方面：一是吸入自然界清气，下纳于肾，以资元气；二是将脾转输至肺的水谷精微和津液向内向下布散，下输于肾，成为尿液生成之源；三是肃清肺和呼吸道内的异物，保持呼吸道的洁净。若肺失肃降，常出现呼吸短促、喘息、咳痰等症。

肺气的宣发与肃降，既相反又相成。宣发与肃降协调，则呼吸均匀通畅，津液得以正常输布代谢，"水精四布，五经并行"。一般而言，外邪侵袭，多导致肺气不宣为主的病变；内伤及肺，多导致肺失肃降为主的病证。宣发与肃降失常又相互影响，互为因果，最终形成宣降失常同时并存的病机变化，如呼吸失常、津液代谢障碍及卫外不固等。肺的气机运动包括升降出入，由于肺为华盖之脏，五行属金而具沉降、肃杀、收敛之性，故肺气以清肃下降为主。

肺气肃降与宣发协调，有赖于肺阴与肺阳的协调。肺阴主凉润、肃降，肺阳主温煦、宣发。肺阴不足，凉润、肃降不及，易导致虚热虚火内生、咳喘气逆的病变；肺阳虚衰，温煦、宣发不及，易发生寒饮蕴肺而咳喘的病变。

4. 肺喜润恶燥

肺气通于秋，燥为秋令主气，内应于肺。病变上，燥邪最易耗伤肺津，导致咽干鼻燥，干咳少痰等症。治疗多以润肺为主。

（二）生理功能

1. 肺主气司呼吸

肺主气，首见于《内经》。《素问·五脏生成》说："诸气者，皆属于肺。"肺主气包括主呼吸之气和主一身之气两个方面。

（1）肺主呼吸之气　指肺具有吸入自然界清气，呼出体内浊气的生理功能。肺是气体交换的场所，通过肺气的宣发与肃降运动，吸清呼浊，吐故纳新，实现机体与外界环境之间的气体交换，以维持人体的生命活动。如《素问·阴阳应象大论》说："天气通于肺。"

肺主呼吸的功能，由肺气的宣发与肃降运动来维系：肺气宣发，浊气得以呼出；肺气肃降，清气得以吸入。肺气的宣发与肃降运动协调有序，则呼吸调匀通畅。若邪气犯肺，宣发肃降失调，影响气体交换，则出现胸闷、咳嗽、喘促、呼吸不利等症状。

（2）肺主一身之气　指肺主司一身之气的生成和运行的功能。《素问·六节藏象论》说："肺者，气之本。"

肺主一身之气的生成：肺司呼吸，吸入自然界的清气，而清气是人体之气的重要来源之一。尤其体现于宗气的生成。宗气由肺吸入的自然界清气与脾胃运化的水谷之精化生的水谷之气在肺中相结合而成。宗气作为一身之气的重要组成部分，在机体生命活动中占有非常重要的地位，关系着一身之气的盛衰。

肺主一身之气的运行：一身之气皆受肺之统领。凡元气、宗气、营气、卫气等，皆需通过肺的呼吸得以敷布；而人体各脏腑活动之气及经络、营卫之气，也都赖肺的调节而实现其升降出入，发挥其各自特有的功能。可见，肺为气之主宰，对全身气机具有调节作用。肺有节律的呼吸，对全身之气的升降出入起着重要的调节作用。肺的呼吸调匀通畅，节律均匀，和缓有度，则全身之气升降出入通畅协调。

肺主一身之气和呼吸之气，实际上都取决于肺的呼吸功能。呼吸调匀是气的生成和气机调畅的根本条件。如果肺的呼吸功能失常，不仅影响宗气的生成，进而使得一身之气的生成不足，即所谓"气虚"，出现短气不足以息、声低气怯等症状；并且影响一身之气的敷布和气机的调节，导致各脏腑之气的升降运动失调。若肺丧失了呼吸功能，清气不能吸入，浊气不能排出，新陈代谢停止，生命活动也就宣告终结。

2. 肺主通调水道

肺主通调水道，出自《素问·经脉别论》："饮入于胃，游溢精气，上输于脾，脾气散精，上归于肺，通调水道，下输膀胱。"指通过肺气宣发肃降对体内水液的输布、运行和排泄具有疏通和调节作用。作用机理有二：一是肺气宣发，将脾转输至肺的津液，向上向外布散，上至头面诸窍，外达皮毛肌腠，并化为汗液排出体外。二是肺气肃降，将脾转输至肺的津液，向下向内布散，下输于肾，成为尿液生成之源。可见，肺宣发肃降作用是通调水道功能的中心环节。

肺为华盖，在五脏六腑中位置最高，参与调节全身的津液代谢，故称"肺为水之上源"。如果肺的宣发或肃降失常，水道失于通调，均可导致津液代谢障碍，出现痰饮、尿少、浮肿等症状。

临床上对津液输布失常的痰饮、水肿等病证，可用"宣肺利水"和"降气利水"治法进行治疗。宣肺利水法是采用宣通肺气、发汗利水之方药治疗肺失宣降所致皮水、风水等病证的治法，即《内经》所谓"开鬼门"之法；提壶揭盖法是采用宣肺或升提之方药通利小便的治法，《医学源流论》称之为"开上源以利下流"。

3. 肺朝百脉

朝，朝会、朝向。肺朝百脉，指全身的血液，都要通过经脉而会聚于肺，经肺的呼吸进行气体交换，而后输布于全身，即肺气助心行血的生理功能。

全身血脉统属于心，心气是行血的基本动力。肺吸入自然界之清气与脾胃运化生成的水谷精气在胸中结合，生成宗气，而宗气具有"贯心脉"以推动血液运行的作用。因此，血液运行，又依赖肺气助心行血的作用。肺气充沛，宗气旺盛，气机调畅，则血行正常。若肺气虚弱或壅塞，不能助心行血，则可导致心血运行不畅，甚至血脉瘀滞，出现心悸胸闷、唇青舌紫等症状；反之，心气虚衰或心阳不振，心血运行不畅，也能影响肺气的宣降，出现呼吸困难、气喘等症状。

肺对气、血、津液的治理和调节作用，称为"肺主治节"，具体表现在四个方面：一是治理调节呼吸运动，使之保持呼吸节律有条不紊；二是治理调节全身气机，随着肺一呼一吸的运动，调节全身气机的升降出入；三是肺朝百脉，治理调节血液的运行；四是肺主通调水道，治理调节津液的代谢。可见，肺对气、血、津液及机体的生理节律都具有重要的治理调节作用。

（三）系统联系

1. 肺藏魄

"魄"为与生俱来的、本能的感觉和动作。"肺藏魄"，源于《素问·宣明五气》，明确"魄"分属于肺。《灵枢·本神》曰："并精而出入者谓之魄。"《类经·藏象类》说："魄之为用，能动能作，痛痒由之而觉也。"如新生儿的啼哭、吮吸以及四肢运动、耳听、目视、肌肤触觉、冷热痛痒等感知觉等，皆属于魄的作用表现。魄藏于气，由肺所主，肺与魄关系密切。肺气充盛，则体魄健壮；肺气虚弱，则言语无力，做事缺乏魄力，治疗当补精益气，使肺气充盛，以恢复健康的体魄和充沛的精力。

2. 肺在志为忧（悲）

忧、悲由肺气化生而成。《素问·阴阳应象大论》说："在脏为肺……在志为忧。"悲和忧虽有不同，但对人体生理活动的影响却大致相同，故忧和悲同属肺志。悲忧皆为人体正常的情绪变化或情感反映，但悲忧过度，则可损伤肺气，出现呼吸气短等现象。如《素问·举痛论》说："悲则气消。"反之，肺气虚衰或肺气宣降失调，机体对外来刺激耐受能力下降，也易于产生悲忧的情绪变化。

3. 肺在体合皮，其华在毛

皮毛为一身之表，具有防御外邪，调节津液代谢与体温，以及辅助呼吸的作用。毛附于皮，故常"皮毛"合称。肺与皮毛之间存在着相互为用关系，故称"肺合皮毛"。

肺对皮毛的作用主要有二：一是肺气宣发，将卫气外输于皮毛，以发挥其温分肉，充皮肤，肥腠理，司开阖及防御外邪的作用；二是肺气宣发，将水谷精微和津液外输于皮毛，以发挥其濡养、滋润的作用。若肺气、肺津亏虚，既可致卫表不固而见自汗或易患感冒，又可因皮毛失养而见枯槁不泽。

皮毛对肺的作用主要有二：一是皮毛宣散肺气，以调节呼吸。《内经》把汗孔称作"玄府"，又叫"气门"，汗孔不仅是排泄汗液之门户，而且是随着肺气宣发肃降进行体内外气体交换的场所；二是皮毛受邪，可内舍于肺。如寒邪客表，卫气被遏，可见恶寒发热、头身疼痛、无汗、脉紧等症状；若伴有咳喘等症，则表示病邪已伤及肺脏。故治疗外感表证时，解表与宣肺常同时并用。

4. 肺在窍为鼻，喉为肺之门户

肺主呼吸，而鼻是呼吸的通道，为呼吸道的最上端，肺通过鼻与自然界相贯通，肺之经脉与鼻相连，肺的生理和病理状况，可由鼻反映出来，故称"肺开窍于鼻"。鼻的主要生理功能是主通气和主嗅觉。鼻的通气和嗅觉功能，均依赖肺津的滋养和肺气的宣发运动。肺津充足，肺气宣畅，鼻窍得养而通利，嗅觉灵敏；肺津亏虚，肺失宣发，则鼻窍失润而干燥，或鼻塞不通，嗅觉迟钝。故认为"鼻者，肺之官也"（《灵枢·五阅五使》）；"肺气通于鼻，肺和则鼻能知臭香矣"（《灵枢·脉度》）。临床治疗鼻干生疮、嗅觉失常，多用滋养肺津以润燥之法；治疗鼻塞流涕、嗅觉失常，多用辛散宣肺之法。

肺主呼吸，喉为呼吸之门户，手太阴肺经上循咽喉而行，加强了肺与咽喉的联系。喉的通气与发音有赖于肺津的滋养与肺气的推动。肺津充足，喉得滋养，或肺气充沛，宣降协调，则呼吸通畅，声音洪亮。若各种内伤或过用，耗损肺津、肺气，以致喉失滋养或推动，发音失常，出现声音嘶哑、低微，称为"金破不鸣"，治以津气双补；若外邪袭肺，导致肺气宣降失常，壅滞不畅，出现咽喉不利，声音嘶哑、重浊，甚或失音，称为"金实不鸣"，治以宣肺祛邪。

5. 肺在液为涕

涕，即鼻涕，为鼻窍的分泌液，有润泽鼻窍、防御外邪、利于呼吸的作用。鼻涕由肺津所化，并有赖于肺气的宣发。《素问·宣明五气》有"五脏化液……肺为涕"之说。

肺津、肺气充足，则鼻涕润泽鼻窍而不外流。若外邪袭肺，涕分泌的多少、性状就会发生变化。如寒邪袭肺，肺气失宣，肺津不化，可见鼻流清涕；风热犯肺，热伤肺津，可见鼻流黄涕；风燥犯肺，伤及肺津，可见鼻干而痛。

6. 肺应秋

秋季，暑去而凉生，草木皆凋，属阳中之阴的少阴；人体之肺气清肃下降，同气相求，应秋而旺。秋季也多见肺系病变。故说肺与秋季相通应。时至秋日，人体气血运行也随"秋收"之气而内敛，并逐渐向"冬藏"过渡。故养生家主张秋三月"早卧早起，与鸡俱兴"（《素问·四气调神大论》），使肺志安宁，收敛神气。治疗肺病时，秋季不宜过于发散，而应顺其敛降之性。此外，秋季气候多清凉干燥，而肺为清虚之脏，喜润恶燥，故秋季易见肺燥之证，临床常见干咳无痰、口鼻干燥、皮肤干裂等症。

三、脾

脾位于腹腔上部，横膈下方，与胃相邻。《素问·太阴阳明论》说："脾与胃以膜相连。"脾的形态，《医贯·内经十二官论》说："其色如马肝赤紫，其形如刀镰。"《医学入门·脏腑》说："形扁似马蹄，又如刀镰。"

脾在五行属土，为阴中之至阴。脾系统包括：脾藏意，在志为思，在形体为四肢及肌肉，其华在唇，在窍为口，在液为涎，与长夏之气相通应。脾与胃通过经络构成表里关系。

人出生后，生命过程的维持及其所需精气血津液等营养物质的生成，均依赖于脾（胃）运化所化生的水谷精微，故称脾（胃）为"后天之本""气血生化之源"。

（一）生理特性

1. 脾气宜升

脾气宜升，指脾气以上升为主，以升为健的气机运动特点。

（1）脾主升清 "清"指水谷精微等营养物质。脾主升清，将胃肠吸收的水谷精微上输心、肺、头面，通过心、肺的作用化生气血，以营养濡润全身。若脾气虚衰，或为湿浊所困，脾升不足，则水谷精微输布失常，气血的化生和输布障碍，脏腑经络形体官窍失养，因而出现各种代谢失常的病变。

脾气升清，实际上是脾气运化功能的表现形式。脾气升清与胃气降浊相对，二者相互为用，相反相成。"脾宜升则健，胃宜降则和"（《临证指南医案·脾胃门》）。脾胃之气升降协调，共同完成饮食水谷的消化和水谷精微的吸收、转输。若脾气虚弱而不能升清，浊气亦不得下降，则上不得精微之滋养而见头目眩晕、精神疲惫；中有浊气停滞而见腹胀满闷；下有精微下流而见便溏、泄泻。如《素问·阴阳应象大论》说："清气在下，则生飧泄，浊气在上，则生瞋胀。"

（2）升举内脏 脾气上升能维持内脏位置的相对恒定，是防止内脏下垂的重要保证。若脾气虚弱，无力升举，反而下陷，可导致某些内脏下垂，如胃下垂、肾下垂、阴挺（子宫脱垂）、脱肛（直肠脱垂）等。临床治疗常采用健脾升陷的补中益气汤。

2. 脾喜燥恶湿

脾喜燥恶湿，指脾喜燥洁而恶湿浊的生理特性。脾喜燥恶湿特性与脾运化水液的生理功能密切相关。脾气健运，运化水液功能正常，水精四布，自然无痰饮水湿的停聚。若脾气虚衰，运化水液功能障碍，可致水湿痰饮内生，即所谓"脾生湿"；水湿产生之后，又反过来困遏脾气，致使脾气不升，脾阳不振，称为"湿困脾"。外在湿邪侵入人体，也最易损伤脾阳，引起湿浊内生。内湿、外湿皆易困遏脾气，致使脾气不升，影响正常功能的发挥，故说"脾恶湿"。脾为阴土，其体喜燥，脾气自然得以升转。《医学求是·治霍乱赘言》说："脾燥则升。"脾气上升，水饮得以运化和枢转，自无内湿产生，也能抵抗外湿的侵害。临床上，对脾生湿、湿困脾的病证，一般是健脾与利湿同治，所谓"治湿不理脾，非其治也"。

（二）生理功能

1. 脾主运化

脾主运化，指脾具有将水谷化为精微，将精微物质吸收并转输全身的生理功能。脾主运化是整个饮食物代谢过程的中心环节，也是后天维持生命活动的主要生理功能。为了便于理解，分为运化谷食（以固态食物为主）与运化水饮（以液态水饮为主）两个方面。

（1）运化谷食　指脾能够将食物化为精微物质，并将其吸收、转输到全身的生理功能。食物入胃，经胃初步消化即腐熟后，变为食糜，下传于小肠以进一步消化。小肠中的食糜，在脾气作用下经进一步消化后，分为清浊两部分。其精微部分之清者，在脾的作用下，经小肠吸收后，再经脾气的转输作用输送到全身，分别化为精、气、血、津液，内养五脏六腑，外养四肢百骸、筋肉皮毛。食物的消化吸收虽离不开胃和小肠的功能，但必须依赖脾的运化功能才能完成。脾气转输精微的途径有二：一是上输心肺，化生气血，布散全身；二是向四周布散到其他脏腑、四肢百骸，即《素问·玉机真脏论》所谓"脾为孤脏，中央土以灌四傍"，《素问·厥论》所谓"脾主为胃行其津液者也"。脾的运化功能强健，称为"脾气健运"，则能为化生精、气、血等提供充足的原料，脏腑、经络、四肢百骸以及筋肉皮毛等组织就能得到充足的营养而发挥正常的生理功能。脾的运化功能减退，称为"脾失健运"，则可影响食物消化和精微物质吸收以及转输布散，而出现食欲不振、腹胀、便溏以及倦怠、消瘦等精气血生化不足的病变。

（2）运化水饮　指脾能够将水饮化为津液，并将其吸收、转输到全身脏腑、四肢百骸的生理功能。水饮的吸收亦与胃、小肠和大肠的功能相关，但必须依赖脾的运化功能才能完成。脾转输津液的途径有四：一是"脾气散精，上输于肺"，通过肺气宣降输布全身；二是"以灌四傍"，向四周布散，发挥滋养濡润脏腑、四肢百骸的作用；三是脏腑气化后多余的水液，在脾的运化作用下，经过三焦，下输膀胱，成为尿液生成之源；四是通过脾胃气机升降之枢纽作用，使全身津液随气之升降而上腾下达。脾在中焦，为水液运化调节的枢纽，脾气健运，津液化生充足，输布正常，脏腑形体官窍得养。脾失健运，或为津液生成不足而见津亏之证，或为津液输布障碍而见水湿痰饮等病理产物，甚至导致水肿。《素问·至真要大论》说："诸湿肿满，皆属于脾。"临床治疗此类病证，一般采用健脾化痰、健脾燥湿和健脾利水之法。

运化谷食和运化水饮，是脾主运化的两个方面，二者是同时进行的。饮食物是人出生后所需营养的主要来源，是生成精、气、血、津液的主要物质基础，而饮食物的消化及其精微的吸收、转输都由脾所主，脾气将饮食物化为水谷精微，为化生精、气、血、津液提供充足的原料，故称脾为"气血生化之源"；脾还能将水谷精微吸收并转输至全身，以营养五脏六腑、四肢百骸，为维持人体的生命活动提供物质基础，并能充养先天之精，促进人体的生长发育，故又称为"后天之本"。脾为"后天之本"理论，对养生防病有着重要意义。在日常生活中注意保护脾胃，使脾气健运，则正气充足，不易受到邪气的侵袭，即所谓"四季脾旺不受邪"（《金匮要略·脏腑经络先后病脉证》）。反之，脾失健运，气血亏虚，则正气不足，容易生病。故《脾胃论·脾胃盛衰论》说："百病皆由脾胃衰而生也。"

2. 脾主统血

脾主统血，指脾气有统摄血液运行于脉中，不使其逸于脉外的作用。

脾气统摄血液的功能，实际上是气的固摄作用的体现。脾气是一身之气分布于脾的部分。一身之气充足，则脾气充盛；而脾气健运，生气充足，则一身之气自然充足。气足则能摄血，故脾统血与气摄血是统一的。脾气健旺，气生有源，气足而固摄作用强健，血液则能循脉运行而不逸出脉外。若脾失健运，气衰而固摄作用减退，血液失去统摄则逸出脉外而为出血。

病机方面，脾不统血与气不摄血的机理亦属一致。只是由于脾气的升举特性，及其与肌肉的密切联系，习惯把下部和皮下肌肉出血，如便血、尿血、崩漏及肌衄等，称为"脾不统血"。脾不统血由气虚所致，一般出血时间较长，色淡质稀，多见于人体下半部，并有气虚见症，如倦怠乏力、面色萎黄等。治以健脾益气摄血。

（三）系统联系

1. 脾藏意

脾藏意，指脾具有思维、记忆、意念的功能。《灵枢·本神》："心有所忆谓之意。"意，是将从外界获得的认识，经过思维取舍，保留下来形成回忆、意念的神志活动。《灵枢·本神》："脾藏营，营舍意。"脾气健运，营气化源充足，气血充盈，即表现出思路清晰，意念丰富，记忆力强；反之，脾的功能失常，则善忘，呆钝。《中西汇通医经精义·上卷》："脾阳不足则思虑短少，脾阴不足则记忆多忘。"

2. 脾在志为思

思，指思考、思虑。脾胃运化的水谷精微是思维活动的物质基础，故思为脾志。思又与心神有关，故有"思出于心，而脾应之"之说。思虑，是人皆有之的情志活动，对机体并无不良影响。但思虑过度，或所思不遂等情况下，则会影响机体正常的生理活动。脾气健运，化源充足，气血旺盛，则思虑、思考等心理活动正常。若脾虚则不耐思虑，思虑太过又易伤脾，致使脾胃之气结滞，脾气不能升清，胃气不能降浊，因而出现不思饮食、脘腹胀闷、头目眩晕等症状，即所谓"思伤脾"。

3. 脾在体合肉，主四肢

肉，指肌肉，《内经》称为"分肉"。全身肌肉赖脾胃运化的水谷精微的营养滋润，才能壮实丰满，并发挥其运动功能，故说"脾在体合肉"。《素问·痿论》有"脾主身之肌肉"之论。张志聪注释《素问·五脏生成》明确指出："脾主运化水谷之精，以生养肌肉，故主肉。"脾失健运，水谷精微生成和转输障碍，肌肉失养，必致瘦削，软弱无力，甚至痿废不用。临床上，肌肉痿废不用等疾患，常从脾胃治疗，如《素问·痿论》说"治痿独取阳明"。

四肢与躯干相对而言，是人体之末，故又称"四末"。人体的四肢同样需要脾胃运化的水谷精微的营养滋润，以维持其正常的生理活动。脾气健运，则四肢营养充足，活动轻劲有力；若脾失健运，则四肢营养缺乏，可见倦怠无力，甚或痿废不用。所以《素问·太阴阳明论》说："四肢皆禀气于胃而不得至经（径至），必因于脾乃得禀也。今脾病不能为胃行其津液，四肢不得禀水谷气……筋骨肌肉皆无气以生，故不用焉。"

4. 脾在窍为口，其华在唇

口主接纳和咀嚼食物，便于胃的受纳和腐熟。脾经"连舌本，散舌下"，食欲和口味均可反映脾的运化功能状态，故称"口为脾之窍"。脾气健运，则食欲旺盛，口味正常，如《灵枢·脉度》说："脾气通于口，脾和则口能知五谷矣。"若脾气虚弱，则口淡乏味；脾失健运，湿浊内生，则口中黏腻；饮食停滞，食积化热，则口臭。

唇，指口唇。口唇受水谷精微及其化生气血的濡养，其色泽可以反映气血的盈亏、脾胃运化的强弱，故称"脾之华在唇"。如《素问·五脏生成》说："脾之合，肉也；其荣，唇也。"《灵枢·五阅五使》说："口唇者，脾之官也。"脾气健运，气血充足，则口唇红润光泽；脾失健运，则气血衰少，口唇淡白不泽。

5. 脾在液为涎

涎为口津，即唾液中较清稀的部分。由脾气布散脾精上溢于口而化生，故说"脾在液为涎"。涎具有保护口腔、润泽口腔的作用，在进食时分泌旺盛，以助食物的咀嚼和消化，故有"涎出于脾而溢于胃"之说。

脾精、脾气充足，涎液化生适量，上行于口而不溢出口外。若脾胃不和，或脾气不摄，则导致涎液异常增多，可见口涎自出。若脾精亏虚，涎液分泌减少，则见口干舌燥。

6. 脾应长夏与脾主四时

脾属土，与长夏相通应。长夏（夏至～处暑）之季，气候炎热，雨水较多，天气下迫，地气上腾，湿为热蒸，蕴酿生化，万物华实，合于土生万物之象；而人体的脾主运化，化生精气血津液，以奉生身，类于"土爰稼穑"之理，故脾与长夏，同气相求而相通应。长夏之湿虽主生化，而湿之太过，反困其脾，使脾运不展。故至夏秋之交，脾弱者易为湿伤，诸多湿病由此而起。又因时逢炎夏，湿与热兼，湿热交相为病，多见身热不扬、肢体困重、脘闷不舒、纳呆泄泻等湿热交结不解等症状。治疗时应重在除湿，所谓"湿去热孤"。

中医学理论中，亦有"脾主四时"之说，或称"脾不主时"。如《素问·太阴阳明论》说："脾者土也，治中央，常以四时长四脏，各十八日寄治，不得独主于时也。"脾属土，居中央，主四时，以四季之末各十八日统领人体肝、心、肺、肾四脏，表明四时之中皆有土气，故脾不独主某一时令。人体生命活动的维持，依赖脾胃所化生的水谷精微的充养；心肺肝肾的生理功能，赖脾气及其化生的精微物质的支持。脾气健运，则四脏得养，功能正常发挥，人体康健，正气充足，不易得病，既病也易于康复，即所谓"四季脾旺不受邪"。

四、肝

肝位于腹腔，横膈之下，右胁之内。

肝在五行属木，为阴中之少阳。肝系统包括：肝藏魂，在志为怒，在体合筋，其华在爪，在窍为目，在液为泪，与春气相通应。肝与胆通过经络构成表里关系。

肝主疏泄而藏血，调和气血，刚柔相济，如《素问·灵兰秘典论》说："肝者，将军之官，谋虑出焉。"肝的疏泄和藏血功能正常，气血充盈，能耐受疲劳，故称肝为"罢极之本"。

（一）生理特性

1. 肝主升发

肝主升发，指肝气向上升动、向外发散，生机不息之性。肝在五行属木，通于春气。春为四季之始，阳气始发，内孕生升之机。肝气升发，有启迪诸脏生长化育、调畅气机的作用。肝气升发能启迪诸脏，使诸脏之气生升有由，则气血冲和，五脏安定，生机不息。如《杂病源流犀烛·肝病源流》说："肝和则生气，发育万物，为诸脏之生化。"

肝气升发有度，有赖于肝阴与肝阳的协调。肝阴主凉润、柔和，肝阳主温煦、升动。肝阴与肝阳协调，肝气才能柔和而升发，发挥疏泄、畅达气机之作用。肝阴不足，易导致肝阳偏盛而升发太过，出现肝火上炎或肝气亢逆的病变；肝阳不足而肝阴偏盛，易发生升发不足，可见肝脉寒滞的病变。

2. 肝喜条达而恶抑郁

肝属木，肝气以疏通、畅达为顺，不宜抑制、郁结。《医方考·郁门》说："肝木也，有垂枝布叶之象，喜条达而恶抑郁。"比类春天树木生长，枝叶伸展条畅。肝气疏通、畅达，对全身脏腑、经络、形体的功能活动等具有重要的调节作用。肝气疏通和畅达，与情志活动密切相关。情志的乐观愉悦，有助于肝气疏通和畅达；情志郁结，则肝气失于条达，而见胸胁、乳房、少腹胀痛或窜痛等症状。

3. 肝为刚脏

刚，刚强暴急之谓。肝具有刚强、躁急的生理特性。肝内寄相火，主升、主动，阳气用事，故称"刚脏"。如《温病条辨·湿温》："肝为刚脏，内寄相火，非纯刚所能折。"肝气升动太过，易于上亢、逆乱。临床上，肝病多见因阳亢、火旺、热极、阴虚而致肝气升动太过的病理变化，如肝气上逆、肝火上炎、肝阳上亢和肝风内动等，从而出现眩晕、面赤、烦躁易怒、筋脉拘挛，甚则抽搐、角弓反张等症状，也反证肝气的刚强躁急特性。治疗多用疏肝补虚、泻火滋阴、以柔克刚等法，以合木之曲直特性。

肝体阴而用阳，即肝主藏血，以血为体，血属阴；肝主疏泄，以气为用，气属阳。肝体阴柔，其用阳刚，阴阳和调，刚柔相济。

肝为刚脏与肺为娇脏相对而言，肝气主左升，肺气主右降，左升与右降相反相成。若肝气升动太过，肺气肃降不及，则可出现"左升太过，右降不及"的肝火犯肺的病机变化。

（二）生理功能

1. 肝主疏泄

肝主疏泄，指肝具有维持全身气机疏通畅达，通而不滞，散而不郁的生理功能。

肝主疏泄的中心环节是调畅气机。肝气疏通、畅达全身气机，使脏腑经络之气的运行通畅无阻，升降出入运动协调平衡，从而维持了全身脏腑、经络、形体、官窍等功能活动的有序进行。若肝的疏泄功能失常，气机失调，可导致五脏病变，故《四圣心源·六气解》称肝为"五脏之贼"。

肝气的疏泄作用失常，称为肝失疏泄。其病机主要有三个方面：一为肝气郁结，疏泄失职。临床多见情志抑郁，善太息，胸胁、两乳或少腹等部位胀痛不舒等症状。二是肝气亢逆，疏泄太过。临床表现为情志急躁易怒，头痛头胀，面红目赤，胸胁、乳房走窜胀痛，或血随气逆而吐血、咯血，甚则突然昏厥，如《素问·调经论》说："血之与气并走于上，则为大厥，厥则暴死，气复反（返）则生，不反则死。"三是肝气虚弱，疏泄不及，升发无力，表现出一系列因虚而郁滞的临床表现，如情志抑郁、胆怯、懈怠乏力、头晕目眩、两胁虚闷、时常太息、脉弱等。《灵枢·本神》说："肝气虚则恐。"

肝主疏泄、调畅气机的生理作用，派生的功能活动如下：

（1）调畅精神情志　情志活动是脏腑精气对外界刺激的应答，适度的情志活动以气机调畅、气血调和为重要条件。《灵枢·平人绝谷》说："血脉和利，精神乃居。"肝主疏泄，畅达气机，和调气血，对情志活动发挥调节作用。肝气疏泄，气机调畅，气血调和，则心情开朗，心境平和，情志活动适度。若肝气郁结或亢逆，疏泄失职或太过，则可导致情志活动的异常。前者常见情志抑郁、闷闷不乐；后者多见性情急躁、亢奋易怒等。另一方面，情志异常也可影响肝气疏泄，造成肝气郁结或亢逆。鉴于肝与情志的密切关系，故临床治疗情志病证多注重调肝。

（2）协调脾升胃降　肝气疏泄，畅达气机，促进和协调脾胃之气的升降运动，使脾气升、胃气降的运动稳定有序，为脾胃正常纳运创造条件，促进饮食物的消化、水谷精微的吸收和糟粕的排泄。若肝疏泄功能失常，既可影响脾气升清，致脾失健运、清气下陷，见腹胀、腹泻等症；又可影响胃气降浊，致胃失通降、胃气上逆，见纳呆、脘胀、嗳气、呕吐、便秘等；前者称"肝脾不和"或"肝气犯脾"，后者称"肝胃不和"或"肝气犯胃"。以上病机变化，在五行学说中称为"木乘土"。正如《血证论·脏腑病机论》所说："木之性主于疏泄，食气入胃，全赖肝木以疏泄之，而水谷乃化；设肝之清阳不升，则不能疏泄水谷，渗泄中满之症，在所不免。"

（3）促进胆汁泌泄 胆汁，又称"精汁"，由肝之精气化生汇聚而成。《东医宝鉴》说："肝之余气泄于胆，聚而成精。"胆汁贮存于胆，排泄进入小肠参与饮食物的消化。胆汁的分泌、排泄是在肝气的疏泄作用下完成的。肝气疏泄，畅达气机，胆汁化生正常，排出通畅。若肝气郁结，疏泄失职，胆汁的分泌排泄障碍，不仅会影响脾胃纳运功能，致厌食、腹胀；而且会导致胆汁郁积，进而形成结石，见胁痛、黄疸等症状。若肝气亢逆，肝胆火旺，疏泄太过，则可致胆汁上溢，出现口苦，泛吐苦水等。

（4）维持血液循行 血液的正常循行，有赖于气的推动和调控。肝气疏泄，畅达气机，气行则血行，因而调畅了血液的运行。若肝气疏泄失常，在气机失调的同时，常见血行异常。如肝气郁结，疏泄失职，可致血行不畅，甚则停滞为瘀，出现月经后期、痛经、闭经、癥积痞块等；若肝气亢逆，疏泄太过，可致血随气逆，血不循经，出现吐血、咯血、月经先期、崩漏等；若肝气虚弱，疏泄无力，也可致血行不畅，出现气虚乏力，时见太息、月经愆期等。临床上，调理肝气而复其疏泄之职在瘀血内阻以及出血性病证中广为应用。

（5）维持津液输布 气能行津，气行则津布。肝气疏泄，畅达气机，气行则津液布散，因而与津液输布密切相关。《济生方·痰饮论治》说："人之气道贵乎顺，顺则津液流通，绝无痰饮之患。"若肝气郁结，疏泄失职，气滞津停，可滋生痰饮水湿等病理产物，引起梅核气、瘰疬、痰核、瘿瘤、乳癖、水肿、鼓胀等病证。临床上，疏肝理气亦为治疗痰饮水湿内停的常法。

（6）调节排精行经 男子的排精、女子的排卵与月经来潮等，皆有赖于肝气疏泄。《格致余论·阳有余阴不足论》说："主闭藏者肾也，司疏泄者肝也。"指出男子精液的贮藏与施泄，是肝肾二脏疏泄与闭藏作用相互协调的结果。肝气疏泄，畅达气机，与肾气的闭藏作用协调，则精液排泄通畅有度。若肝气郁结，疏泄失职，则排精不畅而见精瘀；若肝火亢盛，疏泄太过，精室被扰，则见梦遗等。

女子按时排卵和月经定期来潮，也是肝气疏泄和肾气闭藏相互协调的体现，其中肝气疏泄尤为关键。若肝气郁结，疏泄失职，常致月经后期、量少，经行不畅，甚或痛经等；若肝气亢逆，或肝火亢盛，疏泄太过，血不循经，常致月经先期、量多，崩漏等。临床治疗此类病证，常注重调肝。相对于男子而言，肝的疏泄功能对于女子经、带、胎、产更为重要，故有"女子以肝为先天"（《临证指南医案·调经》）之说。

2. 肝主藏血

肝主藏血，指肝具有贮藏血液、调节血量和防止出血的功能。

（1）贮藏血液 肝藏血，有"血海"之称，其作用概括起来有三个方面：一是濡养肝及其形体官窍。肝内贮藏的血液，即肝血，除濡养肝脏本身外，还输布至其形体官窍，濡养筋、爪、目等，维持其正常的功能。《素问·五脏生成》云："肝受血而能视，足受血而能步，掌受血而能握，指受血而能摄。"若肝血不足，濡养功能减退，筋、爪、目等常出现异常。如血不荣筋则致肢体麻木、筋脉拘挛、肌肉颤动、手足瘈疭等；血不养目则见目涩、目花、目珠疼痛等；血不荣爪则见爪甲脆薄、干枯、易于折断等。二是为经血生成之源。女子月经来潮，与冲脉充盛、肝血充足及肝气畅达密切相关。冲脉起于胞中而通于肝。肝血充足、肝气畅达则肝血流注冲脉，冲脉血海充盛则月经按时来潮，故以肝血为经血之源，并将肝与冲脉并称为"血海"。若肝血不足，常致月经量少，甚或闭经。三是化生和濡养肝气。肝内贮藏充足的血液，能够化生和濡养肝气，维护肝气充沛及冲和畅达，使之发挥正常的疏泄功能。若肝血不足，可致肝气虚弱，出现疏泄不及的病证。

（2）调节血量 一般情况下，人体各部分血量是相对恒定的，但又随着机体活动量、情绪、外界气候等因素的变化而变化。如剧烈运动或情绪激动时，外周血流量增加；在安静或休息时，外周血液分配量则减少。《素问·五脏生成》说："人卧则血归于肝。"唐代王冰注解说："肝藏血，心行之，人动则血运于诸经，人静则血归于肝脏。何者？肝主血海故也。"

肝调节血量的功能，以贮藏血液为前提。只有充足的血量贮备，才能有效地进行调节。而肝血的外流诸经和回归肝脏，又受肝气疏泄作用的调节。

（3）防止出血　肝为藏血之脏，具有收摄血液、防止出血的功能。《杂病源流犀烛·肝病源流》说：肝，"其职主藏血而摄血"。

肝防止出血的机理有三个方面：一是肝气能收摄血液。肝气充足，则能固摄肝血而不致出血。二是肝气疏泄，畅达气机，维持血液运行通畅而不出血。若肝气亢逆，疏泄太过，血随气逆，可导致出血。三是肝主凝血。肝之阴气主凝敛，肝阴充足，涵养肝阳，阴阳协调，则能发挥凝血作用而防止出血。明·章潢《图书编》说："肝者，凝血之本。"

肝藏血功能失职引起的出血，称"肝不藏血"。肝不藏血的病机：一是肝气虚弱，收摄无力。如《丹溪心法·头眩》说："吐衄漏崩，肝家不能收摄荣气，使诸血失道妄行。"二是肝火亢盛，灼伤脉络，迫血妄行。三是肝阴不足，不能凝敛血液于肝脏，反而虚火内扰，引起出血。肝不藏血可见吐、衄、咯血，或月经先期、崩漏等出血征象。三种情形可从出血的多寡、血出之势及兼症等方面对其病机和证候加以鉴别。其中气虚者宜补肝气，兼补脾气；火旺者宜清肝火、降肝气；阴虚者宜滋阴制阳。

肝主疏泄和藏血功能是相互为用、相辅相成的。肝内贮藏充足的血液，可涵养肝气，维持肝气的冲和调达，以保证疏泄功能的正常发挥；血液藏于肝中，以及肝血输布外周，或下注冲任，形成月经，又需要在肝气疏泄作用调节下完成。

（三）系统联系

1. 肝藏魂

肝藏魂，指肝主意识、思维活动以及梦幻活动。魂乃神之变，属神志活动的范畴，一是指伴随心神活动而做出反应的意识、思维活动，如《灵枢·本神》："随神往来者谓之魂。"二是指梦幻活动，《类经·藏象类》云："魂之为言，如梦寐恍惚，变幻游行之境，皆是也。"魂由肝血化生和涵养，如《灵枢·本神》云："肝藏血，血舍魂。"肝主疏泄及藏血，气机调畅，藏血充足，魂随神往，魂有所舍而不妄行游离，维持正常神志及睡眠。如果肝血不足，血不养魂，而见失眠多梦、梦魇梦呓、梦游或幻觉等症状。肝火亢盛，魂不守舍，则出现狂乱、烦躁、夜寐不安等。

2. 肝在志为怒

怒是人在情绪激动时的反应状态，人皆有之。一定限度内的正常发泄不仅对人体无害，反而有利于肝气的疏导和调畅。一般而言，当怒则怒，怒而有节，未必有害。若怒而无制，大怒或郁怒不解则易于伤肝，造成肝气疏泄失调，前者可致肝气升发太过、疏泄过亢；后者可致肝失疏泄、肝气郁结，故又有"怒伤肝"之说。

怒以肝之气血为生理基础，故肝之气血失调常可引起怒的情志改变。《素问·调经论》说："血有余则怒。"《灵枢·本神》说："肝气虚则恐，实则怒。"当肝气过亢，或肝阴不足、肝阳偏亢时，常可表现出易于激动，情绪失控，易于发怒。肝气虚、肝血不足，则易于产生郁怒之变。临床上，治怒当调肝：郁怒以疏肝之法，大怒以平肝之法。《杂病源流犀烛·惊悸悲恐喜怒忧思源流》指出："治怒为难，惟平肝可以治怒，此医家治怒之法也。"

3. 肝在体合筋，其华在爪

筋，附着于骨而聚于关节，具有连接关节、肌肉，主司关节运动的功能。《素问·五脏生成》说："诸筋者，皆属于节。"筋依赖肝血和肝气的濡养。肝血充足，筋得其养，运动灵活而有力，《素问·阴阳应象大论》称为"肝生筋"。若肝血亏虚，筋脉失养，则运动能力减退。老年人动作迟缓不便，容易疲劳，正是由于肝血、肝气衰少而不能养筋之故。《素问·上古天真论》说："丈夫……七八，肝气衰，筋不能动。"

爪，即爪甲，包括指甲和趾甲，乃筋之延续，故有"爪为筋之余"之说。《素问·六节藏象论》说："肝者……其华在爪。"爪甲赖肝血和肝气的荣养，肝血、肝气的盛衰及其作用的强弱，可从爪甲的色泽与形态上表现出来。肝血充足，则爪甲坚韧，红润光泽；肝血不足，则爪甲痿软而薄，枯而色夭，甚则变形、脆裂。

4. 肝在窍为目

目，又称"精明"，为视觉器官。目的视觉功能，主要依赖肝血的濡养和肝气的疏泄。《素问·五脏生成》说："肝受血而能视。"《灵枢·脉度》说："肝气通于目，肝和则目能辨五色矣。"《灵枢·经脉》说："肝足厥阴之脉……连目系。"肝血充足，肝气调和，循经上注眼目，则目能视物辨色。若肝阴、肝血不足，则易导致两目干涩、视物不清、目眩、目眶疼痛等症状；肝经风热则见目赤痒痛；肝风内动则见目睛上吊、两目斜视；因情志不畅，致肝气郁结，久而火动痰生，蒙蔽清窍，可致两目昏蒙，视物不清。由于肝与目在生理上关系密切，临床上凡目疾以治肝为主。

除肝之外，目的视物功能还依赖于五脏六腑之精的濡养。《灵枢·大惑论》说："五脏六腑之精气，皆上注于目而为之精，精之窠为眼，骨之精为瞳子，筋之精为黑眼，血之精为络，其窠气之精为白眼，肌肉之精为约束。"后世医家据此发展为"五轮学说"，以眼部不同部位的形色变化诊察相应脏腑的病变。眼部与脏腑相关部位是：目内眦与外眦的血络属心，称"血轮"；黑睛属肝，称"风轮"；白睛属肺，称"气轮"；瞳仁属肾，称"水轮"；上下眼睑属脾，称"肉轮"。五轮学说为眼科疾病的辨证论治奠定了理论基础。

5. 肝在液为泪

泪从目出，由肝精、肝血经肝气疏泄于目而化生，有濡润眼球、保护眼睛的功能。正常情况下，泪液分泌适量，既能濡润眼球，又不至外溢。但当异物入眼时，泪液即可大量分泌，起到排除异物和清洁眼球的作用。极度悲哀时，泪液也可大量分泌。肝脏功能失调常可导致泪液的分泌、排泄异常。如肝血不足，可见两目干涩；肝经风热或肝经湿热，则见目眵增多、迎风流泪等。

6. 肝应春

春季，阳气始生，生机萌发，万物欣欣向荣，属阴中之阳的少阳。人体之肝气升发，疏泄，喜条达而恶抑郁，故与春气相通应。肝气随春而盛，升发而畅达。时至春日，人体气血亦随"春生"之气而生生不息，故养生家主张春三月"夜卧早起，广步于庭"（《素问·四气调神大论》），保持心情开朗舒畅，力戒暴怒忧郁等，以顺应春气的升发和肝气的畅达之性。春季肝气应时而旺，若素体肝气偏旺、肝阳偏亢或脾胃虚弱之人在春季易于发病，可见眩晕头痛，烦躁易怒，甚则中风昏厥；或情志抑郁，或胁肋胀痛，胃脘痞闷，嗳气泛恶，腹痛腹泻等症状。

五、肾

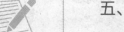

肾左右各一，位于腰部脊柱两侧。《素问·脉要精微论》说："腰者，肾之府。"

肾在五行属水，为阴中之太阴。肾系统包括：肾藏志，在志为恐，在体合骨，其华在发，在窍为耳和二阴，在液为唾，与冬气相通应。肾与膀胱通过经络构成表里关系。

肾为先天之本。先天指人诞生前的胚胎时期。《灵枢·决气》："两神相搏，合而成形，常先身生，是谓精。"先天之精，又称"元精"，禀受于父母，藏之于肾，为构成胚胎的基本物质和生命来源。临床与遗传有关的先天疾病，皆责之于肾。

（一）生理特性

1. 肾主蛰藏

《素问·六节藏象论》说："肾者主蛰……通于冬气。"肾主蛰，以越冬虫类伏藏喻指肾有潜藏、封藏、闭藏精气之生理特性，故又称"肾为封藏之本"。肾的封藏作用，体现在人体的藏精、纳气、固摄冲任、固摄二便等方面。肾气封藏则精气盈满，人体生机旺盛；若肾气封藏失职，则会出现滑精、喘息、遗尿，甚则小便失禁、多汗、大便滑脱不禁及女子带下、崩漏、滑胎等。

2. 肾水宜升

肾位于人体之下部，其气当升。肾中精气中含有肾阴、肾阳两部分。肾阳鼓动肾阴，与位于人体上部的心之阴阳交感互济，维持人体阴阳水火的协调。若肾阴不足，不能上济心阴以制约心火，可致心火偏亢，临床常见心烦、不寐等症状。

3. 肾恶燥

《素问·宣明五气》说："五脏所恶……肾恶燥。"明·马莳注："肾主水，其性润，肾燥则精涸，故恶燥。"肾为水脏，主藏精，主津液，故喜润而不喜燥。燥胜则伤津，津液枯涸，则易使肾之阴精亏耗，而导致肾之病变。清·叶天士《外感温热论》有"热邪不燥胃津，必耗肾液"之名言，即从胃喜润恶燥、肾恶燥之生理特性出发，提出热邪耗伤津液，主要在于胃、肾的观点，对于温病治疗顾护胃津、肾液具有启示作用。

（二）生理功能

1. 肾主藏精

肾主藏精，指肾贮存、封藏精气以主司人体的生长发育、生殖的生理功能。《素问·六节藏象论》说："肾者，主蛰，封藏之本，精之处也。"精藏于肾而不无故流失，是其发挥正常生理效应的重要条件。

肾中精气的构成，以先天之精为基础，以后天之精为充养。先天生后天，后天养先天，先、后天之精结合为肾中精气。肾中精气分为肾精、肾气：肾精，即肾藏之精，来源于先天，充养于后天，是肾脏生理活动的物质基础；肾气，即肾精所化之气，是肾脏生理活动的物质基础及其动力来源。两者相互化生、相互促进，共同完成肾的生理功能。

肾藏精的主要生理效应如下：

（1）主生长发育与生殖　肾精、肾气具有促进机体生长发育的作用。肾藏精，精化气，肾精足则肾气充，肾精亏则肾气衰。《素问·上古天真论》记述了肾气由稚嫩到充盛，由充盛到衰少，继而耗竭的演变过程："女子七岁，肾气盛，齿更发长。二七而天癸至，任脉通，太冲脉盛，月事以时下，故有子。三七，肾气平均，故真牙生而长极。四七，筋骨坚，发长极，身体盛壮。五七，阳明脉衰，面始焦，发始堕。六七，三阳脉衰于上，面皆焦，发始白。七七，任脉虚，太冲脉衰少，天癸竭，地道不通，故形坏而无子也。丈夫八岁，肾气实，发长齿更。二八，肾气盛，天癸至，精气溢泻，阴阳和，故能有子。三八，肾气平均，筋骨劲强，故真牙生而长极。

四八，筋骨隆盛，肌肉满壮。五八，肾气衰，发堕齿槁。六八，阳气衰竭于上，面焦，发鬓颁白。七八，肝气衰，筋不能动，天癸竭，精少，肾藏衰，形体皆极。八八，则齿发去。"

机体生、长、壮、老、已的生命过程，可分为幼年期、青年期、壮年期和老年期等阶段，而生、长、壮、老均取决于肾中精气的盛衰，并从"齿、骨、发"的变化中体现出来。出生之后，机体随着肾精及肾气的逐渐充盛，到幼年期，则表现出头发生长较快、日渐稠密，更换乳齿，骨骼逐渐生长而身体增高；青年期，肾精及肾气隆盛，表现为长出智齿，骨骼长成，人体达到一定高度；壮年期，肾精及肾气充盛至极，表现出筋骨坚强，头发黑亮，身体壮实，精力充沛；老年期，随着肾精及肾气的逐渐衰少，表现出面色憔悴，头发脱落，牙齿枯槁等。肾精、肾气不足，在小儿则为生长发育不良，五迟（站迟、语迟、行迟、发迟、齿迟），五软（头软、项软、手足软、肌肉软、口软）；在成人则为早衰。

机体生殖器官的发育、性功能的成熟与维持以及生殖能力等，同样取决于肾中精气的盛衰。出生之后，由于肾精及肾气的不断充盈，天癸随之产生。天癸，是肾精充盈到一定程度而化生的促进生殖器官成熟，维持生殖功能的精微物质。14～16岁，天癸来至，女子月经来潮，男子精气溢泻，说明性器官发育成熟，初步具备了生殖能力。其后，肾精及肾气的日趋充盈维持着机体日益旺盛的生殖功能。49～56岁以后肾精及肾气逐渐衰少，天癸亦随之衰减，生殖功能逐渐衰退，生殖器官日趋萎缩，女子绝经，男子精少。最后，天癸竭绝，丧失生殖功能而进入老年期。

临床上，防治某些先天性疾病、生长发育迟缓、生殖功能低下或某些原发性不孕、不育症，以及优生优育、养生保健、预防衰老等，多从补益肾精肾气着手。

（2）为脏腑之本　肾中精气阴阳对先天脏腑的生成和后天脏腑的功能具有重要的生理作用。肾藏先天之精，为生命之元始，呼吸之根本。如《脉诀汇辨·脉论》："肾为脏腑之本，十二脉之根，呼吸之本，三焦之源，而人资之以为始者也。"

肾气由肾精所化，又分为肾阴、肾阳二部分：肾阴，又称为元阴、真阴，具有宁静、滋润和濡养作用；肾阳，又称为元阳、真阳，具有推动、温煦、振奋作用。肾阴与肾阳对立统一，相反相成，平衡协调，则肾气冲和。

肾阳为脏腑阳气之本，"五脏之阳气，非此不能发"，推动和激发脏腑的各种功能，温煦全身脏腑形体官窍。肾阳充盛，脏腑形体官窍得以温煦，各种功能旺盛，精神振奋。若肾阳虚衰，推动、温煦等作用减退，则脏腑功能减退，出现精神不振、腰膝酸软、畏寒肢冷、尿清便溏、男子阳痿早泄、女子宫寒不孕等虚寒性病证。

肾阴为脏腑阴液之本，"五脏之阴气，非此不能滋"，宁静和抑制脏腑的各种功能，滋润全身脏腑形体官窍。肾阴充足，脏腑形体官窍得以滋润，其功能健旺而又不至于过亢，精神内守。若肾阴不足，抑制、宁静、滋润等作用减退，则致脏腑功能虚性亢奋，出现精神虚性躁动、五心烦热、潮热盗汗、口干形瘦等虚热性病证。

肾阴、肾阳又称为"五脏阴阳之本"。生理上，肾之精、气、阴、阳与他脏之精、气、阴、阳之间，存在着相互资助和相互为用的动态关系，病变上也相互影响。各脏之精、气、阴、阳不足，最终必然会累及到肾，故有"久病及肾"之说。

（3）主生髓化血　肾藏精，精能生髓，髓充骨中，精髓化生血液。如《灵枢·经脉》："人始生，先成精，精成而脑髓生，骨为干，脉为营，筋为刚，肉为墙，皮肤坚而毛发长，谷入于胃，脉道以通，血气乃行。"当肾精不足，生髓减少，可导致精髓亏虚、血液化生无源而影响血的生成。

人体血液的生成，一方面是后天脾胃运化的水谷精微上输心肺而化赤为血；另一方面是肾精生髓，髓充于骨，骨中精髓为化生血液之源。故《侣山堂类辨·卷上》指出："肾为水脏，主藏精而化血。"《张氏医通·虚损》亦有"血之源头在乎肾"之说。肾精充足而精髓盈满，则血液生化有源。肾精亏虚日久可导致血虚，临床上常用补肾填精益髓之法治疗。

（4）主抵御外邪　肾精具有保卫机体、抵御外邪，而使人免于疾病的作用。如《素问·金匮真言论》："精者，身之本也。"精充则生命力强，卫外固密，适应能力强，邪不易侵。反之，精亏则生命力弱，卫外不固，适应能力弱，邪易侵犯而致病。如《冯氏锦囊秘录·先天根本论》："足于精者，百病不生；穷于精者，万邪蜂起。"肾精这种抵御外邪的能力属正气范畴，与"正气存内，邪不可干""邪之所凑，其气必虚"的意义相同。

肾藏精，以藏为主，但藏中有泻。《素问·上古天真论》说："肾者主水，受五脏六腑之精而藏之，故五脏盛乃能泻。"肾藏精的"藏中有泻"，主要体现在流溢脏腑，化生脏腑之精；溢泻精气，以为生殖之用；藏精起亟，以备应急之需等。

2. 肾主水

肾具有主持和调节人体水液代谢的功能。《素问·逆调论》说："肾者水脏，主津液。"津液的输布和排泄是一个十分复杂的生理过程，肾主水的作用主要体现在以下两方面：

（1）调节津液代谢相关脏腑功能　津液的生成、输布与排泄，是在肺、脾、肾、肝、胃、小肠、大肠、三焦、膀胱等脏腑的共同参与下完成的。肾为脏腑之本，肾气的蒸腾气化、肾阴的滋润宁静、肾阳的温煦推动，对各脏腑参与津液代谢功能的正常发挥具有重要的调控作用。通过对各脏腑之气及其阴阳的调控，肾主司和调节着机体津液代谢的各个环节。肾的调控作用失常，或为津液生成不足，或为津液输布和排泄障碍。如《素问·水热穴论》说："肾者，胃之关也，关门不利，故聚水而从其类也，上下溢于皮肤，故为胕肿。胕肿者，聚水而生病也。"

（2）调节尿液的生成和排泄　尿液的生成和排泄是津液代谢的一个重要环节。津液代谢过程中，输布于全身的津液，通过三焦水道下输于膀胱，在肾气的蒸腾气化作用下，津液之清者，上输于肺，重新参与津液代谢；津液之浊者，生成尿液。尿液排泄，主要是膀胱的生理功能，但依赖于肾中阴阳的平衡、肾气蒸化与固摄作用的协调。肾阳虚衰，激发和推动作用减弱，津液不化，可致尿少水肿；肾阴不足，相火偏亢，虚热与水湿蕴结，可见尿频而数；肾气虚衰而失其固摄，则见尿失禁。

3. 肾主纳气

肾具有摄纳肺吸入的清气而维持正常呼吸的功能。肾气摄纳肺所吸入的自然界清气，保持吸气的深度，防止呼吸表浅。肺司呼吸，呼气赖肺气宣发，吸气赖肺气肃降。但吸气维持一定的深度，除肺气肃降作用外，还有赖于肾气的摄纳潜藏。故《难经·四难》说："呼出心与肺，吸入肾与肝。"《类证治裁·喘证》说："肺为气之主，肾为气之根。"

肾的纳气功能，实际上是肾气的封藏作用在呼吸运动中的具体体现。肾气充沛，摄纳有权，则呼吸均匀和调，气息深长。若肾气衰弱，摄纳无力，肺吸入之清气不能下纳于肾，则会出现呼吸表浅，或呼多吸少，动则气喘等病理表现，称为"肾不纳气"。

肾藏精是肾的基本功能，肾为脏腑之本、主生长发育和生殖、主水及主纳气等，都是肾藏精功能的延伸。在认识肾的各种功能时，必须把藏精作为最根本的功能来理解和把握。

（三）系统联系

1. 肾藏志

肾藏志，指肾主意志和记忆的功能。《灵枢·本神》："意之所存谓之志。"此处的"志"，指意志和记忆。在意识思维等精神活动过程中，肾与志之间存在着内在联系。《灵枢·本神》:"肾藏精，精舍志。"肾藏精，精为神之宅。"志"藏于肾精之中，且受精的涵养。精生脑髓，精足则脑髓充而神旺。肾精充盛，则意志坚定，情绪稳定，有毅力，对外界事物有较强的分析、识别判断和记忆能力，表现出足智多识，反应灵敏，活动敏捷有力。若肾精不足，则表现出意志消沉，情感淡漠，对外界事物分析、识别、记忆能力下降，精神萎靡不振，神情呆滞，行动迟钝，健忘痴呆。如《灵枢·本神》:"肾盛怒而不止则伤志，志伤则喜忘其前言。"

2. 肾在志为恐

《素问·阴阳应象大论》说:"在脏为肾……在志为恐。"恐多自内生，由渐而发，事前自知。恐，是肾精、肾气对外在环境的应答而产生的恐惧、害怕的情志活动。正常情况下，恐惧使人能自觉地避开危险，从而保护自身。过度恐惧，可导致"恐伤肾""恐则气下"等病变，出现二便失禁，甚则遗精、滑精等症状。

3. 肾在体合骨，荣齿，其华在发

肾精具有生髓而充养骨骼的功能。《素问·阴阳应象大论》:"肾生骨髓。"骨骼的发育是形体发育状态的标志之一，由肾精充养、肾气推动与调控。肾藏精，精生髓，髓居骨中，骨骼赖之以生长发育。肾精充足，骨髓生化有源，髓以养骨，则骨骼坚固有力；若肾精不足，骨髓生化无源，骨骼失养，则可出现小儿囟门迟闭，骨软无力，以及老年人骨质脆弱、易于骨折等。

齿，即牙齿，为骨之延续，亦由肾中精气充养，故称"齿为骨之余"。《杂病源流犀烛·口齿唇舌病源流》说:"齿者，肾之标，骨之本也。"小儿齿迟，成人牙齿松动或过早脱落等，多与肾精、肾气不足有关。

发之色泽荣枯是肾脏功能的反映。发，即头发。发的生长，赖精血以养，故称"发为血之余"。由于肾藏精，精生血，精血旺盛，则毛发粗壮、浓密而润泽，故说发的生机根于肾。《素问·六节藏象论》说:"肾……其华在发。"肾精、肾气的盛衰，可从头发的色泽、疏密等表现出来。青壮年肾精、肾气旺盛，发长而润泽；老年人肾精、肾气衰少，发白而脱落，皆属常理。但临床所见的小儿生发迟缓，青壮年未老先衰，年少而头发枯萎、早脱早白等，则与肾精、肾气不足有关，应考虑从肾论治。

4. 肾在窍为耳及二阴

肾精濡养于耳而维持听觉功能。耳是听觉器官，听觉灵敏与否，与肾精、肾气的盛衰密切相关。《灵枢·脉度》说:"肾气通于耳，肾和则耳能闻五音矣。"肾精及肾气充盈，髓海得养，听觉灵敏；反之，肾精及肾气虚衰，髓海失养，则听力减退，或见耳鸣，甚则耳聋。人到老年，由于肾精及肾气衰少，多表现为听力减退。

二阴，指前阴和后阴。前阴包括尿道和外生殖器，男性睾丸又有"外肾"之称。前阴司排尿和生殖；后阴肛门主排泄粪便。前阴的排尿与生殖功能，为肾所主。《素问·金匮真言论》说:"肾……开窍于二阴。"粪便的排泄本属大肠，但亦与肾气及肾阴、肾阳的作用有关。若肾阴不足，滋润作用减退，虚热虚火内生，耗伤津液，可致肠液枯涸而见便秘；肾阳虚损，温煦作用减退，气化失常，可见泄泻或便秘；肾气虚衰，固摄失司，可见久泄滑脱。

5. 肾在液为唾

唾为口津，具有润泽口腔，滋润食物及滋养肾精的作用。《素问·宣明五气》说:"五脏化液……肾为唾。"唾由肾精化生。肾精在肾气的作用下，沿足少阴肾经到达舌下或齿缝，分泌津液而出则为唾。由于唾源于肾精，若咽而不吐，则能回滋肾精；若多唾久唾，则能耗伤肾精。故古代养生家主张"吞唾"以养肾精。

6. 肾应冬

肾五行属水，为阴中之太阴，与冬气相通应。冬季是一年中气候最寒冷的季节，一派霜雪严凝、冰凌凛冽之象，自然界的生物类，则静谧闭藏以度冬时。肾藏精而为封藏之本。时至冬日，人体气血亦随"冬藏"之气而潜藏，故养生家主张冬三月"早卧晚起，必待日光"（《素问·四气调神大论》），保持肾精静谧内守，皮肤腠理致密，避寒就温，以利阴精积蓄，阳气潜藏。若冬季不慎保养肾精，则"春必病温"，易发外感热病。若素体阳虚，或久病肾阳不足，多在阴盛之冬季发病。

附：命门

命门，即性命之门，指生命的关键和根本。命门一词，最早见于《灵枢·根结》："太阳根于至阴，结于命门。命门者，目也。"自《难经·三十六难》提出"右肾为命门"之后，历代医家对命门的部位、形态及生理功能，各有发挥。特别是明清时期，关于命门的研究更加深入。

关于命门的部位，有左肾右命门说、两肾为命门说、两肾之间为命门说等。从形态而言，分有形与无形之论：《难经》以右肾为命门；持无形之论者，如明·孙一奎则认为命门非水非火，乃"肾间动气"，为元气发动之机，生生不息造化之机枢。从功能而言，有主火、水火共主之不同：明·赵献可认为命门即是真火，主持一身阳气。《医贯·内经十二官论》说："余有一譬焉，譬之元宵之鳌山走马灯，拜者舞者飞者走者，无一不具，其中间唯是一火耳……夫既曰立命之门，火乃人身之至宝。"明·张介宾在《景岳全书·传忠录·命门余义》提出："命门为元气之根，为水火之宅。五脏之阴气，非此不能滋；五脏之阳气，非此不能发。"认为命门的功能包括了阴阳水火两方面的作用。清·陈士铎亦认为命门真火是各脏腑功能活动的根本。

肾与命门在部位、功能等方面皆有相同之处，故历代医家皆有肾与命门合一而论者。如隋·杨上善《黄帝内经太素·经脉标本》："肾为命门。"元·滑寿《难经本义·三十六难》："三十九难亦言左为肾，右为命门，而又云其气与肾通，是肾之两者，其实则一尔。"命门与肾同为脏腑之本、阴阳之根、水火之宅，故称肾阳即命门之火，肾阴即命门之水。古代医家之所以提出"命门"，无非是强调肾阴肾阳在生命活动中的重要性。

第三节 六 腑

六腑，是胆、胃、小肠、大肠、膀胱、三焦的合称。六腑的生理功能是"传化物"，即受盛和传化水谷。六腑的生理特点是"泻而不藏""实而不能满"。饮食物入口，通过食道入胃，经胃的腐熟，下传于小肠，经小肠的分清泌浊，其清者（精微、津液）由脾吸收，转输布散于全身，以供脏腑经络生命活动之需要；其浊者（糟粕）下达于大肠，经大肠的传导，形成粪便排出体外；废液则经肾之气化而形成尿液，通过膀胱，排出体外。饮食物的消化吸收和排泄，须通过消化道的七道门户，称为"七冲门"。如《难经·四十四难》说："唇为飞（扉）门，齿为户门，会厌为吸门，胃为贲门，太仓下口为幽门，大肠小肠会为阑门，下极为魄门，故曰七冲门也。"

六腑具有通降下行的特性，《素问·五藏别论》说："水谷入口，则胃实而肠虚。食下，则肠实而胃虚。"即每一腑都必须适时排空其内容物，以保持六腑通畅，功能协调，故有"六腑以通为用，以降为顺"之说。

一、胆

胆居六腑之首，又为奇恒之腑。胆位于右胁，附于肝之短叶间。足少阳胆经与足厥阴肝经相互属络而构成表里关系。

胆的主要生理功能是贮藏、排泄胆汁和主决断。

（一）胆贮藏和排泄胆汁

胆具有贮藏和排泄胆汁的生理功能。胆汁由肝之精气化生汇聚而成，贮存于胆囊，排泄进入小肠，参与饮食物的消化、吸收。胆的这种功能依赖肝的疏泄才能完成。若肝胆功能失常，胆汁分泌排泄障碍，影响脾胃纳运功能，则出现厌食、腹胀、腹泻等症状。若湿热蕴结肝胆，以致肝失疏泄，胆汁外溢，浸渍肌肤，则发为黄疸，以目黄、身黄、小便黄为特征。相对于肝气升发，胆气则以下降为顺。胆气不利，气机上逆，胆汁上溢，则可出现口苦、呕吐黄绿苦水等症状。

（二）胆主决断

胆主决断，指胆具有对事物进行判断、做出决定的功能。《素问·灵兰秘典论》说："胆者，中正之官，决断出焉。"胆的决断能力取决于胆气强弱，胆气强者勇敢果断，胆气弱者则数谋虑而不决。肝胆为表里，肝主谋虑，胆主决断，二者相成互济，谋虑定而后决断出。诚如《类经·藏象类》所说："胆附于肝，相为表里，肝气虽强，非胆不断，肝胆相济，勇敢乃成。"临床上，肝胆气虚或心胆气虚者多见善惊易恐、胆怯等精神情志异常改变。

胆是中空的囊状器官，内盛胆汁。古人认为，胆汁是精纯、清净的精微物质，称为"精汁"，故胆有"中精之府""清净之府"或"中清之府"之称。胆的形态中空、排泄胆汁参与消化，类似六腑，但其内盛"精汁"则又与五脏"藏精"的生理特点相似。可见，胆具备似脏非脏、似腑非腑的特征，故又为奇恒之腑。

二、胃

胃位于膈下，腹腔上部，上接食管，下通小肠，与脾以膜相连。胃又称为胃脘，分为上、中、下三部：胃的上部为上脘，包括贲门；胃的下部为下脘，包括幽门；上下脘之间的部分称为中脘。贲门上连食管，幽门下通小肠，是饮食物进出胃腑的通道。足阳明胃经与足太阴脾经相互属络而构成表里关系。

胃的主要生理功能是主受纳和腐熟水谷。

（一）胃主受纳水谷

受纳，是接受和容纳之意，胃主受纳水谷，指胃具有接受和容纳饮食水谷的功能。饮食入口，由胃接受并容纳于其中，故胃有"太仓""水谷之海"之称。由于机体精气血津液的化生，都依赖于饮食水谷，故胃又有"水谷气血之海"之称。胃主受纳，既是胃主腐熟功能的基础，又是饮食物消化吸收的基础。因此，胃主受纳功能的强弱，可从食欲和饮食多少反映出来。

（二）胃主腐熟水谷

腐熟，是饮食物经过胃的初步消化，形成食糜的过程。胃主腐熟水谷，指胃气将饮食物初步消化，并形成食糜。容纳于胃的饮食物，经胃气磨化和腐熟作用后，精微物质被吸收，并由脾气转输至全身；而食糜则下传于小肠作进一步消化。

胃气的受纳、腐熟水谷功能，必须与脾气运化相互配合，唯有纳运协调，才能将水谷化为精微，进而化生精气血津液，供养全身。故脾胃合称为后天之本，气血生化之源。饮食营养和脾胃的消化功能，对人体生命和健康至关重要。

胃的生理特性有二：其一，胃主通降。胃气具有向下运动以维持胃肠道通畅的生理特性，具体体现于饮食物的消化和糟粕的排泄过程中：饮食物入胃，胃容纳水谷；经胃气消化腐熟作用而形成的食糜，下传小肠；进而食物残渣下传大肠，燥化后形成粪便，有节律地排出体外；从而保证了胃肠虚实更替的状态，这是由胃气通畅下行作用而完成的。胃气通降是胃主受纳的前提条件。所以，胃气不降则出现纳呆脘闷、胃脘胀满或疼痛、大便秘结等症状。若胃气不降反而上逆，则出现恶心、呕吐、呃逆、嗳气等症状。

胃气下降与脾气上升相反相成。脾宜升则健，胃宜降则和。脾气升则水谷精微得以输布，胃气降则食糜糟粕得以下传。脾胃之气升降协调，共同完成饮食物的消化吸收过程。脾胃并居人体之中央，为脏腑气机升降的枢纽。脾气升则肝肾之气皆升，胃气降则心肺之气皆降。胃气不降，可影响心火和肺气的下降，在腹胀、便秘的同时，可伴见心烦、失眠、口舌生疮、牙龈咽喉肿痛等病变。如《素问·逆调论》有"胃不和则卧不安"之论。

其二，胃喜润恶燥。与脾喜燥而恶湿相对而言，胃有喜润而恶燥的生理特性。胃为阳明燥土之腑，赖阴液滋润以维持其正常的生理功能。胃主受纳腐熟，不仅依赖胃气的推动，亦需胃中津液的濡润。胃中津液充足，则能维持其受纳腐熟功能和通降下行的特性。胃为阳土，其病易成燥热之害，胃中津液每多受损。所以，临床治疗各种疾病，强调保护胃中津液。即使必用苦寒泻下之剂，也应中病即止，以祛除实热燥结为度，不可妄施，以免化燥伤阴。

三、小肠

小肠位于腹中，上端与胃在幽门相接，迂曲回环迭积于腹腔之中，下端与大肠在阑门相连。手太阳小肠经与手少阴心经相互属络而构成表里关系。

小肠的主要生理功能是主受盛化物，泌别清浊，主液。

（一）小肠主受盛化物

小肠主受盛化物，指小肠具有接受容纳胃腐熟之食糜，并作进一步消化的功能。小肠主受盛化物，包括小肠主受盛和小肠主化物两个方面：一是小肠接受由胃腑下移而来的食糜而容纳之，即受盛作用；二是食糜在小肠内必须停留一定的时间，由脾气与小肠的共同作用对其进一步消化，化为精微和糟粕两部分，即化物作用。小肠受盛化物的功能失常，表现为腹胀、腹泻、便溏等。

（二）小肠主泌别清浊

小肠主泌别清浊，指小肠对食糜作进一步消化，并将其分为清浊两部分的生理功能。清者即精微部分，包括谷精和津液，由小肠吸收，经脾气转输至全身，灌溉四傍；浊者即食物残渣和水液，食物残渣经阑门传送到大肠而形成粪便，水液经三焦下渗膀胱而形成尿液。小肠泌别清浊的功能正常，则精微与糟粕各走其道而二便正常。如《类经·藏象类》说："小肠居胃之下，受盛胃中水谷而分清浊，水液由此而渗于前，糟粕由此而归于后，脾气化而上升，小肠化而下降，故曰化物出焉。"若小肠泌别清浊的功能失常，清浊不分，就会出现尿少而便溏泄泻等症。临床上，以"利小便所以实大便"的方法治疗泄泻，就是"小肠主泌别清浊"理论的具体应用。

（三）小肠主液

小肠主液，指小肠在吸收谷精的同时，吸收大量津液的生理功能。小肠吸收的津液与谷精合为水谷之精，由脾气转输到全身；部分水液经三焦下渗膀胱，生成尿液。《医贯·噎膈论》说："小肠主液……小肠热结则液燥。"小肠实热，可出现小便短少、赤涩灼痛等症状，甚则热盛灼伤络脉，可见尿血。

四、大肠

大肠位于腹腔之中，其上口在阑门处与小肠相接，回环腹腔，其下端连肛门。手阳明大肠经与手太阴肺经相互属络而构成表里关系。

大肠的主要生理功能是主传导糟粕与主津。

（一）大肠主传导糟粕

大肠主传导，又称"传导之官"，指大肠接受由小肠下移的食物残渣，吸收水分，形成糟粕，经肛门排泄粪便的功能。如大肠传导糟粕功能失常，则出现排便异常，常见大便秘结或泄泻。若湿热蕴结大肠，大肠传导失常，还会出现腹痛、里急后重、下痢脓血等。

大肠的传导糟粕，实为对小肠泌别清浊功能的承接。除此之外，尚与胃气的通降、肺气的肃降、脾气的运化、肾气的推动和固摄作用有关。胃气通降，包括大肠对糟粕的排泄作用；肺与大肠为表里，肺气肃降有助于糟粕的排泄；脾气运化，有助于大肠对食物残渣中津液的吸收；肾气的推动和固摄作用，主司二便的排泄。

（二）大肠主津

大肠主津，指大肠接受食物残渣，吸收水分的功能。由于大肠参与体内的津液代谢，故称"大肠主津"。大肠主津功能失常，津液不得吸收，与糟粕俱下，可出现肠鸣、腹痛、泄泻等症；若大肠实热，消烁津液，津亏失润，可见大便秘结不通。如《医贯·噎膈论》说："大肠主津……大肠热结则津涸。"

五、膀胱

膀胱，又称尿脬、净腑、水腑，位于下腹部，与肾相连，下有尿道，开口于前阴。足太阳膀胱经与足少阴肾经相互属络而构成表里关系。

膀胱的主要生理功能是贮存和排泄尿液。

（一）膀胱主贮藏尿液

人体的津液通过肺、脾、肾等脏腑的作用，布散全身脏腑形体官窍，发挥其滋养濡润作用，其代谢后的浊液，则下归于膀胱。尿液是津液代谢的产物，贮藏于膀胱，故《灵枢·本输》称之为"津液之府"。《素问·灵兰秘典论》说："膀胱者，州都之官，津液藏焉。"尿液的贮藏，有赖于肾气及膀胱之气的固摄。

（二）膀胱主排泄尿液

膀胱中尿液的排泄，由肾气及膀胱的气化作用调节。肾的气化作用正常，则膀胱开合有度，尿液可及时地从尿窍排出体外。若肾气失于固摄，膀胱合少开多，可见夜尿多、尿后余沥、尿频、遗尿、小便失禁等症状；肾的气化作用失常，膀胱开少合多，可出现小便不利或癃闭。故《素问·宣明五气》说："膀胱不利为癃，不约为遗尿。"

六、三焦

三焦首见于《内经》，属六腑之一。《难经》明确提出三焦部位划分（《三十一难》），并称其"有名而无形"（《二十五难》），则三焦形质之辨，历代医家众说纷纭。清·吴鞠通创立"三焦辨证"，指导外感温热病的辨证论治。

（一）六腑之三焦

六腑之三焦，是分布于胸腹腔的一个大腑，脏腑之中惟三焦最大，无与匹配，故有"孤府"之称。《类经·藏象类》说："三焦者，确有一腑，盖脏腑之外，躯壳之内，包罗诸脏，一腔之大腑也。"手少阳三焦经与手厥阴心包经相互属络而成表里关系。

三焦的主要生理功能是运行津液和通行元气。

1. 运行津液

《素问·灵兰秘典论》说："三焦者，决渎之官，水道出焉。"三焦是全身津液上下输布运行的通道。全身津液的输布和排泄，是在肺、脾、肾等脏腑的协同作用下完成的，但必须以三焦为通道。三焦水道不利，肺、脾、肾等脏腑输布调节津液代谢的功能则难以实现。三焦具有疏通水道、运行津液的作用，以调节津液代谢平衡，称作"三焦气化"。三焦气化失常，水道不利，可导致津液代谢失调。正如《类经·藏象类》所说："上焦不治则水泛高原，中焦不治则水留中脘，下焦不治则水乱二便。三焦气治，则脉络通而水道利。"

2. 通行元气

《难经·六十六难》说："三焦者，原气之别使也。"《难经·三十八难》指出三焦"有原气之别焉，主持诸气"。三焦是一身之气上下运行的通道。肾精化生的元气，通过三焦输布到五脏，充沛于全身，以激发、推动各个脏腑组织的功能活动；胸中气海的宗气，自上而下达于脐下，以资先天元气。诸气的运行输布，皆以三焦为通道。因此，三焦通行元气的功能，关系到整个人体的气化作用。

三焦运行津液和通行元气的功能相互关联，实际上是一个功能的两个方面：津液的运行赖于气的推动（气能行津），而气又依附于津液而存在（津能载气）。故《难经·三十一难》所谓"三焦者，水谷之道路，气之所终始也"。

（二）部位之三焦

1. 上焦

横膈以上的部位，包括心、肺两脏以及头面部，归属上焦。也有将上肢归属于上焦。"上焦如雾"（《灵枢·营卫生会》），是对心肺输布营养至全身的作用形象化的描写与概括，喻指上焦宣发卫气，敷布水谷精微、血和津液的作用，如雾露之灌溉。如《灵枢·决气》说："上焦开发，宣五谷味，熏肤、充身、泽毛，若雾露之溉，是谓气。"

2. 中焦

横膈以下、脐以上的部位，包括脾胃、小肠、肝胆等脏腑，归属中焦。"中焦如沤"（《灵枢·营卫生会》），是对脾胃、肝胆等脏腑的消化饮食物的作用形象化的描写与概括，喻指中焦消化饮食物的作用，如发酵酿造之过程。如《灵枢·营卫生会》说："中焦……此所受气者，泌糟粕，蒸津液，化其精微，上注于肺脉，乃化而为血，以奉生身，莫贵于此。"

就解剖位置而言，肝胆属中焦。《脉经》寸口分部以候脏腑，以肝应左关，属于中焦。明清时期，温病学以三焦辨证作为纲领，将外感热病后期出现的精血亏虚和动风病证，归于下焦范围，又肝肾同源、精血互生，即以肝属下焦。

3. 下焦

脐以下的部位为下焦，包括肾、大肠、膀胱、女子胞、精室等脏腑，归属下焦。也有将下肢归属于下焦。"下焦如渎"（《灵枢·营卫生会》），是对大肠、肾和膀胱排泄糟粕和尿液的作用和形象化描写与概括，喻指肾、膀胱、大肠等脏腑排泄二便的功能，如沟渠之通导。

（三）辨证之三焦

辨证三焦，指三焦作为温病的辨证纲领。《温病条辨·卷二》说："肺病逆传，则为心包，上焦不治则传中焦，胃与脾也。中焦不治则传下焦，肝与肾也，始于上焦，终于下焦。"三焦辨证，为温病发生发展过程中由浅及深的三个不同病变阶段。

第四节　奇恒之腑

奇恒之腑，是脑、髓、骨、脉、胆、女子胞的总称。奇恒之腑形态似腑，多为中空的管腔或囊状器官；功能似脏，主藏精气而不泻。因其似脏非脏、似腑非腑，异于常态，故以"奇恒"名之。除胆为六腑之外，其余皆无表里配合，也无五行配属，但与奇经八脉有关。

本节重点阐述脑、髓及女子胞，其他如脉、骨、胆，前已述及。

一、脑

脑藏于颅腔之中，为脑髓汇聚而成，位于头部之内，故又名"髓海"。脑与脊髓相通，"上至脑，下至尾骶，皆精髓升降之道路"（《杂病源流犀烛·头痛源流》）。故《素问·五脏生成》说："诸髓者，皆属于脑。"《灵枢·海论》说："脑为髓之海。"脑为神明之所出，又称"元神之府"。

脑的主要生理功能是主宰生命活动、精神活动和主感觉运动。

（一）主宰生命活动

《素问·刺禁论》说："刺头，中脑户，入脑立死。"古人已认识到脑对生命至重的作用。精是构成脑髓的物质基础。《灵枢·经脉》说："人始生，先成精，精成而脑髓生。"两精相搏，随形具而生之神，即为元神。《灵枢·本神》说："两精相搏谓之神。"元神来自先天，属先天之神。"脑为元神之府"（《本草纲目》辛夷条），是生命的枢机，主宰人体的生命活动。元神藏于脑，为"吾真心中之主宰也"（《乐育堂语录》）。元神旺盛，则人体精力充沛、思维敏锐、脏腑气血安和。元神失常，则人体脏腑功能失控失序。《景岳全书·阴阳》说："故凡欲保生重命者，尤当爱惜阳气，此即以生以化之元神，不可忽也。"元神存则生命立，元神亡则生命息。

（二）主宰精神活动

意识、思维、情志是精神活动的高级形式，是外界客观事物作用于脑的结果，又有元神、识神、欲神的区别。其一，元神。脑主元神而主志意。如《灵枢·本脏》说："志意者，所以御精神，收魂魄，适寒温，和喜怒者也。"人每忆往事，必凝神于脑，脑具有主司记忆的功能。故"灵机记性在脑"（《医林改错·脑髓说》）。其二，识神。在"元神之府"脑的调控下，通过心的"任物"（《灵枢·本神》）作用，承担接受和处理外界事物，属后天之神，又称"识神"。故张锡纯《医学衷中参西录·人身神明诠》说："脑中为元神，心中为识神。元神者，藏于脑，无思无虑，自然虚灵也；识神者，发于心，有思有虑，灵而不虚也。"其三，欲神。情志活动是人对外界刺激的反应，与人的情绪、情感、欲望等心身需求有关，属"欲神"范畴，亦为先天"元神"所调控。脑主精神活动的功能正常，则精神饱满，意识清晰，思维灵敏，记忆力强，语言清晰，情志正常。反之，则出现狂乱、烦躁、情感淡漠、神情呆滞等意识思维及情志方面的异常。

（三）主感觉运动

《灵枢·海论》说："髓海不足，则脑转耳鸣，胫酸眩冒，目无所见，懈怠安卧。"脑髓充盈，主司感觉运动功能正常，则视物精明，听力正常，嗅觉灵敏，感觉无殊，运动如常，轻劲多力；脑髓空虚，会导致感觉、运动功能失常，出现听觉失聪，视物不明，嗅觉不灵，平衡失调，肢体懈怠等症。《类经·疾病类》说："五脏六腑之精气，皆上升于头，以成七窍之用。"《医林改错·脑髓说》说："两耳通脑，所听之声归脑；两目系如线长于脑，所见之物归脑；鼻通于脑，所闻香臭归于脑；小儿周岁脑渐生，舌能言一二字。"口、舌、眼、鼻、耳五官诸窍，皆位于头面，与脑相通，故视、听、言、动等功能，皆与脑密切相关。

二、髓

髓，是骨腔中膏脂状的精微物质。如《说文解字》说："髓，骨中脂也。"髓因所居骨腔的部位不同，而分为脑髓、脊髓和骨髓。脑髓，藏于颅腔之中。脊髓，藏于脊椎管之内，与脑髓相通。《难经本义·四十五难》说："髓自脑下注于大杼，大杼渗入脊心，下贯尾骶，渗注骨节。"脊髓与脑髓上下升降、彼此交通，故二者合称为脑脊髓。骨髓，藏于骨骼之中。《素问·脉要精微论》说："骨者，髓之府。"

髓的生理功能是充养脑髓、滋养骨骼、化生血液。

（一）充养脑髓

脑为髓之海，髓由肾精所化生。肾中精气，注入脊髓，上行入脑，不断补养脑髓，以维持脑的正常生理功能。肾精充足，则脑髓充盛，才能实现脑主宰生命的生理功能，表现为脑力充沛，思维敏捷，耳聪目慧，身强体健。《医林改错·脑髓说》说："灵机记性在脑者，因饮食生气血，长肌肉，精汁之清者，化而为髓，由脊骨上行入脑，名曰脑髓。盛脑髓者，名曰髓海……小儿无记性者，脑髓未满；高年无记性者，脑髓渐空。"若先天不足或后天失养，导致肾精不足，不能生髓充脑，则髓海空虚，常出现头晕目眩，视物昏花，耳鸣如蝉，记忆力减退，腰膝酸软无力，或小儿发育迟缓，囟门迟闭，智力不足等症状。

（二）滋养骨骼

骨为髓之府，髓为骨之充。髓的盈盛亏虚，直接影响骨骼的生长发育和代谢。肾生骨髓，肾荣精充则髓满，髓满则骨骼营养充分而强健有力。反之，精亏髓少，骨失充养，则会出现骨弱无力，或骨骼发育不良，或骨痿、骨脆、骨折等骨骼病变。《诸病源候论·牙齿病诸候》说："齿牙皆是骨之所终，髓之所养，髓弱骨虚，风气客之，则齿断。"《素问·痿论》说："肾气热，则腰脊不举，骨枯而髓减，发为骨痿。"

（三）化生血液

骨髓是化生血液的重要物质基础。《诸病源候论·虚劳病诸候》说："精者血之所成也。"又说："妊娠四月，始受水精，以成血脉。"精充髓满，则血液化源充足。因此，中医临床常用补肾填精之法治疗某些血虚证。

三、女子胞

女子胞，又称胞宫、子宫、子脏、胞脏、子处等，位于小腹部，在膀胱之后，直肠之前，下口（即胞门，又称子门）与阴道相连。

女子胞的主要生理功能是主持月经和孕育胎儿。

（一）主持月经

月经，又称月信、月事、月水，是女子天癸来至后周期性子宫出血的生理现象。《素问·上古天真论》说："二七而天癸至，任脉通，太冲脉盛，月事以时下，故有子。"《血证论·男女异同论》说："女子胞中之血，每月换一次，除旧生新。"约到49岁，天癸竭绝，月经闭止。月经的产生，是脏腑经脉气血及天癸作用于胞宫的结果。

（二）孕育胎儿

胞宫是女性孕育胎儿的器官。女子在发育成熟后，应时排卵行经，具备受孕生殖的能力。此时，两性交媾，两精相合，就构成了胎孕。《类经·藏象类》说："阴阳交媾，胎孕乃凝，所藏之处，名曰子宫。"受孕之后，月经停止来潮，脏腑经络血气皆下注于冲任，到达胞宫以养胎，培育胎儿以至成熟而分娩。

女子胞的生理功能与天癸、经脉以及脏腑有着密切联系。天癸，是肾精及肾气充盈到一定程度而产生的，具有促进人体生殖器官发育成熟和维持人体生殖功能作用的一种精微物质。在"天癸"的促发下，女子胞发育成熟，月经来潮，应时排卵，为孕育胎儿准备条件。

女子胞与冲、任、督、带及十二经脉均有密切关系。其中，又以冲、任、督、带脉为最。冲、任、督脉一源而三歧，起于胞中，出于会阴。冲脉上渗诸阳，下灌三阴，与十二经脉相通，为"十二经之海"；冲脉又为"五脏六腑之海"，脏腑经络之气血皆注于冲脉，故冲脉又称为"血海"。冲脉血海蓄溢十二经之血，胞宫得以溢泄经血，孕育胎儿。任脉为"阴脉之海"，蓄积阴经之血，一身阴经之血经任脉聚于胞宫，妊养胎儿，故称"任主胞胎"。任脉气血充盛是女子胞主持月经、孕育胎儿的生理基础。冲为血海，任主胞胎，二者相资，方能有子。所以，胞宫的作用与冲任二脉的关系更加密切。督脉为"阳脉之海"，督脉与任脉，同起于胞中，一行于身后，一行于身前，交会于龈交，其经气循环往复，沟通阴阳，调摄气血，并与肾相通，运行肾气，从而维持胞宫正常的经、孕、产的生理活动。"带脉下系于胞宫，中束人身，居身之中央"(《血证论·崩带》)。带脉既可约束、统摄冲任督三经的气血，又可固摄胞胎。十二经脉的气血通过冲脉、任脉、督脉灌注于胞宫之中，而为经血之源，胎孕之本。女子胞直接或间接与十二经脉相通，禀受脏腑之气血，泄而为经血，藏而育胞胎，从而完成其生理功能。

总之，心主神明，脑主元神，五脏藏神，脑与五脏生理功能密切相关。肾藏精，脾胃化生水谷精微，故肾与脾胃等脏腑与髓的关系密切。女子胞的生理功能主要与心、肝、脾、肾的关系最为密切。详见"五脏与奇恒之腑之间的关系"。

附：精室

男子之胞，名为"精室"，是男性生殖器官，具有藏精、生殖功能。精室为肾所主，与肾中精气盛衰关系密切。故《中西汇通医经精义·下卷》说："女子之胞，男子为精室，乃血气交会，化精成胎之所，最为紧要。"精室所藏之精，有度施泄，受肝主疏泄功能的调控。此外，还与冲脉、任脉、督脉等经脉相关。睾丸，又称外肾，亦称势，"宦者少时去其势，故须不生。势，阴丸也，此言宗筋，亦指睾丸而言"(丹波元简注《灵枢·五音五味》)。临床实践中，精少、精冷、精浊等精室病变多从肾、肝、任脉、督脉论治。

第五节 脏腑之间的关系

藏象学说以五脏为中心，以精气血津液为物质基础，通过经络系统，将脏、腑、奇恒之腑沟通联系成有机整体。脏腑之间的关系主要有：脏与脏之间的关系，腑与腑之间的关系，脏与腑之间的关系，脏与奇恒之腑之间的关系。

一、脏与脏之间的关系

心、肺、脾、肝、肾五脏，既各司其职，又存在着密不可分的联系。对五脏之间关系的理解，应注重五脏生理功能之间的相互资生、相互制约与相互协调，以及五脏在调节精神、气血、津液等方面的相互关系。

（一）心与肺

心肺同居上焦，心主血，肺主气，心与肺的关系主要体现为气与血的关系。

心主一身之血，肺主一身之气，两者相互协调，保证气血的正常运行，维持机体各脏腑组织的生理功能。心主血脉，而肺朝百脉，助心行血，是血液正常运行的必要条件；肺司呼吸功能的正常发挥也有赖于心主血脉，故又有"呼出心与肺"(《难经·四难》)之说。由于宗气具有贯心脉行血气、走息道司呼吸的生理功能，积于胸中的宗气是联系心搏动和肺呼吸的中心环节。

心与肺的病变相互影响，常表现为气血失和。如心气不足，行血无力，心脉瘀阻，导致肺气壅滞，气失宣降，表现为咳嗽喘促，胸闷气短等；肺气不足，则血运行无力，表现为心悸心痛，胸闷气短等。

（二）心与脾

心与脾的关系，主要表现在血液生成与运行方面的相互为用、相互协同。

1. 血液生成

脾主运化而为气血生化之源，水谷精微经脾转输至心肺，贯注于心脉而化赤为血；心主血脉，心生血养脾以维持其运化功能。若脾失健运，化源不足，可导致血虚而心失所养。劳神思虑过度，不仅暗耗心血，又可损伤脾气，形成心脾两虚证。临床常见眩晕，心悸，失眠多梦，腹胀食少，体倦乏力，精神萎靡，面色无华等症状。

2. 血液运行

血液在脉中正常运行，既有赖于心气的推动，又依靠脾气的统摄，心主行血与脾主统血相反相成、协调平衡，维持着血液的正常运行。若心气不足，行血无力；脾气虚损，统摄无权，均可导致血行失常，或见气虚血瘀，或见气不摄血之出血等。

（三）心与肝

心与肝的关系，主要表现在血液运行和精神情志方面。

1. 血液运行

心主血脉，推动血行，则肝有所藏；肝主藏血，调节血量，防止出血；肝主疏泄，调畅气机，促进血行，使心主血脉功能正常。两者共同维持血液的正常运行。临床常见的血虚或血瘀病机，主要表现在心肝血虚及心肝血瘀等方面。心血不足与肝血亏虚相互影响，导致心肝血虚，可见头晕目眩，心悸失眠，爪甲色淡，面色无华等症状。

2. 精神情志

心藏神，主精神活动；肝主疏泄，调畅情志。两者协调，维持正常的精神情志活动。心血充足，心神清明，有助于肝主疏泄；肝气条达，肝血充盈，有助于心神内守。两者相互为用，则精神饱满，情志舒畅。临床常见心肝火旺病机，心火与肝火母子相及，相互影响，可见心烦易怒，或狂躁妄动等症状。

（四）心与肾

心与肾的关系，主要表现为水火既济、精神互用、君相安位等方面。

1. 水火既济

心位于上，五行属火，升已而降；肾居于下，五行属水，降已而升。心火下降，以资肾阳，温煦肾水（肾阴），使肾水不寒；肾水上济，以滋心阴，制约心阳，使心火不亢；心与肾的阴阳水火升降互济，维持了两脏之间生理功能的协调平衡，称为"心肾相交"，即"水火既济"。《慎斋遗书》说："心肾相交，全凭升降。而心气之降，由于肾气之升；肾气之升，又因心气之降。"若心与肾的阴阳水火升降互济失常，多见肾阴虚于下而心火亢于上的阴虚火旺，称"水火未济"，即"心肾不交"，可见心烦失眠，眩晕耳鸣，腰膝酸软，梦遗梦交，五心烦热等症状。《吴医汇讲》说："水不升为病者，调肾之阳，阳气足，水气随之而升；火不降为病者，滋心之阴，阴气足，火气随之而降。则知水本阳，火本阴，坎中阳能升，离中阴能降故也。"

2. 精神互用

心藏神，肾藏精。精能化气生神，为气、神之基；神能统精驭气，为精、气之主。故积精可以全神，神全可以统驭精气。如《类证治裁·内景综要》说："神生于气，气生于精，精化气，气化神。"《类经·摄生类》说："虽神由精气而生，然所以统驭精气而为运用之主者，则又在吾心之神。"因此，心与肾的病变相互影响，可见肾精与心神失调的精亏神逸的病机变化。

3. 君相安位

心为君火，肾为相火（命火）。君火在上，如日照当空，为一身之主宰；相火在下，为神明之臣辅。命火秘藏，禀命守位，则心阳充足；心阳充盛，则相火潜藏守位。君火相火，各安其位，则心肾上下交济。若君相之火不足，心阳虚与肾阳虚互为因果，导致心肾阳虚之证，可见心悸怔忡，腰膝酸冷，肢体浮肿，小便不利，形寒肢冷等症状。

（五）肺与脾

肺与脾的关系，主要表现在气的生成与津液代谢两个方面。

1. 气的生成

肺主呼吸，吸入自然界清气；脾主运化水谷，化生水谷精气。清气与水谷精气合为宗气，宗气与元气合为一身之气。后天之气的盛衰，主要取决于宗气的生成。脾化生的水谷精微依赖肺气宣降以输布全身，肺的生理功能所需水谷精微又依靠脾气运化以成。故有"肺为主气之枢，脾为生气之源"之说。肺气虚累及脾（子病犯母），脾气虚影响肺（母病及子），终致肺脾两虚之证，可见咳嗽气短，食少倦怠，腹胀便溏等症状。

2. 津液代谢

肺气宣降主行水，使津液正常输布与排泄；脾主运化水液，上输于肺，或脾气散精，使津液正常生成与输布。肺脾两脏协调配合，相互为用，是保证津液正常输布与排泄的重要环节。脾失健运，津液停聚，影响肺气宣降；肺失宣降，水道不畅，水湿困脾。两脏病变及相互影响，均可导致津液输布失常，形成痰饮、水肿等。故有"脾为生痰之源，肺为贮痰之器"（《医宗必读·卷之三》）之说。

（六）肺与肝

肺与肝的关系，主要体现在调节人体气机升降方面。

"肝生于左，肺藏于右"（《素问·刺禁论》），是对肝肺气机升降特点的概括。肝主疏泄，调畅气机，肝气以升发为宜；肺主气，调节气机，肺气以肃降为顺。肝升肺降，一升一降，升降协调，对全身气机调畅、气血调和，起着重要的调节作用。

肺与肝的病变相互影响，如肝郁化火，木火刑金，出现咳嗽胸痛，甚则咯血等肝火犯肺之证。肺的气阴不足，失于清肃，金虚木侮，可见咳嗽气短，胸胁引痛等症状。

（七）肺与肾

肺与肾的关系，主要表现在呼吸运动、津液代谢及阴阳互资三个方面。

1. 呼吸运动

肺司呼吸，肾主纳气。肺气肃降，吸入清气，下纳于肾；肾纳清气，以维持呼吸深度。故称"肺为气之主，肾为气之根"（《景岳全书·杂证谟》）。肺气久虚、肃降失司与肾气不足、摄纳无权，常互为影响，以致出现气短喘促、呼吸表浅、呼多吸少等肾不纳气的症状。

2. 津液代谢

肺为水之上源，通调水道，宣发津液外出腠理为汗，肃降水液下行至肾。肾为主水之脏，升清降浊，清者上达于肺，浊者下输膀胱。肺肾两脏，相辅相成，共同完成津液的输布与排泄，故《素问·水热穴论》说："其本在肾，其末在肺，皆积水也。"肺宣降失职或肾的气化失常，可致津液代谢障碍，聚水而成痰饮，或发为水肿。

3. 阴阳互资

肺与肾母子相生，阴液互资，称为"金水相生"。金能生水，肺金为肾水之母，肺阴充足，下输于肾，使肾阴充盈；水能润金，肾阴为一身阴液的根本，肺阴依赖肾阴滋养而充盛。若肾阴不足，不能上资肺阴；或肺阴亏虚，久虚及肾，可出现干咳少痰、声音嘶哑、潮热、五心烦热、颧红盗汗、腰酸耳鸣等肺肾阴虚的症状。

（八）肝与脾

肝与脾的关系，主要表现在疏泄与运化的相互为用、藏血与统血的相互协调关系。

1. 疏泄与运化互用

肝主疏泄，调畅气机，协调脾胃升降，并泌泄胆汁，促进脾胃受纳运化功能；脾气健运，水谷精微充足，气血生化有源，肝得以濡养而使肝气冲和条达，有利于疏泄功能的发挥。若肝失疏泄，气机郁滞，易致脾失健运，可出现精神抑郁、胸闷太息、纳呆腹胀、肠鸣泄泻等肝脾不调之证。

2. 藏血与统血协调

肝主疏泄，调畅气机，促进血行；肝主藏血，调节血量，防止出血，有助于脾统血；脾气健运，为气血生化之源，脾统血，防止血液逸出脉外，则肝有所藏。肝脾相互协作，共同维持血液的正常运行。若脾气虚弱，则血液生化无源而血虚；或统摄无权而出血，均可导致肝血不足。此外，肝不藏血可与脾不统血同时并见，临床称为"藏统失司"，可见各种虚性出血。

（九）肝与肾

肝与肾之间的关系非常密切，故称"肝肾同源"即"乙癸同源"（以天干配五行，肝属乙木，肾属癸水，故称），包括精血同源、藏泄互用以及阴阳互资互制等方面。

1. 精血同源

肝藏血，肾藏精，精血同源于水谷精微，且能相互转化资生，故曰"精血同源"。《张氏医通·诸血门》说："气不耗，归精于肾而为精；精不泄，归精于肝而化清血。"肾精肝血，荣则俱荣，损则俱损。肝血不足与肾精亏虚多相互影响，以致出现头昏目眩、耳聋耳鸣、腰膝酸软等肝肾精血两亏的症状。

2. 藏泄互用

肝主疏泄，肾主封藏，二者之间存在着相互制约、相互为用的关系。疏泄与封藏相反相成，从而调节女子的排卵、月经来潮和男子的排精功能。若二者失调，女子可见月经失调，月经量多或闭经以及排卵障碍；男子可见阳痿、遗精、滑精或阳强不泄等症状。

3. 阴阳互资互制

肾阴是一身之阴的根本，肾阴充盛滋养肝阴；肝阴充足能补充肾阴。肝肾之阴充盈，可防止肝阳过亢，保持肝肾阴阳协调平衡；肾阳资助肝阳，温煦肝脉，可防肝脉寒滞。肝肾阴阳之间互制互用维持了肝肾之间的协调平衡。如肾阴不足可累及肝阴，肝肾阴虚，阴不制阳，水不涵木，又易致肝阳上亢，可见眩晕、中风等。肾阳虚衰可累及肝阳，导致肝脉寒滞，可见少腹冷痛，阳痿精冷，宫寒不孕等症状。

（十）脾与肾

脾与肾的关系，主要表现在先天后天相互资生与津液代谢方面。

1.先天后天相互资生

脾与肾之间存在先天促后天、后天养先天的关系。肾藏精，元气根于肾，是生命活动的原动力。元气盛则脾气健旺，运化水谷精微。脾化生后天之精，不断输送至肾，充养先天之精使之生化不息。若脾虚后天之精乏源，不能充养先天，可见生长发育迟缓或早衰，或生殖功能异常等肾精亏虚病证；肾精不足，元气虚衰，脾气运化失常，后天之本不固。肾阳为脏腑阳气的根本，脾阳根于肾阳，行温煦四末、运化水谷之职。肾阳虚，不能温助脾阳；或脾阳虚，累及肾阳，均可致脾肾阳虚，可见肢冷畏寒，腹部冷痛，面色苍白，或下利清谷、五更泄泻等症状。

2.津液代谢

肾主水，主持调节全身津液代谢，肾之气化促进脾气运化水液；脾主运化，输布津液，使肾升清降浊得以实现，防止水湿停聚。脾肾协调，与其他相关脏腑共同维持水液代谢的平衡。脾失健运，水湿内生，可发展至肾虚水泛；而肾虚气化失司，水湿内蕴，也可影响脾的运化，最终均可导致尿少浮肿、腹胀便溏、畏寒肢冷等脾肾两虚的症状。

二、腑与腑之间的关系

胆、胃、小肠、大肠、膀胱、三焦的六腑之间的关系，主要体现于对饮食物的消化、吸收和排泄过程中的相互联系与密切配合。

饮食入胃，经胃腐熟而成食糜，下传小肠；小肠受盛，并在胆汁的参与下，泌别清浊，清者（水谷精微）由脾转输以养全身；其浊者，水液经三焦渗入膀胱，膀胱贮藏尿液，及时排泄；食物残渣下传大肠，经燥化吸收水液，形成粪便，由胃气下降和大肠传导通过肛门排泄。三焦不仅是水谷传化的通道，更重要的是三焦气化推动和支持着六腑传化功能的正常运行。六腑传化水谷，虚实更替，完成受纳、消化、吸收、传导和排泄过程，宜通而不宜滞，故《素问·五脏别论》有"胃实而肠虚""肠实而胃虚"的论述，说明饮食物在胃肠中必须更替运化而不能久留，故后世医家有"六腑以通为用""腑病以通为补"之说。

六腑在病变上相互影响，如胃有实热，津液被灼，可致大肠传导不利而见大便燥结。大肠传导失常，肠燥便秘也可引起胃失和降，胃气上逆，出现嗳气、呕恶等症状。

三、脏与腑之间的关系

脏与腑的关系，是脏腑阴阳表里配合关系。脏属阴主里而腑属阳主表，一脏一腑，一阴一阳，一表一里，相互配合，组成心与小肠、肺与大肠、脾与胃、肝与胆、肾与膀胱等脏腑表里关系，脏行气于腑，腑输精于脏，体现了阴阳表里相输相应的"脏腑相合"关系。

脏腑相合关系，其依据主要有四：①经脉属络。属脏的经脉络于所合之腑，属腑的经脉络于所合之脏，如手太阴肺经属肺络大肠，手阳明大肠经属大肠络肺，肺与大肠构成脏腑表里关系，手太阴经与手阳明经则构成表里之经。其他脏腑依此类推。②生理配合。六腑功能受五脏之气的调节，五脏功能也有赖于六腑的配合。③病机相关。脏病可影响到其相合的腑，腑病也可影响其相合的脏。④脏腑兼治。根据脏腑相合关系，临床上有脏病治腑、腑病治脏、脏腑同治等诸法。

（一）心与小肠

心与小肠通过经脉相互属络构成表里关系。

生理：心主血脉，心阳温煦，心血濡养，有助于小肠化物等功能；小肠化物，泌别清浊，清者经脾上输心肺，化赤为血，以养心脉，即《素问·经脉别论》所谓"浊气归心，淫精于脉"。

病变：心经实火可移热于小肠，引起尿少、尿赤涩刺痛、尿血等小肠实热的症状。反之，小肠有热亦可循经上熏于心，可见心烦、舌赤糜烂等症状。此外，小肠虚寒，化物失职，水谷精微不生，日久可出现心血不足的病证。

（二）肺与大肠

肺与大肠通过经脉的相互属络构成表里关系。

生理：肺气清肃下降，能促进大肠的传导，有利于糟粕的排泄；大肠传导正常，糟粕下行，亦有利于肺气的肃降。

病变：肺气壅塞，失于肃降，可引起腑气不通，出现肠燥便秘。若大肠实热，传导不畅，腑气阻滞，也可影响到肺的宣降，出现胸满咳喘等症状。

（三）脾与胃

脾与胃同居中焦，通过经脉的相互属络构成表里关系，同为气血生化之源、后天之本。脾与胃在生理上的关系，主要包括水谷纳运协调、气机升降相因、阴阳燥湿相济等。

水谷纳运协调：胃主受纳腐熟水谷，是脾主运化的前提；脾主运化精微并转输，有利于胃的受纳。两者密切合作，纳运协调，维持着饮食物的不断受纳、消化以及精微的不断吸收与转输过程。故《诸病源候论·脾胃诸病候》说："脾胃二气相为表里，胃受谷而脾磨之，二气平调，则谷化而能食。"《景岳全书·脾胃》说："胃司受纳，脾主运化，一运一纳，化生精气。"若脾失健运，可导致胃纳不振；而胃气失和，也可导致脾运失常；最终均可出现纳少脘痞、腹胀泄泻等脾胃纳运失调之症状。

气机升降相因：脾胃居于中焦，脾气主升而胃气主降，相反而相成。脾气升则肾气、肝气皆升，胃气降则心气、肺气皆降，故为脏腑气机上下升降的枢纽。脾气上升，将运化吸收的水谷精微向上输布，有助于胃气之通降；胃气通降，将受纳之水谷、食糜通降下行，也有助于脾气之升运。脾胃之气升降相因，既保证了饮食纳运的正常进行，又维护着内脏位置的相对恒定。若脾虚气陷，可导致胃失和降而上逆；而胃失和降，亦可影响脾气升运功能；可见脘腹坠胀、头晕目眩、泄泻不止、呕吐呃逆，或内脏下垂等症状。即所谓"清气在下，则生飧泄，浊气在上，则生膜胀"（《素问·阴阳应象大论》）。

阴阳燥湿相济：脾为阴脏，主运化水饮，喜燥而恶湿；胃为阳腑，主通降下行，喜润而恶燥。故《临证指南医案·卷二》说："太阴湿土，得阳始运，阳明燥土，得阴自安。以脾喜刚燥，胃喜柔润故也。"脾易生湿，得胃阳以制之，使脾不至于湿；胃易生燥，得脾阴以制之，使胃不至于燥。脾胃阴阳燥湿相济，是保证两者纳运、升降协调的必要条件。若湿困脾运，可导致胃纳不振；胃阴不足，亦可影响脾运功能；脾湿则其气不升，胃燥则其气不降，可见中满痞胀、排便异常等症状。

（四）肝与胆

肝与胆通过经脉的相互属络构成表里关系。肝与胆的关系，主要表现在同司疏泄、共主勇怯等方面。

同司疏泄：肝主疏泄，分泌胆汁；胆附于肝，藏泄胆汁。两者协调合作，疏利胆汁于小肠，帮助脾胃消化饮食物。肝气疏泄正常，促进胆汁的分泌和排泄；而胆汁排泄无阻，又有利于肝气疏泄的正常发挥。若肝气郁滞，可影响胆汁疏利；而胆腑湿热，也可影响肝气疏泄；最终均可导致肝胆气滞、肝胆湿热，或郁而化火、肝胆火旺之证。

共主勇怯：《素问·灵兰秘典论》说："肝者，将军之官，谋虑出焉。胆者，中正之官，决断出焉。"胆主决断与人的勇怯有关，而决断又基于肝之谋虑，肝胆相互配合，情志活动正常，处事果断。如《类经·藏象类》说："胆附于肝，相为表里。肝气虽强，非胆不断。肝胆相济，勇敢乃成。"肝胆共主勇怯以两者同司疏泄为生理学基础。若肝胆疏泄失常，肝气郁滞，或胆郁痰扰，可见失眠多梦、惊恐胆怯等症状。

（五）肾与膀胱

肾与膀胱通过经脉的相互属络构成表里关系。

生理：肾为主水之脏，生成尿液，开窍于二阴；膀胱主贮藏尿液，自前阴排出；肾与膀胱相互协作，共同完成尿液的生成、贮存与排泄。膀胱的贮尿排尿功能，取决于肾气的盛衰。肾气充足，蒸化及固摄作用正常发挥，则尿液正常生成，贮于膀胱并有度地排泄。膀胱贮尿排尿有度，也有利于肾气的主水功能。

病变：若肾气虚弱，蒸化无力，或固摄无权，可影响膀胱的贮尿排尿，而见尿少、癃闭或尿失禁。膀胱湿热，或膀胱失约，也可影响到肾气的蒸化和固摄，出现尿液及其排泄异常。

在经络系统中，尚有心包络与三焦经脉相互属络，互为阴阳表里之说，但在生理配合、病机相关等应用较少，故不赘述。

四、五脏与奇恒之腑之间的关系

五脏与奇恒之腑具有相同的生理功能特点，即"藏精气而不泻"。因此，五脏与奇恒之腑在生理上存在着相互资助、相互为用的关系，在病变上也相互影响。

（一）五脏与脑

精神活动由心与脑主司，又与五脏密切相关，故有"五神脏"之说。如《素问·宣明五气》说："心藏神，肺藏魄，肝藏魂，脾藏意，肾藏志。"《素问灵枢类纂约注》说："肝藏魂，人之知觉属魂；肺藏魄，人之运动属魄。"神以形立，五脏所藏精气乃神的物质基础。神虽分藏于五脏，但总由脑之"元神"与心之"识神"调节和控制。

五脏藏神，脑为"元神之府"，其相关的生理功能密切相关。

心主神明，脑主元神；心主血，上供于脑，血足则脑髓充盈，故心与脑相通。临床上，脑病可从心论治。

肺主气，朝百脉，助心行血。肺之功能正常，则气血充盈、畅行，魄生而感觉成，故脑与肺有着密切关系。

脾为后天之本，气血生化之源。脾胃纳运正常，气血化源充足，五脏安和，九窍通利，则清阳出上窍而上达于脑。脾胃虚衰则九窍不通，脑失所养。因此，临床上可从脾胃入手，益气升阳治疗脑病。李杲倡"脾胃虚则九窍不通论"，开启升发脾胃清阳之气以治脑病的先河。

肝主疏泄，调畅气机，又主藏血。气机调畅，血气和调，则脑清神聪，魂生而知觉成。若疏泄失常，肝气抑郁或亢逆，则见精神失常，情志失调，或清窍闭塞，或为中风昏厥；若肝失藏血，神失所养，魂不得涵养而飞荡，则见梦呓夜游、幻听幻觉等。

肾藏精，精生髓，髓聚而成脑，故脑与肾的关系密切。如《医学入门·天地人物气候相应图》说："脑者髓之海，诸髓皆属于脑……髓则肾主之。"先天之精赖后天之精的培育，故脑与五脏六腑之精也有着联系。五脏六腑之精充，则肾精盈；肾精充盈，则脑髓满；脑髓满，则脑之功能正常。故补肾填精益髓为治疗脑病的重要方法。

对于意识、思维、情志等精神活动异常的病证，不可简单地归结为心与脑的病变，由于心、脑皆与五脏密切相关，故可从五脏论治。

（二）五脏与脉

脉为血之府，是血液运行的通道，故又称"血脉"。脉的生理功能与五脏相关。

心主血脉，心与血脉合而为一个相对独立的血液循环系统。心气充沛，心脏有节律的搏动，则脉道通利，血行正常。心气虚弱，推动无力，则血脉不利，血行瘀滞。心主神明，神驭心气，对心脏的搏动、血脉通利及血液运行也具有调节作用。

肺主气而朝百脉，辅助心脏推动和调节血液的运行。临床可见脉道阻滞，血行不畅，影响心、肺的功能异常，甚则血瘀脉络，可致猝死。

脾主统血，固摄和控制血液在脉中运行而不逸出脉外。脾气虚弱，脾不统血，可致血液逸出脉外而见各种出血。脾又为血液生化之源，关乎血脉充盈与通利。

肝主疏泄，调畅气机，气机畅达则血脉通利；肝主藏血，调节血量，能防止出血。

肾阴肾阳是五脏阴阳之本。肾阳资助心阳，促进血脉流畅；肾阴资助心阴，滋养血脉。临床可见心肾阳虚，温煦推动无力；或心肾阴虚，凉润宁静功能减退的心脉失常病证。

（三）五脏与骨、髓

髓的生成与肾的关系尤为密切。《素问·阴阳应象大论》说："肾生骨髓。"肾精是化髓的基础物质，肾精充盛，化髓充足，则脑脊得养，骨骼得滋，脑脊功能正常，骨骼坚固强韧。如《四圣心源·形体结聚》说："髓骨者，肾水之所生也，肾气盛则髓骨坚凝而轻利。"髓之为病，以不足居多，无论是生成不足还是消耗太过，总与肾精关系密切。如《素问·逆调论》说："肾不生则髓不能满。"《重广补注黄帝内经素问·生气通天论》说："然强力入房则精耗，精耗则肾伤，肾伤则髓气内枯。"故历代医家益髓多重滋补肾精。

髓的化生又与脾胃、大小肠等脏腑密切相关。《灵枢·五癃津液别》说："水谷入于口，输于肠胃，其液别为五（汗、溺、泣、唾、髓）。"髓的病变亦与脾胃等有关。如《脾胃论·脾胃盛衰论》说："大抵脾胃虚弱，阳气不能生长……脾病则下流乘肾……骨乏无力，是为骨蚀，令人骨髓空虚。"

肾"受五脏六腑之精而藏之"（《素问·上古天真论》），故骨与髓的发育与五脏精气也有密切的关系。

（四）五脏与女子胞

女子胞的主要生理功能是主持月经和孕育胎儿，其与心、肝、脾、肾的关系最为密切。

心藏神，女子胞主持月经和孕育胎儿的功能受心神调节。心神内守，心理活动稳定，心情舒畅，是女子月经按时来潮和适时排卵以成胎孕的重要条件。心主血脉，化赤为血，心血充盛，血脉充盈，心气充沛，血脉通畅，对女子胞的功能具有重要的资助和促进作用。若心神不宁，或心的气血不足，都可影响胞宫，导致月经失调，甚或不孕。此外，肺主气，朝百脉，与女子胞的生理功能也有一定联系。

脾主运化，为气血生化之源，主统血。血和调于五脏，洒陈于六腑，在女子，则上为乳汁，下为月经。女子胞与脾的关系，主要表现在经血的化生与固摄两个方面。脾气健运，化源充足，统摄有权，则经血藏泄正常。

肝主藏血，称为"血海"，为女子经血之源。肝血充足，下注冲脉血海，则冲脉盛满，血海充盈；肝主疏泄，调畅气机，肝气冲和条达，气行则血行，故使任脉通，冲脉盛；肝气疏泄，气机畅达，则情志舒畅。故肝的疏泄和藏血功能正常，可使气血和调，心情舒畅，应时行经、排卵。女子以血为本，以气为用，经、带、胎、产无不与气血相关，无不依赖于肝之藏血和疏泄功能，故有"女子以肝为先天"（《临证指南医案·卷九》）之说。

肾藏精，为先天之本，先天之精是构成胚胎的原始物质；关乎天癸，主生长发育与生殖，与女子胞功能密切相关。因此，临床治疗月经失调、不孕等妇科病证，多从肾论治。

【复习思考题】

1. 何谓"藏象"？简述藏象学说的主要特点。

2. 脏与腑有什么区别？临床意义如何？

3. 说明心主血脉与主神明的关系。

4. 简述肺气宣发肃降对气、血、津液的作用。

5. 论肝主疏泄。

6. 为什么说"脾为后天之本"？其意义如何？

7. 如何理解"肾藏精"？何谓肾精、肾气、肾阴、肾阳？

8. 胆为什么既属六腑，又属奇恒之腑？

9. 简述五脏与脑对神的调节作用。

10. 与女子胞生理功能相关的因素有哪些？

第四章
精气血津液神

扫一扫，查阅本章数字资源，含PPT、音视频、图片等

精、气、血、津液、神是关于人体生命物质与功能活动的理论。《灵枢·本脏》说："人之血气精神者，所以奉生而周于性命者也。"

精、气、血、津液是构成和维持人体生命活动的基本物质。精、气、血、津液既是脏腑、经络、形体、官窍等功能活动的产物，又是其功能活动的物质基础。

神，是人体生命活动的主宰及其外在总体表现的统称。神以精、气、血、津液为物质基础，又对这些基本物质的生成、运行及功能等发挥调节作用。

第一节 精

中医学关于精的理论，是研究人体之精的概念、生成、贮藏、输泄与生理功能的学说。

一、人体之精的基本概念

人体之精有广义、狭义之分，广义之精包括气、血、津液等人体一切精微物质；狭义之精专指生殖之精。

精是构成和维持人体生命活动的最基本物质，是人体生命的本原，故《素问·金匮真言论》说："夫精者，身之本也。"

精，贮藏于脏腑、形体、官窍之中，并流动于脏腑、形体、官窍之间，如《灵枢·本神》说："是故五脏者，主藏精。"《素问·经脉别论》说："食气入胃，散精于肝，淫气于筋。食气入胃，浊气归心，淫精于脉。脉气流经，经气归于肺，肺朝百脉，输精于皮毛。毛脉合精，行气于府。府精神明，留于四脏，气归于权衡。"

中医学关于精的理论，受到古代哲学精气学说的深刻影响，但又与之有着严格的区别：古代哲学精气学说以精或精气为构成宇宙万物的本原；而人体之精是构成和维持人体生命活动的精微物质及生命繁衍的根源。

二、人体之精的生成、贮藏和输泄

人体之精的生成、贮藏和输泄是三个不同而又相互关联的方面。

（一）精的生成

人体之精由禀受于父母的先天之精及来源于吸入清气与水谷精微的后天之精相融合而生成。

先天之精是生命的本原物质，受之父母，先身而生，是构成人体胚胎和繁衍后代的基本物

质。古人通过对生殖现象的观察和体验，认识到男女生殖之精结合能产生新的生命个体。《灵枢·天年》认为人之始生，"以母为基，以父为楯"。父母生殖之精相合，既孕育了生命，又转化为子代的先天之精。如《灵枢·决气》说："两神相搏，合而成形，常先身生，是谓精。"

后天之精与先天之精相对而言，是人出生之后，从自然界吸入的清气及饮食物中摄取的营养精华以及脏腑气化所生成的精微物质。后天生命的维持需要不断地从自然界摄取清气与饮食水谷，清气与饮食水谷是后天化生精微物质的基础。其中，由饮食水谷所化生的精微物质又称"水谷之精"。后天之精由脾肺等脏腑转输至全身，如《素问·厥论》说："脾主为胃行其津液者也。"《素问·玉机真脏论》说："脾为孤脏，中央土以灌四傍。"

人体之精，以先天之精为本，赖后天之精的不断充养。先、后天之精彼此促进，人体之精则充盛盈满。若先天之精或后天之精亏虚，则可导致发育迟缓、早衰、生殖功能低下及营养不良等病证。

（二）精的贮藏与输泄

1. 精的贮藏

人体之精贮藏于脏腑身形中。肾所藏先天之精，作为生命本原，在胎儿时期便贮藏于肾中。后天之精则经由脾肺等输送到各脏腑，化为各脏腑之精，并将部分输送于肾中，以充养肾所藏的先天之精。故《素问·上古天真论》说："肾者主水，受五脏六腑之精而藏之。"各脏所藏之精，是其功能活动的物质基础。由于先天之精主要藏于肾，并在后天之精的滋养下化为生殖之精以繁衍生命，因而称肾为"先天之本"。肾的藏精功能主要依赖肾的封藏作用。肾精化生肾气，肾气的固摄封藏作用，使精藏于肾中而不妄泄，保证肾精发挥其各种生理功能。故《素问·六节藏象论》说："肾者主蛰，封藏之本，精之处也。"若肾气虚亏，封藏失职，则可出现遗精、滑精等症状。

2. 精的输泄

精的输泄主要形式：一是分藏于各脏腑，濡养脏腑，并化气以推动和调节其功能活动；二是生殖之精的施泄以繁衍生命。

肾所藏先天之精化生元气，元气以三焦为通道，输布到全身各脏腑，推动和激发其功能活动，为生命活动的原动力。因此，肾精亏虚可影响全身脏腑的生理功能。后天之精经由脾肺等转输到各脏腑，成为脏腑之精。脏腑之精与血、津液等物质相互化生，以多种形式促进脏腑生理功能的发挥。精布散于全身，不仅作为构成人体的基本物质，而且是人体各脏腑生理活动不可缺少的物质基础。脏腑之精亏虚则难以维持其自身的生理功能。

生殖之精，以先天之精为主体，在后天之精的资助下化生。人体生长发育至女子"二七"、男子"二八"，随着肾精的不断充盛，肾气充沛，天癸按时而至。肾精的一部分在天癸的作用下，化为生殖之精以施泄。如《素问·上古天真论》论及男子"二八，肾气盛，天癸至，精气溢泻，阴阳和，故能有子"。生殖之精的化生与施泄适度，还与肾气封藏、肝气疏泄以及脾气的运化作用密切相关。

三、人体之精的功能

精宜闭藏而静谧，相对于气之运行不息，其性属阴，具有重要的生理功能。

（一）繁衍生命

先天之精具有遗传功能，其在后天之精资育下所生成的生殖之精，具有繁衍生命的作用。父母将生命物质通过生殖之精遗传给子代。生殖之精承载着生命遗传物质，是新生命的"先天之精"。因此，精是生命的本原。

（二）生长发育

人体之精是机体生长发育的物质基础，具有推动和促进人体生长发育的重要作用，尤其是肾精的充盈与否直接影响机体的生长发育状态。伴随肾中精气的盛衰，人体呈现生、长、壮、老、已的生命过程。

（三）濡养作用

精能濡养、滋润脏腑、形体、官窍。先天之精与后天之精充盛，脏腑之精充盈，各种生理功能得以正常发挥。若先天禀赋不足，或后天之精化生乏源，脏腑之精亏虚，濡养、滋润功能减退，则脏腑功能减退。如肾精亏损，则见生长发育迟缓、未老先衰，或性功能减退致生育能力下降；脾精不足，则见营养不良，气血衰少；肺精不足，则见呼吸障碍、皮毛干枯无泽等症状。

（四）化生气血

精可化气。《素问·阴阳应象大论》说："精化为气。"先天之精化生元气，水谷之精化生营卫之气，脏腑之精化为脏腑之气。因此，精是气化生的本原。

精能化血，是血液生成的来源之一。《张氏医通·诸血门》说："精不泄，归精于肝而化清血。"肾精充盈，则肝有所养，血有所生。肾藏精，精生髓，髓化血。故精足则血旺，精亏则血虚。

（五）化神作用

精与神的关系，即物质与精神的关系。精能化神，是神的物质基础。《灵枢·平人绝谷》说："神者，水谷之精气也。"神对精的生成、输泄又具有促进和调控作用。《素问·刺法论（遗篇）》说："精气不散，神守不分。"只有积精，才能全神。反之，精亏则神疲，精亡则神散。

（六）抗邪作用

精具有保卫机体、抵御外邪入侵的功能。精足则正气盛，抗邪力强，不易受外邪侵袭。若精虚则正气不足，抗邪力弱，易受外邪侵袭；或无力驱邪，邪气潜伏，在一定条件下发病。《素问·金匮真言论》说："故藏于精者，春不病温。"

第二节　气

中医学关于气的理论，是研究人体之气的概念、生成、运动、变化与生理功能的学说。

一、人体之气的基本概念

气是人体内活力很强、运动不息的极细微物质，是构成和维持人体生命活动的基本物质。如《素问·宝命全形论》说："人以天地之气生。""天地合气，命之曰人。"人是自然界的产物，禀受天地之气而生。气是存在于人体内的至精至微的生命物质，是生命活动的物质基础。气运行不息，维系人体的生命进程。人生所赖，唯气而已。气聚则生，气散则死。气的运动停息，则意味着生命的终止。

中医学关于气的理论，受到古代哲学气一元论的深刻影响，但其所论主要是人体之气以及与自然界相关联的气，在研究对象和范围上与古代哲学气一元论有着显著的区别。

此外，在中医学术语中，气在不同语境下表达不同的意义。如六气指风、寒、暑、湿、燥、火六种正常的气候变化，邪气指各种致病因素的统称，药物之气指药性等。

二、人体之气的生成

人体之气，来源于父母的先天之气、饮食物化生的水谷精气和自然界清气，通过肾、脾胃和肺等脏腑生理功能的综合作用而生成。

（一）物质基础

1. 先天之精气

先天之气来源于父母，先天之精化生先天之气，成为人体之气的根本和生命活动的原动力。

2. 后天水谷精气和自然界清气

后天之气，由水谷精气和自然界清气结合而成。饮食水谷化生水谷精气，水谷精气布散周身，成为人体之气的重要部分。吸入体内的自然界清气，是生成人体之气的重要物质。

人体之气不足，与气的生成之源有关。先天之精气不足，后天水谷精气和自然界清气亏耗，皆可致气虚之病变。

（二）相关脏腑

人体之气的生成有赖于全身各脏腑的综合作用，与肾、脾胃和肺的关系尤为密切。

1. 肾为生气之根

肾藏精，先天之精是肾精的主体，先天之精所化生的先天之气，是人体元气的根本。肾精充则元气足，肾精亏则元气衰。

2. 脾胃为生气之源

脾主运化，胃主受纳，共同完成对饮食水谷的消化和吸收。饮食水谷在脾胃受纳、腐熟、运化作用下化生水谷之精，水谷之精化生水谷之气，水谷之气布散全身脏腑，成为人体之气的主要来源，故称脾胃为"生气之源"。若脾胃功能失常，水谷之精生成不足，水谷之气亏虚，则一身之气衰少，故《灵枢·五味》说："故谷不入，半日则气衰，一日则气少矣。"

3. 肺为生气之主

肺主气，主司宗气的生成。一方面，肺主呼吸之气，通过吸清呼浊，将自然界清气不断地吸入体内，同时不断地呼出浊气，维持体内外气体的正常交换。另一方面，肺将吸入的清气与脾气上输的水谷之气相结合，生成宗气。宗气积于胸中，走息道以司呼吸，贯心脉以行气血，并下蓄丹田以资元气。若肺主气功能失常，则清气吸入减少，宗气生成不足，导致一身之气衰少。

总之，肾与先天之气的生成关系密切，脾胃和肺与后天之气的生成关系密切，诸多脏腑的功能协调，密切配合，则人体之气充足旺盛。肾、脾胃和肺等脏腑功能失常，皆可导致气的生成不足。

三、人体之气的运动与变化

人体之气是运动不息的，生命过程即是气的运动及其所产生的各种变化的过程。

（一）气机

1. 气机的概念

气的运动称为气机。人体之气不断运动，流行全身，内至五脏六腑，外达筋骨皮毛，推动人体的各种生理活动。

2. 气运动的基本形式与意义

人体之气的运动，一般归纳为升、降、出、入四种基本形式。升，指气自下而上的运动；降，指气自上而下的运动；出，指气由内向外的运动；入，指气自外向内的运动。气的升降出入运动主要通过脏腑的功能活动来体现，如肺气宣发，推动肺呼出浊气，体现了肺气的升与出的运动；肺气肃降，推动肺吸入清气，体现了肺气的降与入的运动。

人体之气的升与降、出与入是对立统一的矛盾运动，体现了脏腑功能之间的协调平衡。从局部某个脏腑的生理特点而言，虽各有侧重，如肝气、脾气主升，肺气、胃气主降等；但从整体的生理活动而言，升与降、出与入之间又是协调平衡的，如肝升肺降、脾升胃降、心肾相交等。

气的运动正常，称为"气机调畅"，包括升降出入运动的平衡协调和畅通无阻的状态。

气的升降出入运动是人体生命活动的根本，一旦停息就意味着生命活动的终止。故《素问·六微旨大论》说："出入废则神机化灭，升降息则气立孤危。故非出入，则无以生长壮老已；非升降，则无以生长化收藏。是以升降出入，无器不有。"

3. 脏腑之气的运动规律

气的运动，推动和激发全身脏腑、经络、形体、官窍的各种生理活动。全身各脏腑、经络、形体、官窍是气的运动场所，其生理功能即气的运动的具体体现。

脏腑之气的运动规律，体现了脏腑生理活动的特性，也表现了脏腑之气运动的不同趋势。心肺在上，其气宜降；肝肾在下，其气宜升；脾胃属土，居中央，脾气升而胃气降，斡旋四脏之气的升降运动。脾气升则肾肝之气升，胃气降则心肺之气降，故脾胃为脏腑气机升降之枢纽。脾胃之气的升降失调，不仅影响饮食物的消化和水谷精微的吸收，导致气血化生无源；而且可阻滞中焦，导致其他四脏之气的升降运动失常而出现心肾水火不济、肝肺左升右降失调等病机变化。

4. 气运动失常的表现形式

气的运动阻滞，升降出入运动之间平衡失调，称为"气机失调"。如气的运行受阻而不畅通，称作"气机不畅"；受阻较甚，局部阻滞不通，称作"气滞"；气的上升太过或下降不及，称作"气逆"；气的上升不及或下降太过，称作"气陷"；气的外出太过而不能内守，称作"气脱"；气不能外达而郁结闭塞于内，称作"气闭"。《素问·举痛论》说："百病生于气也。"故调畅气机为治疗疾病的基本法则。

（二）气化

1. 气化的概念

气化，指气的运动所产生的各种变化，在人体具体表现为精、气、血、津液等生命物质的生成及其相互转化过程。

气化与气机既相区别又密切相关。气化强调气的变化，基本形式是生命物质的新陈代谢；气机强调气的运动，基本形式是脏腑之气的升降出入。气化以气机为前提和依据，气化过程由气的升降出入运动所产生和维持。气机和气化是生命最基本的特征。

2. 气化的形式

《素问·阴阳应象大论》说："味归形，形归气；气归精，精归化；精食气，形食味；化生精，气生形……精化为气。"就是对气化过程的简要概括。如精化为气，气化为精；精与血同源互化，津液与血同源互化；机体浊气的呼出，汗液、尿液的生成和排泄，粪便排泄等，皆属气化的具体体现。气化过程的有序进行，是脏腑生理活动相互协调的结果。

四、人体之气的功能

气具有非常重要的作用，《难经·八难》说："气者，人之根本也。"《类经·摄生类》说："人之有生，全赖此气。"

（一）推动作用

气的推动作用，指气的激发、兴奋和促进等作用。主要体现于：①激发和促进人体的生长发育与生殖功能；②激发和促进各脏腑经络的生理功能；③激发和促进精、血、津液的生成与运行；④激发和兴奋精神活动。

气的推动作用减弱，可影响人体的生长发育及生殖，或出现性功能减退、生殖能力下降或早衰；亦可使脏腑经络生理功能减退，精血津液生成不足，或运行迟缓，输布、排泄障碍等；亦可见精神委顿等症状。

（二）温煦作用

气的温煦作用，指阳气温煦人体的作用。《难经·二十二难》说："气主煦之。"主要体现于：①温煦机体，维持相对恒定的体温；②温煦脏腑、经络、形体、官窍，维持其正常生理活动；③温煦精、血、津液，维持其正常运行、输布与排泄，即所谓"得温而行，得寒而凝"。

气的温煦作用失常，可出现体温低下、畏寒、脏腑功能减弱、血和津液运行迟滞等寒象，所以有"气不足便是寒"之说。

（三）防御作用

气的防御作用，指气卫护肌肤，抗御邪气的作用。气的防御作用，可以抵御外邪的入侵，《素问·刺法论（遗篇）》说："正气存内，邪不可干。"另一方面，可驱邪外出。气的防御功能正常，邪气不易侵入；即便侵入，也不易发病；即使发病，也易于治愈。

气的防御功能减弱，机体抵御邪气能力下降。一方面，易染疾病，故《素问·评热病论》说："邪之所凑，其气必虚。"另一方面，患病后难以速愈。所以，气的防御功能与疾病的发生、发展与转归有着密切的关系。

（四）固摄作用

气的固摄作用，指气对体内液态物质的固护、统摄和控制，不使其无故丢失的作用。主要体现于：①固摄血液，防止其逸出脉外，维持其正常循行；②固摄汗液、尿液、胃液、肠液等，防止其丢失；③固摄精液，防止妄泄。

气的固摄功能减弱，可导致体内液态物质丢失。如气不摄血，可导致各种出血；气不摄津，可导致自汗、多尿、小便失禁、流涎、泛吐清水、泻下滑脱；气不固精，可出现遗精、滑精、早泄；气虚而冲任不固，可出现早产、滑胎等。

固摄作用和推动作用是相反相成的两个方面。一方面，气推动血液的运行和津液的输布、排泄；另一方面，气又固摄体内液态物质，防止其无故流失。两者相互协调，控制和调节着体内液态物质的正常运行、输布和排泄，这是维持人体正常的血液循行和津液代谢的重要环节。

（五）中介作用

气的中介作用，指气感应传导信息，以维系机体整体联系的作用。气弥漫于全身，是感应传递信息的载体，彼此相互联系的中介。外在信息传递于内脏，内脏信息反映于体表，以及内脏之间各种信息的相互传递，都以人体之气作为信息的载体来感应和传导。如针灸治法产生的刺激和信息，通过气的感应运载而传导于内脏，从而达到调节机体生理活动的目的。因此，气是生命信息的载体，是脏腑、形体、官窍之间相互联系的中介。

此外，气还具有营养作用，如水谷精气、营气。

五、人体之气的分类

人体之气，因其生成来源、分布部位及功能特点不同而有各自不同的名称。气的分类有三个层次：第一层次是人气，即人身之气，亦即一身之气；第二层次是元气、宗气、营气和卫气；第三层次是脏腑之气和经络之气。

（一）元气

元气，指以先天精气为基础，赖后天精气充养，而根源于肾的气。元气，《难经》又称"原气"，是人体最根本、最重要的气，是生命活动的原动力。

1. 生成与分布

元气由肾中先天之精化生，根于命门。《难经·三十六难》说："命门者……原气之所系也。"元气以先天之精为基础，又赖后天之气的培育。因此，元气充盛与否，不仅与先天之精有关，而且与脾胃运化功能、饮食营养及化生的后天之精是否充盛有关。若因先天之精不足而导致元气虚弱者，也可通过后天的培育补充而使元气充实。如《景岳全书·论脾胃》说："故人之自生至老，凡先天之有不足者，但得后天培养之力，则补天之功，亦可居其强半，此脾胃之气所关于人生者不小。"

元气通过三焦流行于全身。《难经·六十六难》说："三焦者，原气之别使也，主通行三气，经历于五脏六腑。"元气以三焦为通路循行全身，内而五脏六腑，外而肌肤腠理，无处不到。

2. 生理功能

元气的生理功能主要有两个方面：一是推动和激发人体的生长发育和生殖功能；二是推动和调节各脏腑、经络、形体、官窍的生理活动。

（1）推动和激发人体的生长发育和生殖功能　元气充沛，机体生长发育正常，脏腑、经络、形体、官窍生理功能旺盛，体魄强健而少病；若先天禀赋不足，或后天失养，或久病损伤元气，则可因元气虚衰而出现生长发育迟缓、生殖功能低下及未老先衰的临床表现。

（2）推动和调节各脏腑、经络、形体、官窍的生理活动　元气含有元阴、元阳，为一身阴阳之根，脏腑阴阳之本。元气既能发挥推动、兴奋、温煦等属于元阳的功能，又能发挥宁静、抑制、凉润等属于元阴的功能。元阴与元阳协调平衡，元气则能发挥其推动和调节功能。故《景岳全书·传忠录下》说："命门为元气之根，为水火之宅，五脏之阴气非此不能滋，五脏之阳气非此不能发。"

（二）宗气

宗气，指由呼吸清气与水谷精气所化生而聚于胸中之气。宗气在胸中积聚之处，《灵枢·五味》称为"气海"，又名"膻中"。

1. 生成与分布

宗气的生成有两个来源：一是脾胃从饮食水谷中所化生的水谷精气，一是肺从自然界中吸入的清气，两者结合生成宗气。故宗气属于后天之气的范畴。

宗气积于胸中，其分布途径有三：一是上出于肺，循喉咙而走息道，以司呼吸；二是贯注心脉，推动血行；三是沿三焦向下运行于脐下丹田（下气海），注入腹股沟部位足阳明胃经的气街，再下行于足，以行气血。如《灵枢·邪客》说："宗气积于胸中，出于喉咙，以贯心脉，而行呼吸焉。"

2. 生理功能

宗气的生理功能主要有行呼吸、行气血和资先天三个方面。

（1）宗气上走息道，推动肺的呼吸 凡呼吸、语言、发声皆与宗气有关。宗气充盛则呼吸徐缓均匀，语言清晰，声音洪亮。反之，则呼吸短促微弱，语言不清，发声低微。

（2）宗气贯注于心脉，促进心脏推动血液运行 凡血液的运行、心搏的力量与节律等皆与宗气有关。《读医随笔·气血精神论》说："宗气者，动气也。凡呼吸、语言、声音，以及肢体运动，筋力强弱者，宗气之功用也。"宗气充盛则脉搏和缓有力，节律一致。反之，则脉来躁急，节律不规则，或微弱无力。

"虚里"发于左乳下，相当于心尖搏动处，主候宗气盛衰。《素问·平人气象论》说："胃之大络，名曰虚里，贯膈络肺，出于左乳下，其动应衣（手），脉宗气也。"若其搏动正常，是宗气充盛之象；若其搏动躁急，应衣而动，是宗气大虚；若其搏动消失，是宗气亡绝。由于宗气贯心脉行气血，所以宗气不足常可导致血行瘀滞、凝而留止的病机变化。此外，临床也从脉象测知宗气盛衰，由于操作方便而较为多用。

（3）宗气对先天元气有重要的资助作用 元气自下而上运行，以三焦为通道，散布于胸中，以助后天之宗气；宗气则自上而下分布，蓄积于脐下丹田，以资先天元气。先天与后天之气相合，形成一身之气。因此，气之不足，在先天主要责之肾，在后天主要责之脾肺。

（三）营气

营气，指由饮食水谷所化生的精气，行于脉内，具有化生血液、营养周身的功能。因其富于营养，在脉中营运不休，故称为营气。营气行于脉中，是血液的重要组成部分，与血关系密切，两者可分不可离，故多"营血"并称。营气与卫气从性质、功能和分布进行比较，则营属阴，卫属阳。故营气又称"营阴"，卫气又称"卫阳"。

1. 生成与分布

营气来源于脾胃运化之水谷精微，由水谷精微中的精华部分，即最富营养的部分所化生。如《素问·痹论》说："荣者，水谷之精气也。"

营气行于脉中，循脉运行全身，内入脏腑，外达肢节，终而复始，周而不休。如《素问·痹论》说："和调于五脏，洒陈于六腑，乃能入于脉也。故循脉上下，贯五脏，络六腑也。"

2. 生理功能

营气的生理功能有化生血液和营养全身两个方面。

（1）化生血液 《灵枢·邪客》说："营气者，泌其津液，注之于脉，化以为血。"营气与津液调和，共注脉中，化成血液，维持血液充盈。

（2）营养全身 营气的营养作用在生命活动中非常重要。如《灵枢·营卫生会》说："此所受气者，泌糟粕，蒸津液，化其精微，上注于肺脉，乃化而为血，以奉生身，莫贵于此，故独得行于经隧，命曰营气。"

（四）卫气

卫气，指由饮食水谷所化生的悍气，行于脉外，具有温煦皮肤、腠理、肌肉，司汗孔开阖与护卫肌表、抗御外邪的功能。因其有卫护人体，避免外邪入侵的作用，故称为卫气。

1. 生成与分布

卫气来源于脾胃运化之水谷精微，由水谷精微中的慓悍部分，即最具活力部分所化生。故《素问·痹论》说："卫者，水谷之悍气也。"

卫气行于脉外，不受脉道约束，外而皮肤肌腠，内而胸腹脏腑，布散全身。《素问·痹论》说："其气慓疾滑利，不能入于脉也。故循皮肤之中，分肉之间，熏于肓膜，散于胸腹。"

2. 生理功能

卫气有防御外邪、温养全身和调节腠理的生理功能。

（1）防御外邪 卫气布于肌表，构成一道抵御外邪入侵的防线，使外邪不能侵入机体。《医旨绪余·宗气营气卫气》说："卫气者，为言护卫周身……不使外邪侵犯也。"因此，卫气充盛则外邪难侵，卫气虚弱则外邪易袭。

（2）温养全身 卫气布散全身，发挥其温养作用，以维持脏腑肌肤的生理活动。卫气充足，温养机体，人体体温则相对恒定。卫气虚亏，温养功能减弱，则易受风寒湿等邪气侵袭而出现寒性病变。若卫气在局部运行受阻，郁积化热则又可出现热性病变。《读医随笔·气血精神论》说："卫气者，热气也。凡肌肉之所以能温，水谷之所以能化者，卫气之功用也。虚则病寒，实则病热。"

（3）调节腠理 卫气司汗孔开合，调节汗液排泄，能维持体温的相对恒定，调和气血，从而维持机体内外环境的阴阳平衡。《景岳全书·杂证谟·汗证》说："汗发于阴而出于阳。此其根本则由阴中之营气，而其启闭则由阳中之卫气。"卫气虚弱，调节腠理开阖失职，可见无汗、多汗或自汗等症状。

此外，卫气循行与睡眠也有密切关系。卫气行于体内，人便入睡；卫气自睛明出于体表，人便醒寤。若卫气循行异常，则可导致寤寐异常。卫气行于阳分时间长则少寐，行于阴分时间长则多寐。

营气与卫气，既有联系，又有区别。营属阴，卫属阳。一阴一阳，互为其根。营气与卫气均来源于水谷精微，均由脾胃所化生。营气性质精柔，富于营养；卫气性质慓疾滑利，易于流行。营气行于脉中，卫气行于脉外，营卫相偕而行；营气具化生血液和营养全身之功，卫气具防御、温养和调节腠理之用。营卫之间必须协调，不失其常，才能发挥正常的生理功能。若营卫失和，则可出现恶寒发热，无汗或汗多，"昼不精，夜不瞑"，以及抗邪能力低下而易于感冒等。

（五）脏腑之气

脏腑之气是全身之气的组成部分。一身之气分布到某一脏腑，即成为某一脏腑之气。脏腑之气分为脏气、腑气；脏气又可进一步分为心气、肺气、脾气、肝气、肾气等。脏腑之气推动和激发脏腑的生理活动，某一脏腑的生理功能即某一脏腑之气运动的具体体现。

（六）经络之气

经络之气是全身之气的组成部分。一身之气分布到某一经络，即成为某一经络之气。经络之气分为经气、络气；经气又可进一步分为手太阴肺经之气、足阳明胃经之气等。经络之气推动和激发经络的生理活动，某一经络的生理功能即某一经络之气的运动的具体体现。

第三节　血

中医学关于血的理论，是研究血的概念、生成、运行与生理功能的学说。

一、血的基本概念

血，即血液，是行于脉中，循环流注于全身，具有营养和滋润作用的红色液态物质。《素问·调经论》说："人之所有者，血与气耳。"

脉是血液运行的管道，故称为"血府"。血必须在脉中正常运行，才能发挥其生理功能。如因某种原因，血液在脉中运行迟缓涩滞，停积不行则成瘀血。若因外伤等原因，血液逸出脉外而出血，则称为"离经之血"。离经之血若不能及时排出或消散，则成为瘀血，既丧失了血液的生理功能，又可导致新的病机变化。

二、血的生成

水谷精微和肾精是血液化生的基础物质。在脾胃、心肺、肝肾等脏腑的共同作用下，化生为血液。

（一）物质基础

1. 水谷之精

《灵枢·决气》说："中焦受气取汁，变化而赤，是谓血。"中焦脾胃受纳、运化饮食水谷，吸收精微物质，即所谓"汁"，包含营气和津液，两者进入脉中，变化而成红色的血液。因此，由水谷之精化生的营气和津液是血液的主要构成成分。

2. 肾精、髓

《诸病源候论·虚劳精血出候》说："肾藏精，精者，血之所成也。"肾所藏的精是生成血液的原始物质。肾精化生血液，主要通过骨髓和肝脏的作用而实现。肾藏精，精生髓，髓充于骨，可化为血。肾精输于肝，在肝的作用下，化以为血。《张氏医通·诸血门》说："气不耗，归精于肾而为精；精不泄，归精于肝而化清血。"精与血之间存在着相互资生和相互转化的关系，肾精充足，可化为肝血以充实血液。

（二）相关脏腑

血液的化生是在多个脏腑的共同作用下完成的，其中，脾胃的生理功能尤为重要。

1. 脾胃

脾胃为血液生化之源。脾胃运化的水谷精微所产生的营气和津液，是血液的主要构成成分。脾胃运化功能强健与否，饮食水谷充足与否，均直接影响着血液的化生。

若脾胃功能虚弱或失调，水谷精微化生不足，则可致血液化生不足，形成血虚证。故临床治疗血虚，常以调理脾胃为主。

2. 肾肝

肾藏精，精生髓，髓化血。肾精充足，则血液化生有源。若肾精不足，则可导致血液生成亏少。此外，肝藏血，精血同源，与血液的化生密切相关。《素问·六节藏象论》说："肝者……以生血气。"临床上治疗血虚证，可采用补益肝肾治法，促进血液化生。

3. 心肺

脾胃运化的水谷精微，由脾气上输于心脉，在心气的作用下变化成红色血液。清·张志聪《侣山堂类辨·辨血》说："血乃中焦之汁……奉心化赤而为血。"说明心参与血液的生成，故《素问·阴阳应象大论》明确提出"心生血"。

肺对于血液的生成也有着重要作用。《灵枢·营卫生会》说："此所受气者，泌糟粕，蒸津液，化其精微，上注于肺脉，乃化而为血。"水谷精微上注于肺脉，与肺吸入的清气相融合，化生血液。

总之，血液的化生以水谷之精以及肾精为物质基础，主要依赖于脾胃运化的功能，并在肾肝、心肺等脏的配合作用下完成。

三、血的运行

血液运行于脉中，循环不已，流布全身，其正常运行受多种因素影响，同时也是多个脏腑共同作用的结果。

（一）影响血液运行的因素

血的运行有赖于气的推动、温煦和固摄作用。气的推动作用，是血液运行的动力，如《医学正传·气血》说："血非气不运。"气的温煦作用，对血液运行具有重要作用，故《正体类要·扑伤之症治验寒药之非》说："血得温则行，得寒则凝。"气的固摄作用，使血液行于脉中而不逸出脉外。临床治疗血行失常，首当调气。故《温病条辨·治血论》说："故善治血者，不求之有形之血，而求之无形之气。"

血行脉中，脉为血府，具有"壅遏营气，令无所避"（《灵枢·决气》）的功能，脉道完好无损和通畅无阻，也是保证血液正常运行的重要因素。

血的运行还与血液的清浊状态相关。若血液中痰浊较甚，或血液稠浊，可致血行不畅而瘀滞。

此外，尚有邪气的影响。阳邪侵入，或内生火热，可发生阳热亢盛的病机变化，阳盛则逼迫血液妄行，易致血逸出脉外而出血。阴邪侵袭，或寒从中生，可发生阴寒偏盛的病机变化，阴盛则脉道涩滞不利，易使血行迟滞，甚至出现瘀血。

（二）相关脏腑

血液的正常运行，主要与心、肺、肝、脾等脏的功能密切相关。

心主血脉，心气是推动血液运行的动力，在血液循行中起着主导作用。心气充沛，则行血有力。

肺朝百脉，主治节，能助心行血。肺气宣发肃降，调节一身气机，通过气的升降出入运动而推动血液运行至全身。宗气贯心脉而行气血的功能，也体现了肺在血行中的推动作用。

肝主疏泄，调畅气机，是保证血行正常的又一重要环节。肝贮藏血液、调节血量，可根据人体各部位的生理需要，在肝气疏泄功能的协调下，调节脉道中循环的血量，维持血液循环的正常运行。

脾主统血，脾气健旺则能固摄血液在脉中运行，防止血逸脉外。同时，肝藏血的生理功能也可以防止血逸脉外，避免出血的发生。

心气推动、肺气宣降、肝气疏泄是推动血液运行的重要因素，脾统血、肝藏血则是固摄血液运行的重要因素。心、肺、肝、脾等脏生理功能相互协调、密切配合，共同维持血液的正常运行。其中任何一脏的生理功能失调，都可以引起血行失常的病变。如心气不足，血运无力，可形成血瘀；肺气不足，宣降失司，也可导致血瘀；脾气虚弱，统摄无力，可产生多种出血病证；肝失疏泄，肝气上逆可致出血；肝气郁滞不畅则可致血瘀等。

四、血的功能

血液具有濡养和化神两大功能。

（一）濡养作用

血具有营养和滋润全身的生理功能。《难经·二十二难》说："血主濡之。"《素问·五脏生成》说："肝受血而能视，足受血而能步，掌受血而能握，指受血而能摄。"说明全身各个部分的生理功能无一不是在血液的濡养作用下得以正常发挥的。血的濡养作用，反映在面色、肌肉、皮肤、毛发、感觉和运动等方面。血液充盈，濡养功能正常，则面色红润，肌肉壮实，皮肤和毛发润泽，感觉灵敏，运动自如。如若血虚，或濡养功能减弱，则可出现脏腑功能低下，面色萎黄，肌肉瘦削，皮肤干涩，毛发不荣，肢体麻木或运动无力等。

（二）化神作用

血是机体精神活动的主要物质基础。《素问·八正神明论》说："血气者，人之神，不可不谨养。"《灵枢·平人绝谷》说："血脉和利，精神乃居。"说明人体的精神活动有赖于血液的营养。

血液充盛，则精神充沛，神志清晰，感觉灵敏，思维敏捷。反之，血液亏耗，血行异常，则可出现不同程度的精神情志方面的病证，如神疲、失眠、健忘、多梦、惊悸、烦躁，甚至神志恍惚、谵妄、昏迷等。

总之，血液在人体生命活动中有着极其重要的作用。《景岳全书·血证》说："凡为七窍之灵，为四肢之用，为筋骨之和柔，为肌肉之丰盛，以至滋脏腑，安神魂，润颜色，充营卫，津液得以通行，二阴得以调畅，凡形质所在，无非血之用也。是以人有此形，唯赖此血，故血衰则形萎，血败则形坏，而百骸表里之属，凡血亏之处，则必随所在而各见其偏废之病。"这是对血液功能及其重要性较全面的概括。

第四节 津 液

中医学关于津液的理论，是研究津液的概念、生成、输布、排泄与生理功能的学说。

一、津液的基本概念

津液，包括津和液，是人体一切正常水液的总称，包括脏腑、形体、官窍的内在液体及其正常的分泌物。

津和液在性状、分布和功能上有所不同：质地较清稀，流动性较大，布散于体表皮肤、肌肉和孔窍，并能渗入血脉，主要起滋润作用的，称为津；质地较浓稠，流动性较小，灌注于骨节、脏腑、脑、髓等，主要起濡养作用的，称为液。《灵枢·决气》说："腠理发泄，汗出溱溱，是谓津。""谷入气满，淖泽注于骨，骨属屈伸，泄泽补益脑髓，皮肤润泽，是谓液。"

津与液虽有一定的区别，但两者同源于饮食水谷，生成于脾胃，并可相互渗透补充，所以津液常并称，不进行严格区分。津与液的区别，主要用于临床对津液损耗而出现"伤津""脱液"病机变化的分辨。

二、津液的生成、输布和排泄

津液的生成、输布和排泄三大环节涉及多个脏腑的生理功能，是多个脏腑相互协调配合的结果。《素问·经脉别论》对此进行了简要的概括："饮入于胃，游溢精气，上输于脾，脾气散精，上归于肺，通调水道，下输膀胱，水精四布，五经并行。"

（一）津液的生成

津液来源于饮食水谷，在脾胃运化及有关脏腑的共同参与下生成。

胃主受纳腐熟，"游溢精气"而吸收饮食水谷中含有精微物质的液态成分。小肠主液，泌别清浊，可吸收肠中较多的津液。大肠主津，可吸收食物残渣中的部分津液。胃、小肠、大肠所吸收的津液，依赖脾的运化功能，并通过脾气的转输作用布散到全身。可见，津液的生成，主要与脾、胃、小肠、大肠等脏腑有关。若脾失健运及胃、小肠、大肠功能减退或失调，均可导致津液生成不足的病变。

（二）津液的输布

津液的输布主要依靠脾、肺、肾、肝和三焦等脏腑生理功能的协调配合来完成。

脾气散精以输布津液。脾输布津液主要有两条途径：一是将津液上输于肺，通过肺气的宣发肃降，使津液输布于全身而灌溉脏腑、形体和官窍。二是直接将津液向四周布散至全身，即脾有"灌溉四傍"的功能。若脾失健运，脾气输布津液障碍，则易致津液停聚，或为水湿、痰饮，或为水肿胀满等。

肺通调水道而行水。肺为水之上源，肺气宣发，将津液输布至人体上部和体表；肺气肃降，将津液输布至肾和膀胱及人体下部。若肺气宣发肃降失常，津液输布障碍而停聚，则可发为痰饮，甚则水泛为肿。

肾主水。肾气及肾阴肾阳对胃的"游溢精气"、脾气散精、肺气行水、三焦决渎及小肠的分清别浊等作用具有推动和调节作用，维持其稳定发挥输布津液的功能。同时，肾自身也是津液输布的一个重要环节。津液通过肺气肃降向下输送到肾，经过肾阳的蒸腾气化作用，将津液之清者，上蒸于肺，浊者下输膀胱，化为尿液排出体外。若肾气虚亏，或肾阴肾阳失调，则可致津液输布失常。

肝调畅气机以行水。肝主疏泄，调畅气机，气行则津布。若肝失疏泄，气机郁结，则可影响津液的输布，津液停滞，产生痰饮、水肿以及痰气互结的梅核气、瘿瘤、鼓胀等病证。

三焦决渎为水道。三焦水道通利，津液得以正常输布。若三焦水道不利，也会导致津液停聚，发为多种病证。

津液的正常输布是多个脏腑密切协调、相互配合的结果，是人体生理活动的综合体现。

（三）津液的排泄

津液的排泄主要通过排出尿液和汗液来完成。此外，呼气和粪便也带走部分津液。与津液的排泄相关的脏主要有肾、肺、脾，由于尿液是津液排泄的最主要途径，因此肾的生理功能在津液排泄中最为重要。

尿液的排泄。肾气将下输到膀胱的津液经气化作用生成尿液，尿液贮存于膀胱，通过肾气的推动与调节，得以正常排泄。若肾气蒸化失常，则可引起尿少、尿闭、水肿等病变，正如《素问·水热穴论》所说："肾者，胃之关也，关门不利，故聚水而从其类也。上下溢于皮肤，故为胕肿。"

汗液的排泄。肺气宣发，将津液外输体表皮毛，化为汗液由汗孔排出体外。汗液的排出是津液排泄的又一重要途径。若肺气虚衰或宣发失司，则会出现汗液排泄的异常。

粪便的排泄。大肠排出粪便，也随糟粕带走部分津液，但正常情况下粪便中所含津液的量很少。若脾胃运化及大肠吸收失常，水谷中的精微与糟粕俱下，则粪便稀薄，不但不能吸收饮食水谷之精华，甚至连胃肠中的津液也随之丢失，引起体内津液的损耗，发生伤津或脱液的病变。

肺在呼气时随之带走的部分津液，也是津液排泄的一个途径。

总之，津液的生成、输布和排泄过程，是诸多脏腑相互协调、密切配合而完成的，其中尤以脾、肺、肾三脏的综合调节为首要。《景岳全书·肿胀》说："盖水为至阴，故其本在肾；水化于气，故其标在肺；水惟畏土，故其制在脾。"如果脾、肺、肾及其他相关脏腑的功能失调，则会影响津液的生成、输布和排泄，导致津液的生成不足，或耗损过多，或输布与排泄障碍，津液停滞等多种病变。

三、津液的功能

津液的生理功能主要有滋润濡养和充养血脉两个方面。

（一）滋润濡养

津的性状较清稀，以滋润作用为主，布散于体表能滋润皮毛肌肉，输注于孔窍能滋润鼻、目、口、耳等官窍；液的性状较为稠厚，以濡养作用为主，灌注濡养脏腑，充养骨髓、脊髓、脑髓，流注骨节，使关节滑利，屈伸自如。如若津液不足，可致皮毛、肌肉、孔窍、关节、脏腑失去滋润而出现一系列干燥的病变，骨髓、脊髓、脑髓失去濡养而生理活动受到影响，脏腑的生理功能也可能因失去濡润而遭到破坏。

（二）充养血脉

津液渗入血脉，化生血液，并起着濡养和滑利血脉的作用。《灵枢·痈疽》说："中焦出气如露，上注溪谷，而渗孙脉，津液和调，变化而赤为血。"津液和血液都来源于水谷精气，同出一源，两者相互资生，相互转化，相互影响。故有"津血同源"之说。

第五节 神

中医学关于神的理论，是研究人体之神的概念、生成、生理功能与分类的学说。

一、人体之神的基本概念

人体之神有广义、狭义之分。广义之神，指人体生命活动的主宰及其外在总体表现的统称，包括形色、眼神、言谈、表情、应答、举止、精神、情志、声息、脉象等方面；狭义之神，指意识、思维、情志等精神活动。

神依附于形体而存在。如《灵枢·天年》说："黄帝曰：何者为神？岐伯曰：血气已和，荣卫已通，五脏已成，神气舍心，魂魄毕具，乃成为人。"形为神之质，神为形之用。形存则神存，形亡则神灭。

二、人体之神的生成

先天之神，称为"元神"，是神志活动的原动力，由先天精气所生，为生命之根本。《灵枢·本神》说："两精相搏谓之神。"形具而神生。元神藏于脑，故脑为"元神之府"。

精、气、血、津液是神产生的物质基础。如《素问·八正神明论》说："血气者，人之神。"《素问·六节藏象论》说："气和而生，津液相成，神乃自生。"精、气、血、津液不仅是构成和维持人体生命活动的基本物质，也是神赖以产生的物质基础。

五脏内藏精、气、血、津液，故五脏皆藏神。如《灵枢·本神》说："肝藏血，血舍魂……脾藏营，营舍意……心藏脉，脉舍神……肺藏气，气舍魄……肾藏精，精舍志。"五脏精、气、血、津液充盈，则五神安藏守舍；五脏精、气、血、津液亏虚，不能化生或涵养五神，则神志活动异常。

三、人体之神的功能

神对人体生命活动具有重要的调节作用。故《素问·移精变气论》说："得神者昌，失神者亡。"

（一）主宰生命活动

神是人体生理活动和心理活动的主宰，其盛衰是生命力盛衰的综合体现，《素问·灵兰秘典论》说："心者，君主之官也，神明出焉。"强调神在生命活动中的主宰地位。呼吸运动、血液循行、消化吸收、津液输布与排泄、生长发育、生殖功能等，只有在神的统帅和调节下，才能发挥正常作用。因此，神是机体生命存在的根本标志，形与神俱则生，形与神离则死。

（二）主宰精神活动

意识、思维、情志等精神活动是人体生命活动的最高级形式。心神统率魂、魄、意、志，是精神活动的主宰，故《类经·疾病类》说："心为五脏六腑之大主，而总统魂魄，兼赅意志。"神的生理功能正常，则意识清晰，思维敏捷，反应灵敏，睡眠安好，情志正常。神的生理功能异常，可见神疲健忘，思维迟钝，反应呆滞，失眠多梦，情志异常，甚则神昏，痴呆，癫狂等。

（三）调节精气血津液

神由精、气、血、津液等物质所产生，又可反作用于这些物质，对其生成、运行等具有统领、调节作用。《类经·摄生类》说："虽神由精气而生，然所以统驭精气而为运用之主者，则又在吾心之神。"

（四）调节脏腑功能

脏腑精气产生神，神又通过对脏腑精气的主宰来调节其生理功能。"五脏藏五神"及"五脏主五志"，体现了生命存在的形神统一。神是脏腑生理功能的反映。调摄精神，对脏腑生理功能的调整具有重要作用。

四、人体之神的分类

神分属五脏，故意识、思维、情志等精神活动，依据五脏生理功能和外在表现的不同进行分类。

（一）五神

五神，即神、魂、魄、意、志，是对感觉、意识、思维等精神活动的概括。《灵枢·本神》说："两精相搏谓之神，随神往来者谓之魂，并精而出入者谓之魄，所以任物者谓之心，心有所忆谓之意，意之所存谓之志。"神是依存先天之精生成而表现于外的生命活动；魄是与生俱来的、本能的感知觉和运动能力；魂是随心神活动所做出的意识、思维活动，睡眠时亦可表现为梦境及梦幻现象；意是获得感性印象，形成的记忆、意念；志是在意的基础上，形成理性的意志、志向等的神志活动。心统率魂、魄、意、志诸神，是精神活动的主宰。

五神分属五脏，如《灵枢·本神》说"肝藏血，血舍魂""脾藏营，营舍意""心藏脉，脉舍神""肺藏气，气舍魄""肾藏精，精舍志"，明确说明神、魂、魄、意、志五神，以五脏精、气、血、津液为物质基础，从而发挥正常功能活动。

（二）情志

情志，包括七情、五志，亦是精神活动的表现，属于神的范畴。七情，是喜、怒、忧、思、悲、恐、惊七种正常情志活动的概括。根据五行学说，五志分属五脏，心在志为喜，肝在志为怒，肺在志为忧，脾在志为思，肾在志为恐。情志是脏腑功能活动的表现形式，脏腑精气是情志活动的物质基础。《素问·阴阳应象大论》说："人有五脏化五气，以生喜怒悲忧恐。"五志虽分属五脏，但又受心神统摄调节。

（三）思维

思维活动，是对客观事物的整个认识过程，《灵枢·本神》概括为意、志、思、虑、智。"所以任物者谓之心，心有所忆谓之意，意之所存谓之志，因志而存变谓之思，因思而远慕谓之虑，因虑而处物谓之智"。思维活动是以心神为主导的各脏腑功能活动协调的过程：心接受外界事物的信息进行思维活动；通过心的回忆形成对事物表象的感性认识；将记忆保存下来，累积事物表象的认识，形成理性认识，产生意志、志向；在此基础上酝酿思索，反复分析、比较事物；在反复思索的基础上，由近而远地谋划未来；并理智处理事物，支配行为方式，正确实施。

第六节　精气血津液神之间的关系

精、气、血、津液、神之间有着相互依存、相互制约的关系。精、气、血、津液是构成和维持人体生命活动的基本物质，皆归属于"形"的范畴。人体生命活动的主宰及其外在表现，包括意识、思维、情志等精神活动，皆归属于"神"的范畴。形与神相互依存、不可分割，无形则神无以附，无神则形不可活。形神合一是生命存在的根本保证。精、气、血、津液在脏腑功能活动和神的主导下，同样存在着相互依存、相互促进、相互转化的关系。如《脾胃论·省言箴》说："气乃神之祖，精乃气之子。气者，精神之根蒂也。大矣哉！积气以成精，积精以全神，必清必静，御之以道，可以为天人矣。"

一、气与血的关系

气与血是人体的生命物质，在生命活动中有着极其重要的意义，如《素问·调经论》说："人之所有者，血与气耳。"气与血同源于脾胃化生的水谷精微和肾中精气，具有互根互用的关系。两者相对而言，气属阳，无形而主动，具有温煦、推动、固摄、气化等作用；血属阴，有形而主静，具有滋润、濡养等作用。

气与血的关系，可以概括为"气为血之帅""血为气之母"。

（一）气为血之帅

气为血之帅，指气对血有化生、推动、统摄等作用，具体表现为气能生血、气能行血、气能摄血。

1. 气能生血

气能生血，指气参与并促进血液的生成。营气直接参与血液的生成，是血液的主要构成成分。脾胃、肾肝、心肺等脏腑的气化功能，促进饮食水谷转化为营气、津液，并化赤为血，是血液生成的动力。因此，气充则化生血液功能强，血液充足；气虚则化生血液功能弱，易于导致气血两虚的病变。临床治疗血虚病证，常以补气药配合补血药使用，即是气能生血理论的应用。

2. 气能行血

气能行血，指气具有推动血液在脉中运行的作用。气行则血行，血液必须依赖于气的推动才能运行不息，流布至全身。血液运行主要依赖于心气、肺气的推动及肝气的疏泄，气充足旺盛，气机调畅，则血液正常运行。若气虚则血行迟缓，气滞则血行涩滞，均可导致血瘀病变。气机逆乱，升降出入失常，也会影响血液正常运行，导致血液妄行，出现血随气逆的咯血、吐血，血随气陷的便血、尿血等症状。因此，临床治疗血液运行失常的不同病证，可用补气、行气、降气、升提的药物，即是气能行血理论的应用。

3. 气能摄血

气能摄血，指气具有统摄血液在脉中正常循行而不逸出脉外的作用，主要体现在脾气统血的生理功能之中。脾气健旺，统摄有力，则血液行于脉中而不逸出脉外。若脾气虚弱，统摄无力，血液逸出脉外，则可出现吐血、咯血、尿血、便血、衄血、崩漏等多种出血病证，称为"脾不统血"或"气不摄血"。临床采用补气摄血的方法，以达止血的目的，即是气能摄血理论的应用。

（二）血为气之母

血为气之母，指血为气的物质基础，并作为气运行的载体，具体表现为血能养气、血能载气。

1. 血能养气

血能养气，指血对气具有化生作用。气的生成离不开血液的化生和濡养。血液循环流布周身，不断地为各脏腑之气提供营养，维持其充足旺盛状态。血足则气旺，血少则气衰。临床上血虚日久的患者，往往兼有气虚的表现，治疗宜养血兼以补气。

2. 血能载气

血能载气，指血液是气的载体。气存于血中，依附于血液而不致散失，赖血之运载而布于周身。如《张氏医通·诸血门》说："气不得血，则散而无统。"临床上大出血的患者，气无所依附，导致涣散不收、漂浮无根的气脱病变，称为"气随血脱"。治疗应采取益气固脱和止血补血的方法，以达补气、固脱、止血之目的。

总之，血与气，一阴一阳，相互维系，气血平和，则能保证人体生命活动的正常进行；反之，血气不和，则百病乃生。《素问·调经论》云："血气不和，百病乃变化而生。"因此，调整气血之间的关系，使其恢复协调状态是治疗疾病的基本法则。

二、气与津液的关系

气与津液同源于饮食水谷，皆以三焦为通路运行全身。气与津液相对而言，气属阳，津液属阴，其关系类似于气与血的关系。

（一）气对津液的作用

1. 气能生津

气能生津，指通过气化作用促进和激发津液的生成。津液来源于饮食水谷，依赖脾胃运化、小肠主液、大肠主津等脏腑生理功能而化生，其中尤以脾胃之气最为重要。气化作用旺盛，吸收津液功能强健，则人体津液充盛。临床上，气虚日久常可出现津液不足之证，多采用补气生津的治疗方法。

2. 气能行津

气能行津，指气具有推动津液输布和排泄的作用。津液的输布、排泄离不开气的推动作用，以及脏腑之气有序的升降出入运动。脏腑之气充盛，津液输布、排泄正常。若气虚而推动作用减弱，气化无力，或气机郁滞不畅，气化受阻，皆可导致津液输布、排泄障碍，津液停聚，形成痰饮、水湿、水肿等病变，称为"气不化水"或"气不行水"。临床常将补气、行气法与利湿、化痰法配合使用，如《丹溪心法·痰》所谓"善治痰者，不治痰而治气，气顺则一身之津液，亦随气而顺矣"，即是气能行津理论的具体运用。

3. 气能摄津

气能摄津，指气具有固摄津液，防止津液无故流失的作用。气的固摄作用，固护、控制和调节津液的分泌和排泄，防止其无故流失。如卫气调节腠理而固摄汗液，脾肾之气固摄唾涎，肾和膀胱之气固摄尿液等。若相关脏腑之气不足，固摄作用减弱，可导致体内津液流失，出现多汗、自汗、多尿、遗尿、小便失禁、口角流涎等症状，多采用补气摄津法治疗。

（二）津液对气的作用

1. 津能化气

津能化气，指津液对气具有化生作用。津液对各脏腑具有滋润和濡养的作用，从而使脏腑功能健全，脏腑之气充足。津液亏虚，可致气的衰少，从而导致津气亏虚之证。

2. 津能载气

津能载气，指津液是气的载体之一。气的运行依附于津液。津液丢失，必定导致气的损耗。如暑热病证，不仅伤津耗液，而且气亦随汗液外泄，可见少气懒言、体倦乏力等"气随津泄"症状。大汗、剧烈吐泻等津液大量丢失时，气亦随之大量外脱，可见精神萎靡、肌肤湿冷、四肢厥逆、脉微欲绝等"气随液脱"症状。故清·尤在泾《金匮要略心典·痰饮》说："吐下之余，定无完气。"因此，临床使用发汗、涌吐和泻下治法时，必须适当，中病即止，勿使过用而出现伤津耗气之病证。

三、精血津液之间的关系

精、血、津液同为液态物质，皆由饮食水谷化生，均具有濡养、化气和化神等作用，因此，精、血、津液之间存在着相互资生和相互转化的关系。

（一）精血同源

精能化血，血能养精，精与血之间具有相互资生和相互转化的关系，称为"精血同源"。

1. 精可化血

水谷之精和肾精是血液化生的基础物质。脾运化吸收的水谷之精，其精粹部分化为营气，与津液入于脉中，化赤为血；肾藏精，精髓为化血之源。由于肾为藏精之脏，故肾精化血的意义更为重要。肾之外华为发，肾精化血，荣养头发，故称"发为血之余"。肾精亏耗，可表现血虚病证，同时常见有头发枯槁脱落之候。

2. 血以养精

血液充养脏腑可化生脏腑之精；血液滋养于肾，使肾精充实。故血液充盈则精足，血液虚少则精亏。临床常见肝血不足与肾精亏损，相互影响，表现为头晕眼花、耳聋耳鸣的肝肾精血亏虚病证。

（二）津血同源

血和津液皆为液态物质，与气相对而言，皆属于阴，均由水谷精微所化生，同具营养和滋润的功能，两者之间可以相互资生、相互转化，称为"津血同源"。

血与津液的关系可概括为血可化津、津能生血。

1. 血可化津

血液由营气和津液构成。血行脉中，血中之津液可渗出脉外而为脉外之津液。若失血过多，脉中血少，脉外津液进入脉中以维持血量，可引起脉外津液不足，故失血患者，除表现面白、舌淡等血虚症状外，多见口渴、尿少等津液亏虚的症状。因此，对于失血者应慎用发汗等方法治疗，以防进一步耗伤津液。《灵枢·营卫生会》说："夺血者无汗。"《伤寒论》也有"衄家不可发汗"和"亡血家不可发汗"的告诫。

2. 津能生血

津液是血液的重要组成部分，脉外之津液进入脉中则化而为血。若大汗、剧烈吐泻，或严重烧伤，脉外津液不足，则血中之津液渗出于脉外，以补充脉外津液，从而导致血脉空虚、津枯血燥等病变。因此，对于大汗、剧烈吐泻等津液耗伤者，应慎用破血逐瘀之峻剂，或放血疗法，以防进一步耗伤血液。《灵枢·营卫生会》有"夺汗者无血"之说。

四、精气神之间的关系

精、气、神为人身"三宝"，可分而不可离。精是生命产生的本原，气是生命维系的动力，神是生命活动的体现与主宰。精、气、神三者之间存在着相互依存、相互为用的关系。精可化气，气能生精、摄精，精与气之间相互化生；精能生神、养神，气能养神，精和气是神的物质基础，而神又统御精与气。正如《类证治裁·内景综要》所说："一身所宝，惟精气神。神生于气，气生于精，精化气，气化神。故精者身之本，气者神之主，形者神之宅也。"

（一）精气相关

精能化气。人体之精是人体之气的生化之源。先天之精藏于肾，先天之精化生元气；脏腑之精化生脏腑之气。精足则气旺，精亏则气衰。临床上，精亏与失精患者，可兼见气虚的病证。

气能生精。先天之气与先天之精互生互化，后天之气主要是脾胃之气的运化功能生成水谷精微，脏腑之气化生脏腑之精，肾气对于生殖之精的生成也具有促进作用。气充则精盈，气虚则精亏。精气互生理论的临床应用，如《景岳全书·阳不足再辨》说："有善治精者，能使精中生气；善治气者，能使气中生精。此自有可分不可分之妙用也。"

气的推动作用，促进精的运行；气的固摄作用，防止精的无故流失。气的推动和固摄作用协调平衡，则精的输布、运行和施泄正常。气虚及气机失调，可致精的输布失常而机体失养，或精失秘固而失精，常采用益气或理气行精、补气摄精的治疗方法。

（二）精神互用

精是生命产生的本原，神是生命活动的外部表现；精是神得以化生的物质基础，神又能统驭精。精能化神，神寓精中；精盈则神明，神安则精足。精亏则神疲，神失则精竭。中医学倡导"积精以全神，存神以益精"，对于养生、治病具有重要指导意义。

（三）神气互生

气能养神，神为气主。气为神志活动提供物质基础；神则为气的运动和变化的主宰。故气聚则神生，神至则气动；神寓于气，神以驭气。若气虚或气机失调，均可导致神志异常改变。而精神异常，或七情内伤，均可导致气机紊乱。故临床常用益气安神、调气宁神，或调神运气、调神养气之法治疗神气异常的病证。

总之，精、气、神的关系，可以概括为形神关系。形与神俱，即精气神合一，是生命活动的根本保证，如《素问·上古天真论》说："故能形与神俱，而尽终其天年。"中医学的形神统一观是养生防病、延年益寿，以及诊断治疗、推测预后的重要理论依据。

【复习思考题】

1. 何谓精、气、神？三者关系如何？
2. 简述人体之气的生成、功能。
3. 何谓气机、气化？脏腑之气的运动规律如何？
4. 简述元气的概念、生成、分布及功能。
5. 简述血的生成、运行及功能。
6. 论津液的生成、输布和排泄。
7. 简述神的分类。

扫一扫，查阅本章数字资源，含PPT、音视频、图片等

　　经络学说，是阐述人体经络的概念、经络系统的组成、循行分布、生理功能、病机变化及其与脏腑、形体官窍、气血相互关系的基础理论，是中医学理论体系的重要组成部分。

　　经络学说与藏象、精气血津液等共同构成中医学理论体系的核心，成为中医学阐述人体生命运动规律的基本学说。《灵枢·经别》说："夫十二经脉者，人之所以生，病之所以成，人之所以治，病之所以起，学之所始，工之所止也，粗之所易，上之所难也。"中医学重视经络学说，不仅是针灸、推拿等学科的理论基础，而且对临床各科都有着重要指导作用。

第一节　概　述

一、经络的基本概念

　　经络，是经脉和络脉的总称，为人体运行气血、联络脏腑、沟通内外、贯穿上下的径路。经脉是经络系统的主干；络脉是经脉的分支。如《医学入门·经穴起止》说："经者，径也，径直者为经；经之支脉旁出者为络。"经脉多以纵行为主，循行于较深的部位，有一定的循行路径；络脉纵横交错，网络全身，深浅部位皆有分布，浮络循行于较浅的部位。

　　经脉与络脉相互衔接，遍布全身，将人体脏腑官窍、四肢百骸等连接成统一的有机整体，并通过经络之气调节全身各部的功能，运行气血，协调阴阳，从而使整个机体保持协调平衡。如《灵枢·海论》说："夫十二经脉者，内属于腑脏，外络于肢节。"《灵枢·本脏》说："经脉者，所以行血气而营阴阳，濡筋骨，利关节者也。"

二、经络学说的形成

　　经络学说的形成，经历了经络概念的产生和理论体系的构建两个阶段。

（一）经络概念的产生

　　经络概念的产生，是古人以"观物取象，以象会意"的认识方法，一是直接观察到血液流行于脉中，体表可触及的筋肉等条索状物，以及解剖可见的与脏腑形体官窍相连接的系带状物等；二是运用"天人合一"的整体思维，将人体结构与自然界相关事物相比类，如自然界有十二经水（河流），人有十二经脉；自然界有湖泽，人有奇经八脉等。在此基础上，将临床实践中通过针刺对人体经络感应传导现象的观察和导引、气功等自身体验而得出的认识，通过分析、总结和归纳，逐步形成了经络的概念。

《史记·扁鹊仓公列传》最早记载"阳脉""阴脉"及"经、维、络"等名称；长沙马王堆汉墓出土的帛书《阴阳十一脉灸经》和《足臂十一脉灸经》，记载了 11 条脉的具体名称、循行走向、所主疾病及灸法，但只称"脉"而非"经脉"，提示脉是经络的形态学基础之一。《素问·生气通天论》记载"筋脉和同""筋脉横解""筋脉沮弛"，筋脉亦属经络范畴。随着针灸、导引、气功等临床实践的总结和理论提升，经络概念逐渐成熟和完善。

（二）经络学说体系的建立

《内经》总结归纳了以前对"脉"的有关认识，构筑了经络学说体系的基本框架，是经络学说形成的标志。该书 162 篇中，专论或主论经络的篇章有 20 余篇，系统阐述了十二经脉的起止、具体循行路线及其与相应脏腑的"属络"关系，十二经脉首尾相接及气血在经脉中"如环无端""周而复始"的运行，十二经脉的生理功能及十二经脉标本、根结之间的上下、内外对应的联系，十二经脉和脏腑功能发生异常时所出现的病候。对奇经八脉中冲、任、督三脉的起止、循行路线、生理功能和有关病候，以及带脉、阴阳维脉、阴阳跷脉的分布部位、生理功能进行了大致的描述。对络脉及十二经筋、十二皮部的名称、分布、生理功能、常见病候也进行了讨论，并以"天人合一"的思维方法，阐述经络气血运行与自然界日月时辰的通应关系等。

《难经》首创"奇经八脉"一词，对奇经八脉的含义、功能、循行路线和病候等都有较详细的论述，对正经和奇经的关系有明晰的阐发，对某些经穴（如八会穴）的特异性进行了总结，并提出了"十二经皆有动脉""肾间动气为十二经脉之根"等理论，丰富了经络学说的内容。

《针灸甲乙经》是中医学第一部针灸学专著，为晋·皇甫谧集《素问》《针经》（即《灵枢》古名）与《明堂孔穴针灸治要》三部著作分类合编而成，内容主要论述中医学经络学说和针灸方法，在经络学说的发展及针灸疗法的应用中，起到承先启后、继往开来的重大作用。

三、经络系统的组成

经络系统由经脉、络脉组成。经脉包括十二经脉、奇经八脉，以及附属于十二经脉的十二经别、十二经筋、十二皮部；络脉包括十五络脉和浮络、孙络等（图 5-1）。

（一）经脉

经脉是经络系统中的直行主干，为全身气血运行的主要通道。

十二经脉，又称"十二正经"，包括手三阳经、手三阴经、足三阳经、足三阴经。十二正经是经络系统的核心，有一定的起止，有一定的循行路径和分布规律，有一定的走向及交接规律，与脏腑有直接的属络关系，相互之间有表里关系，各有专属的穴位。

奇经八脉，是十二经脉以外别道奇行的经脉，包括督脉、任脉、冲脉、带脉、阴维脉、阳维脉、阴跷脉和阳跷脉。奇经与脏腑没有直接的属络关系，相互之间也无表里关系，如《圣济总录》说："脉有奇常，十二经者，常脉也；奇经八脉则不拘于常，故谓之奇经。盖人之气血常行于十二经，其诸经满溢则流入奇经焉。"奇经八脉中，只有督脉、任脉有专属循行路线与专属穴位，故十二经脉与任脉、督脉，合称为"十四经"。

十二经脉的附属部分：十二经别，是从十二经脉别行而离入出合、深入体腔的支脉，为十二经脉的最大分支，其生理作用、病机变化均与十二经相一致，故称"别行的正经"。十二经筋，是十二经脉之气濡养筋肉骨节的体系，附属于十二经脉的筋膜系统。十二皮部，是十二经脉功能活动反映于体表的部位。

（二）络脉

络脉，是从经脉中别出的分支，有十五络脉、浮络和孙络等。

十五络脉，是十二经脉和任、督二脉各自别出之络与脾之大络的总称，又称"十五别络"，有本经别走邻经之特点，是络脉中的较大者，起加强十二经脉中表里两经在体表的联系和统领一身阴阳诸络的作用。《素问·平人气象论》提出"胃之大络，名曰虚里"，故又有"十六络"之说。

浮络，是循行于人体浅表部位且常浮现的络脉。其分布广泛，起着沟通经脉、输达肌表的作用。

孙络，是最细小的络脉，属络脉的再分支，分布全身，难以计数，具有"溢奇邪、通荣卫"的作用（《素问·气穴论》）。

此外，由于分布部位、功能特点等不同，又有阴络、阳络、气络、血络以及脏腑之络如心络、肺络、胃络、肝络、肾络等络脉名称。

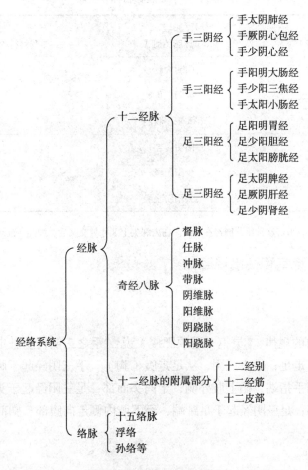

图 5-1 经络系统的组成

第二节 十二经脉

十二经脉，为十二脏腑所属络的经脉，是经络系统的核心部分，故又称为"正经"。

一、十二经脉的名称

十二经脉的名称由手足、阴阳、脏腑三部分而组成，命名原则如下。

上为手，下为足：手经行于上肢，足经行于下肢。起于或止于手的经脉，称"手经"；起于或止于足的经脉，称"足经"。

内为阴，外为阳：分布循行于四肢内侧的经脉，称"阴经"；分布循行于四肢外侧的经脉，称"阳经"。按照阴阳三分法，阴分为三阴：太阴、厥阴、少阴；阳分为三阳：太阳、阳明、少阳。手足各有三阴经：太阴经、厥阴经、少阴经；手足各有三阳经：太阳经、阳明经、少阳经。

脏属阴，腑属阳：十二经脉与六脏六腑各有特定的配属关系，六阴经属于脏，并冠以所属脏之名，如内属于肺则称"肺经"；六阳经属于腑，并冠以所属腑之名，如内属于胃则称"胃经"（表 5-1）。

表 5-1　十二经脉名称分类表

	阴经 （属脏络腑）	阳经 （属腑络脏）		分布部位 （阴经行内侧、阳经行外侧）
手	太阴肺经	阳明大肠经	上肢	前缘
	厥阴心包经	少阳三焦经		中线
	少阴心经	太阳小肠经		后缘
足	太阴脾经*	阳明胃经	下肢	前缘
	厥阴肝经*	少阳胆经		中线
	少阴肾经	太阳膀胱经		后缘

*在小腿下半部和足背部，肝经在前缘，脾经在中线。在内踝尖上 8 寸处交叉后，脾经在前缘，肝经在中线。

二、十二经脉的走向和交接规律

（一）走向规律

十二经脉走行方向的规律，《灵枢·逆顺肥瘦》说："手之三阴，从脏走手；手之三阳，从手走头；足之三阳，从头走足；足之三阴，从足走腹（胸）。"手三阴经起于胸中，循上肢内侧走向手指端；手三阳经起于手指端，循上肢外侧，走向头面部；足三阳经起于头面部，下行经躯干循下肢外侧，走向足趾端；足三阴经起于足趾端，经下肢内侧走向腹部、胸部。

（二）交接规律

1. 相表里的阴经与阳经在四肢末端交接

手太阴肺经和手阳明大肠经在食指端交接，手少阴心经和手太阳小肠经在小指端交接，手厥阴心包经和手少阳三焦经在无名指端交接；足阳明胃经和足太阴脾经在足大趾端交接，足太阳膀胱经和足少阴肾经在足小趾端交接，足少阳胆经和足厥阴肝经在足大趾爪甲后交接。

2. 同名的手足阳经在头面部交接

手阳明大肠经与足阳明胃经在鼻翼旁交接，手太阳小肠经与足太阳膀胱经在目内眦交接，手少阳三焦经与足少阳胆经在目外眦交接。

3. 足、手阴经在胸中交接

足太阴脾经与手少阴心经在心中交接，足少阴肾经与手厥阴心包经在胸中交接，足厥阴肝经与手太阴肺经在肺中交接（图 5-2）。

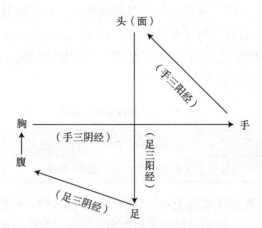

图 5-2 十二经脉走向交接规律示意图

三、十二经脉的分布规律

十二经脉左右对称分布于人体两侧，每条经脉虽有迂回曲折，或交叉出入，但基本上为纵行，或自上而下，或由下而上。

（一）头面部的分布

手三阳经止于头，足三阳经起于头。手足六条阳经交会于头面部，故称"头为诸阳之会"（《类经·藏象类》）。

诸阳经分布特点可概括为：阳明在前，少阳在侧，太阳在后。阳明经行于面部、额部；少阳经行于头两侧部；太阳经行于面颊、头顶和头后部。

诸阴经不起止于头面部，但部分阴经或其分支可上达头面部，手少阴心经的分支、足厥阴肝经上达目系，足厥阴肝经与督脉会于头顶部，足少阴肾经的分支上抵舌根，足太阴脾经连舌本、散舌下等。

（二）躯干部的分布

手三阴经均从胸部行至腋下，手三阳经行于肩和肩胛部。

足三阳经自上而下走行，则阳明经行于前（胸腹面），太阳经行于后（背腰面），少阳经行于躯体两侧。足三阴经自下而上均行于腹胸面。

十二经脉在腹胸部的分布规律，自内向外依次为足少阴肾经、足阳明胃经、足太阴脾经和足厥阴肝经。

（三）四肢部的分布

手经行于上肢，足经行于下肢；阴经行于内侧面，阳经行于外侧面。

按正立姿势，两臂自然下垂、拇指向前的体位描述，四肢部的分布规律为：手足阴经为太阴在前缘、厥阴在中线、少阴在后缘；手足阳经为阳明在前缘、少阳在中线、太阳在后缘。但足厥阴肝经有例外，即内踝尖上 8 寸以下为厥阴行于前，太阴行于中，少阴仍在后。

四、十二经脉的表里关系

十二经脉的阳经与阴经之间，通过经脉与脏腑的属络关系，以及经别和别络的相互沟通作用，组成六对"表里相合"关系。如《素问·血气形志》说："手太阳与少阴为表里，少阳与心主为表里，阳明与太阴为表里，是为手之阴阳也。""足太阳与少阴为表里，少阳与厥阴为表里，阳明与太阴为表里，是为足阴阳也"（表 5–2 ）。

表 5–2　十二经脉表里关系表

表	手阳明大肠经	手少阳三焦经	手太阳小肠经	足阳明胃经	足少阳胆经	足太阳膀胱经
里	手太阴肺经	手厥阴心包经	手少阴心经	足太阴脾经	足厥阴肝经	足少阴肾经

相互表里的两条经脉，在四肢末端交接，分别循行于四肢内、外侧面相对应的位置；分别属络于相为表里的脏与腑；还有经别和别络的表里沟通，形成了脏腑经脉表里相合的关系。

表里两经不仅具有经脉属络的联系，而且互为表里的脏与腑，在生理功能上相互配合，在病变上亦相互影响。如脾胃同病出现消化吸收等的异常，肺热移于大肠出现便秘等。根据表里两经的经气互通原理，临床治疗时，表里两经的腧穴常交叉配合使用。

五、十二经脉的气血流注次序

十二经脉是气血运行的主要通道。十二经脉之间首尾衔接，气血由中焦水谷精微化生后，上注于肺，自手太阴肺经开始，逐经依次流注，最后注入足厥阴肝经，再流注复达于手太阴肺经，形成了"阴阳相贯，如环无端"的十二经脉气血流注系统（图 5–3 ）。

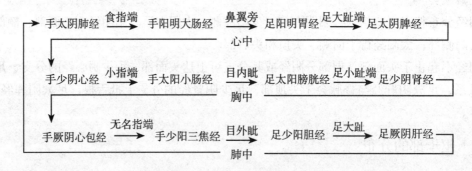

图 5–3　十二经脉气血流注次序图

附：十二经脉的循行部位

（一）手太阴肺经

起于中焦（胃），下络大肠，还循胃口（下口幽门，上口贲门），向上通过膈肌，入属肺，从肺系（支气管、气管及喉咙等）横行至胸部外上方（中府穴），出腋下，沿上肢内侧前缘下行，过肘窝，入寸口，上鱼际，直出拇指桡侧端（少商穴）。

分支：从手腕的后方（列缺穴）分出，沿掌背侧前行，走向食指桡侧端，交于手阳明大肠经（商阳穴）（图 5–4 ）。

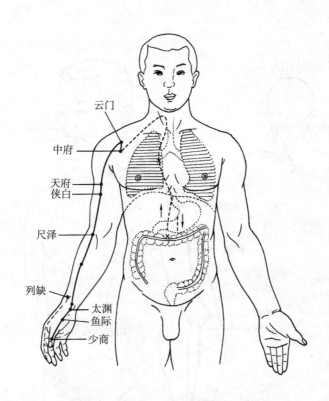

图 5-4　手太阴肺经

（二）手阳明大肠经

起于食指桡侧端（商阳穴），沿食指桡侧缘上行，经过合谷穴，行于腕后两筋之间，沿上肢外侧前缘上行，上肩至肩关节前缘，过肩后，到第七颈椎棘突下（大椎穴），再向前下行入缺盆（锁骨上窝），进入胸腔，络肺，向下通过膈肌，下行入属大肠。

分支：从缺盆上行，经颈部至面颊，入下齿中，还出挟口两旁，左右交叉于人中，至对侧鼻翼旁（迎香穴），交于足阳明胃经（图 5-5）。

（三）足阳明胃经

起于鼻翼旁（迎香穴），挟鼻上行，左右交会于鼻根部，旁行入目内眦（睛明穴），与足太阳经相交，折向下沿鼻柱外侧下行（承泣、四白），入上齿中，还出，挟口两旁，环绕口唇，在颏唇沟承浆穴处左右相交，再向后沿下颌骨后下缘到大迎穴处，沿下颌角上行过耳前，经过上关穴（客主人），沿发际（头维穴），到额颅中部（会神庭）。

分支：从颌下缘（大迎穴）分出，下行到喉结旁人迎穴，沿喉咙向下后行至大椎，折向前行，入缺盆，深入体腔，下行穿过膈肌，属胃，络脾。

直行者：从缺盆出体表，沿乳中线下行，挟脐两旁（旁开 2 寸），下行至腹股沟处的气街（气冲穴）。

分支：从胃下口幽门处分出，沿腹腔内下行至气街，与直行之脉汇合。而后沿大腿外侧前缘下行，至膝膑，经髌骨外侧向下，再沿胫骨外侧前缘行至足背，入足第二趾外侧端（厉兑穴）。

分支：从膝下 3 寸处（足三里穴）分出，下行入中趾外侧端。

分支：从足背（冲阳穴）分出，前行入足大趾内侧端，交于足太阴脾经（隐白穴）（图

5-6）。

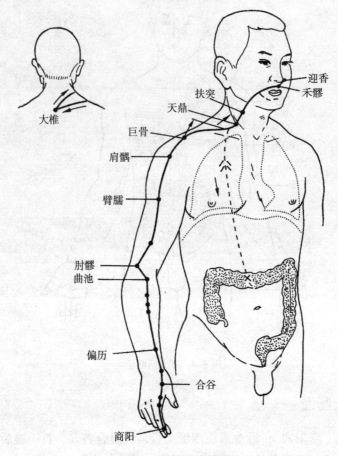

图 5-5　手阳明大肠经

（四）足太阴脾经

起于足大趾内侧端（隐白穴），沿大趾内侧赤白肉际，经核骨（第一跖趾关节）后，上行过内踝的前缘（商丘穴），沿小腿内侧正中线上行，至内踝尖上 8 寸处，交出足厥阴肝经之前，沿大腿内侧前缘上行，进入腹中，属脾，络胃。再穿过膈肌上行（络大包），上夹咽两旁，连舌本，散舌下。

分支：从胃别出，上行通过膈肌，注入心中，交于手少阴心经（图 5-7）。

（五）手少阴心经

起于心中，走出后属心系（心与其他脏腑相连的脉络），向下穿过膈肌，络小肠。

分支：从心系分出向上，挟食道上行，连于目系（目与脑相连的脉络）。

直行者：从心系出来，退回上行经过肺，向下浅出腋下（极泉穴），沿上肢内侧后缘，过肘中，经掌后锐骨端，进入掌内，沿小鱼际内侧直至小指桡侧端（少冲穴），交于手太阳小肠经（图 5-8）。

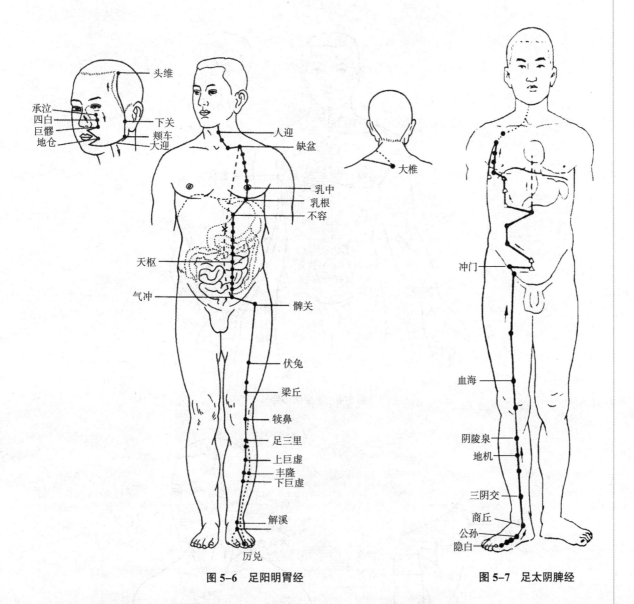

图 5-6　足阳明胃经

图 5-7　足太阴脾经

（六）手太阳小肠经

起于小指尺侧端（少泽穴），沿手背尺侧上腕部（阳谷穴），循上肢外侧后缘，过肘部两骨之间（小海穴），到肩关节后面（肩贞穴），绕行肩胛部，交会于大椎穴，再前行向下入缺盆，深入体腔，络心，沿食道穿过膈肌，到达胃部，入属小肠。

分支：从缺盆分出向上，沿颈侧经下颌角上到面颊，至目外眦后，折行入耳中（听宫穴）。

分支：从面颊部分出，向上行于目眶下，至目内眦，交于足太阳膀胱经（睛明穴）（图5-9）。

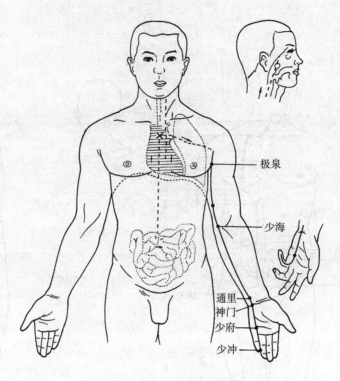

极泉
少海
通里
神门
少府
少冲

图 5-8　手少阴心经

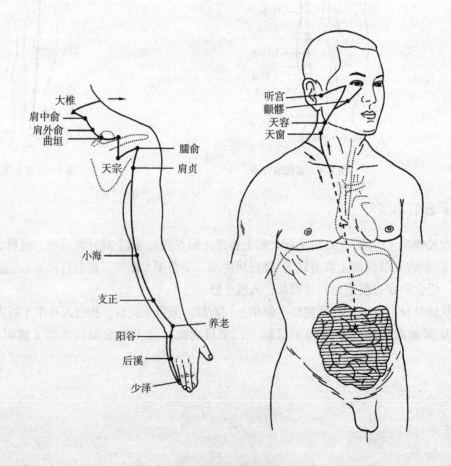

大椎
肩中俞
肩外俞
曲垣
天宗
臑俞
肩贞
小海
支正
养老
阳谷
后溪
少泽

听宫
颧髎
天容
天窗

图 5-9　手太阳小肠经

（七）足太阳膀胱经

起于目内眦（睛明穴），向上到达额部，左右交会于头顶部（百会穴）。

分支：从头顶部分出，到耳上角处的头侧部。

直行者：从头顶部分出（百会穴），向后行至枕骨处，进入颅腔，络脑，再浅出后下行到项部（天柱穴），下行交会于大椎穴，再分左右沿脊柱两旁、距后正中线 1.5 寸直线下行，达腰部（肾俞穴），进入脊柱两旁肌肉（膂），深入体腔，络肾，属膀胱。

分支：从腰部（肾俞穴）分出，继续沿脊柱两旁、距正中线 1.5 寸下行，穿过臀部，从大腿外侧后缘下行至腘窝中（委中穴）。

分支：从项部（天柱穴）分出下行，至肩胛内侧附分穴，沿脊柱两侧、距后正中线 3 寸直线下行，至髀枢（髋关节，当环跳穴处），经大腿后侧至腘窝中，与前一支脉会合，然后下行穿过腓肠肌，出走于足外踝后，沿足背外侧缘至小趾外侧端（至阴穴），交于足少阴肾经（图 5-10）。

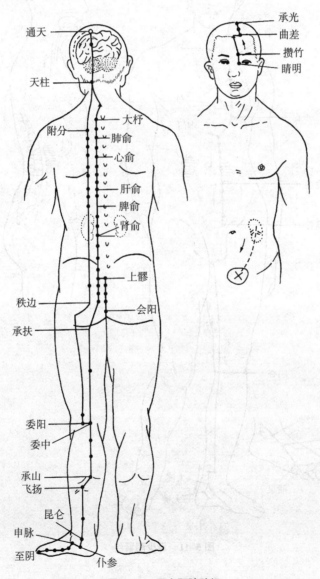

图 5-10 足太阳膀胱经

（八）足少阴肾经

起于足小趾下，斜走足心（涌泉穴），出行于舟骨粗隆之下（然谷穴），沿内踝后，分出进入足跟部（大钟穴），向上沿小腿内侧后缘，至腘窝内侧，上股内侧后缘入脊内（长强穴），穿过脊柱至腰部，属肾，再向下络膀胱。

直行者：从肾上行，穿过肝和膈肌，进入肺，沿喉咙，夹舌根两旁。

分支：从股内侧后缘大腿根部分出，向前从耻骨联合上缘出体腔，沿腹中线两侧 0.5 寸处直线上行，至平脐 6 寸处（幽门穴），斜上胸至第五肋间，距胸正中线 2 寸上行至锁骨下缘俞府穴。

分支：从肺中分出，络心，注入胸中，交于手厥阴心包经（图 5–11）。

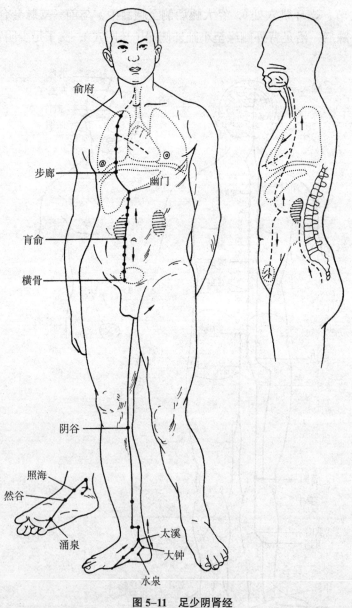

图 5–11　足少阴肾经

（九）手厥阴心包经

起于胸中，出属心包络，向下穿过膈肌，依次络于上、中、下三焦。

分支：从胸中分出，向外侧循行，浅出胁部，当腋下 3 寸处（天池穴），向上至腋窝下，沿上肢内侧中线入肘，经腕后大陵穴，入掌中劳宫穴，沿中指桡侧，出中指桡侧端（中冲穴）。

分支：从掌中分出，沿无名指出尺侧端，交于手少阳三焦经（关冲穴）（图 5-12）。

（十）手少阳三焦经

起于无名指尺侧端（关冲穴），向上沿无名指尺侧至手腕背面（阳池），上行前臂外侧尺、桡骨之间，过肘尖，沿上臂外侧向上至肩后部（肩髎、天髎），向前行入缺盆，布于膻中，散络心包，穿过膈肌，依次属上、中、下三焦。

分支：从膻中分出，上行出缺盆，至肩部，左右交会于大椎，分开上行到项部，沿耳后（翳风穴），直上出耳上角，然后屈曲向下经面颊部至目眶下。

分支：从耳后分出，进入耳中，出走耳前，经上关穴前，在面颊部与前一支相交，至目外眦，交于足少阳胆经（瞳子髎穴）（图 5-13）。

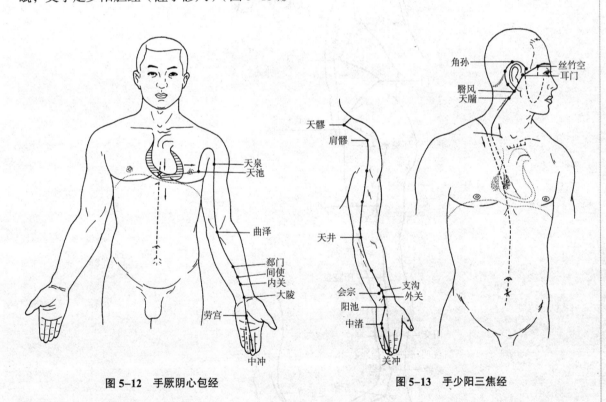

图 5-12 手厥阴心包经　　图 5-13 手少阳三焦经

（十一）足少阳胆经

起于目外眦（瞳子髎穴），上至额角（颔厌穴），折向下行到耳前上方，绕到耳后下方（完骨穴），复外折向上行，距头正中线 3 寸前行，经额部至眉上（阳白穴），又折向后行至枕骨下风池穴，沿项侧面下行至肩上（肩井穴），左右交会于大椎穴，分开前行入缺盆。

分支：从耳后完骨穴分出，经翳风穴（手少阳穴）进入耳中，出走于耳前（听会、上关），过听宫穴（手太阳穴）至目外眦后方。

分支：从目外眦分出，下行至下颌部的大迎穴处，与手少阳经三焦经的支脉相合，上行至目眶下。下行者经下颌角（颊车穴），下行至颈部，经颈前人迎穴旁，与前脉会合于缺盆。然后下行进入胸腔，穿过膈肌，络肝，属胆，沿胁里浅出气街，绕毛际，横向至髋关节（环跳穴）处。

直行者：从缺盆下行至腋，沿侧胸，过季胁（日月穴），下行至髋关节（环跳穴）处与前脉会合，再向下沿大腿外侧、膝关节外缘，行于腓骨前面，直下至腓骨下端（悬钟穴），浅出外踝之前（丘墟穴），沿足背下行，出于足第四趾外侧端（窍阴穴）。

分支：从足背（足临泣）分出，前行出足大趾外侧端（大敦穴），折回穿过爪甲，分布于足大趾爪甲后丛毛处，交于足厥阴肝经（图5-14）。

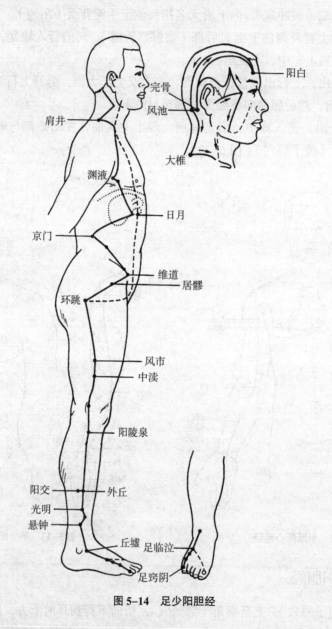

图 5-14　足少阳胆经

（十二）足厥阴肝经

起于足大趾爪甲后丛毛处，下至外侧端（大敦穴），向上行于足背第一、二跖骨间，至内踝前 1 寸处（中封穴），上行小腿内侧中线（会三阴交），在内踝尖上 8 寸处交出足太阴脾经之后，上行过膝内侧（曲泉穴），沿大腿内侧中线进入阴毛中，绕阴器，至少腹，进入腹腔，挟胃两旁，属肝，络胆。向上穿过膈肌，分布于胁肋部，沿喉咙的后边，向上进入鼻咽部，上行连接目系，出于额，上行与督脉会于头顶部。

直行者：从阴器至髂前方，沿腹外侧达十一肋前（章门穴），在上行至胸部，乳头直下第六肋间（期门穴），散于胁肋。

分支：从目系分出，下行颊里，环绕口唇的里边。

分支：从肝分出，穿过膈肌，向上注入肺，交于手太阴肺经（图 5-15）。

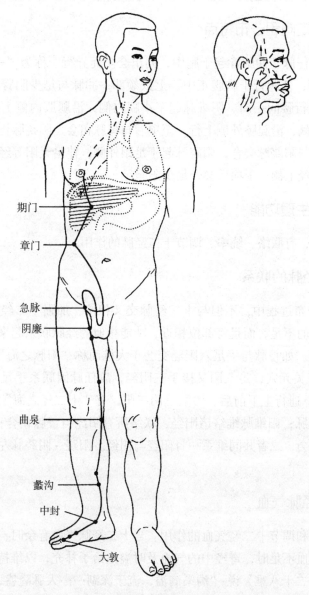

图 5-15　足厥阴肝经

第三节　奇经八脉

奇经八脉是十二经脉之外的重要经脉，交叉贯穿于十二经脉之间，在全身起到重要的统率、联络和调节作用。

一、奇经八脉的名称

奇经八脉，是督脉、任脉、冲脉、带脉、阴跷脉、阳跷脉、阴维脉、阳维脉的总称。《难经·二十七难》说："凡此八脉者，皆不拘于经，故曰奇经八脉也。"因其与十二正经不同而别道奇行，故称为奇经八脉。

奇经八脉的分布循行不像十二经脉那样规律，多为"别道奇行"；与脏腑没有直接的相互属络，彼此之间也没有表里配合关系；除任脉、督脉之外，均无本经专属腧穴。

二、奇经八脉的走向和分布特点

奇经八脉的督脉、任脉、冲脉皆起于胞中，同出会阴而异行，称为"一源而三歧"：督脉行于腰背正中，上至头面；任脉行于胸腹正中，上抵颏部；冲脉与足少阴肾经相并上行，环绕口唇。带脉起于胁下，绕行腰间一周。阴维脉起于小腿内侧，沿腿股内侧上行，至咽喉与任脉会合；阳维脉行于足跗外侧，沿腿膝外侧上行，至项后与督脉相会。阴跷脉行于足跟内侧，随足少阴等经上行，至目内眦与阳跷脉会合；阳跷脉起于足跟外侧，伴足太阳等经上行，至目内眦与阴跷脉会合，再沿足太阳经上额，于项后会合足少阳胆经。

三、奇经八脉的生理功能

奇经八脉别道奇行，有联络、统率、调节十二经脉的作用。

（一）密切十二经脉的联系

奇经八脉在循行分布过程中，不但与十二经脉交叉相接，加强十二经脉之间的联系，补充十二经脉在循行分布上的不足，而且将部位相近、功能相似的经脉联系起来，达到统率有关经脉气血、协调阴阳的作用。如督脉与手足六阳经交会于大椎而称"阳脉之海"，统率诸阳经；任脉与足三阴经交会于脐下关元穴，足三阴又接手三阴经，故任脉因联系手足六阴经而称"阴脉之海"，统率诸阴经；冲脉通行上下前后，渗灌三阴三阳，有"十二经之海"之称；带脉约束纵行诸经，沟通腰腹部的经脉；阳维脉维络诸阳经，联络所有阳经与督脉相合；阴维脉维络诸阴经，联络所有阴经与任脉相会，二者共同维系一身阳经与阴经。阳跷、阴跷脉左右成对，有"分主一身左右阴阳"之说。

（二）调节十二经脉气血

奇经八脉具有蓄溢和调节十二经气血的作用。当十二经脉气血有余时，则流入奇经八脉，蓄以备用；当十二经脉气血不足时，奇经中的气血及时溢出给予补充，以维持十二经脉中气血的相对恒定。正如《难经·二十八难》说："沟渠满溢，流于深湖……人脉隆盛，入于八脉而不环周，故十二经脉亦不能拘也。"

（三）与某些脏腑关系密切

奇经与肝、肾等脏以及脑、髓、女子胞等奇恒之腑有较为密切的联系。如督脉"入颅络脑""行脊中""络肾"加强脑、髓、肾之间的沟通；任、督、冲三脉同起于胞中，带脉约束胞系，参与人体生殖功能的调节，与女子的经、带、胎、产密切相关等。因此，奇经八脉与脏腑在生理、病机上均有一定联系。

四、奇经八脉各自的生理功能

（一）督脉

"督"，有总督、统领之意。

1.调节阳经气血，为"阳脉之海"

督脉行于背部正中，诸阳经及阳维脉均会合于督脉。如督脉与手足三阳经会于大椎；与足太阳会于百会、脑户；与阳维脉会于风府、哑门。督脉具有统率一身之阳经，调节全身阳经气血的作用，故为"阳脉之海"。

2.络肾通髓达脑

督脉起于胞中，"贯脊属肾"，肾主生殖，故督脉主司生殖功能，特别是男子生殖功能，历代医家对男子精冷不育，常以补督益肾法治之。督脉上行脊里、入络于脑、上贯心，故生理、疾病与脑、髓、心等有密切联系。

（二）任脉

"任"，有担任、妊养之意。

1.调节阴经气血，为"阴脉之海"

任脉循行于腹面正中线，诸阴经均直接或间接交会于任脉。如任脉与足三阴会于中极、关元；与阴维脉会于廉泉、天突；与手太阴会于上脘；与足太阴会于下脘；与足厥阴会于曲骨；手三阴通过足三阴与任脉发生联系。任脉具有总任一身之阴经，调节全身阴经气血的作用，故称为"阴脉之海"。

2.任主胞胎

任脉起于胞中，与女子月经来潮及妊养、生殖功能有关。任脉为妇人生养之本，故有"任主胞胎"之说。调理冲任是治疗妇女月经病的主要方法。

（三）冲脉

"冲"，有要冲、要道之意。言本经为十二经气血通行之要冲。

1.调节十二经脉气血，为"十二经之海"

冲脉循行范围广泛，上至头，下至足，后行于背，前布于胸腹，贯穿全身，阴阳表里无所不涉，为一身气血之要冲，能"通受十二经气血"。其上行者，行于脊内渗诸阳；下行者，行于下肢渗诸阴，能容纳和调节十二经脉及五脏六腑之气血，故有"十二经之海"和"五脏六腑之海"之称。

2.调节月经及孕育，为"血海"

冲脉起于胞中，又为"血海"（《灵枢·海论》）。《素问·上古天真论》说："任脉通，太冲脉盛，月事以时下，故有子。"妇女月经来潮及生殖能力与冲、任脉气血盛衰有关。冲、任脉气血旺盛，下注于胞中，而为月经，或妊娠时以养胎，若冲、任脉气血不足或通行不利，则会发生月经失调或不孕。因此，临床上治月经病及不孕症，多以调理冲任二脉为要。

（四）带脉

"带"，腰带、束带之意，引申为约束。

1. 约束纵行诸经

带脉是全身唯一横行的经脉，环腰一周，犹如束带，总束纵行诸脉，以调节脉气，使之通畅。如《太平圣惠方·辨奇经八脉法》说："夫带者，言束也，言总束诸脉，使得调柔也。"

2. 主司妇女带下

因带脉亏虚，不能约束经脉，多见妇女带下量多，腰酸无力等症。故《傅青主女科》曰："夫带下俱是湿证，而以带名者，因带脉不能约束而有此病。"

（五）阴跷脉、阳跷脉

"跷"，有轻捷矫健之意。

1. 主司下肢运动

《太平圣惠方·辨奇经八脉法》说："夫跷者，捷疾也。言此脉是人行走之机要，动作之所由，故曰跷脉焉。"阴阳跷脉皆起于足，其脉气多发在足内、外踝及髋上至肩、颈项等关节处，二跷阴阳之气交通和谐，使下肢运动灵活。

2. 司眼睑开合

阴阳跷脉交会于目内眦，阳跷主一身左右之阳，阴跷主一身左右之阴，阴阳气相并，共同濡养眼目，主司眼睑开合。如《灵枢·脉度》说："气并相还则为濡目，气不荣则目不合。"《灵枢·寒热病》说："阳气盛则瞋目，阴气盛则瞑目。"

（六）阴维脉、阳维脉

"维"，有维系、维络之意。

阴维脉"维络诸阴"；阳维脉"维络诸阳"。阴维脉与足三阴经相交会，最后合于任脉；阳维脉与足三阳经相交，最后合于督脉。阴阳相辅，对诸阴阳经脉气血起着溢蓄调节作用。

附：奇经八脉的循行部位

（一）督脉

督脉起于胞中，下出会阴，向后经长强穴上行，沿脊柱里面上行至项后风府穴，进入颅内，络脑。回出沿项、头正中线上行至颠顶（百会穴），沿前额下行鼻柱，止于上唇系带处（龈交穴）。

分支：从脊柱里面分出，络肾。

分支：从小腹内分出，直上贯脐中央，上贯心，到喉部，向上到下颌部，环绕口唇，再向上到两眼下部的中央（图5-16）。

（二）任脉

任脉起于胞中，下出会阴，向前经阴阜（曲骨穴），上行至关元穴，继续沿前正中线上行达咽喉，至下颌部（承浆穴），环绕口唇，沿面颊，分行至目眶下。

分支：由胞中别出，与冲脉相并，行于脊柱前（图5-17）。

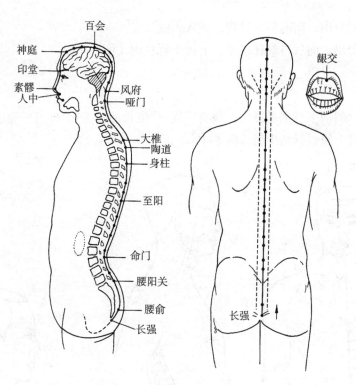

图 5-16 督脉

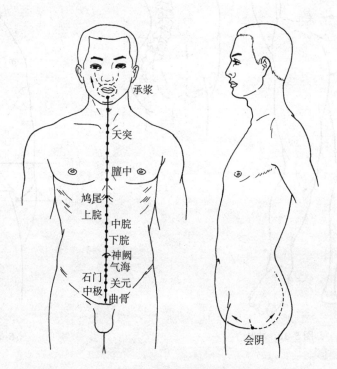

图 5-17 任脉

（三）冲脉

冲脉起于胞中，下经会阴，出于气街，从气街部起与足少阴经相并，挟脐上行，散布于胸中，再向上行，经喉，环绕口唇，到目眶下。

分支：从少腹输注于肾下，浅出气街，沿大腿内侧进入腘窝，再沿胫骨内缘，下行到足底。

分支：从内踝后分出，向前斜入足背，进入大趾。

分支：从胞中分出，向后与督脉相通，上行于脊柱内（图5-18）。

（四）带脉

带脉起于季胁，斜向下行到带脉穴，绕身一周，"束带而前垂"，环行于腰腹部，并于带脉穴处再向前下方沿髂骨上缘斜行到少腹（图5-19）。

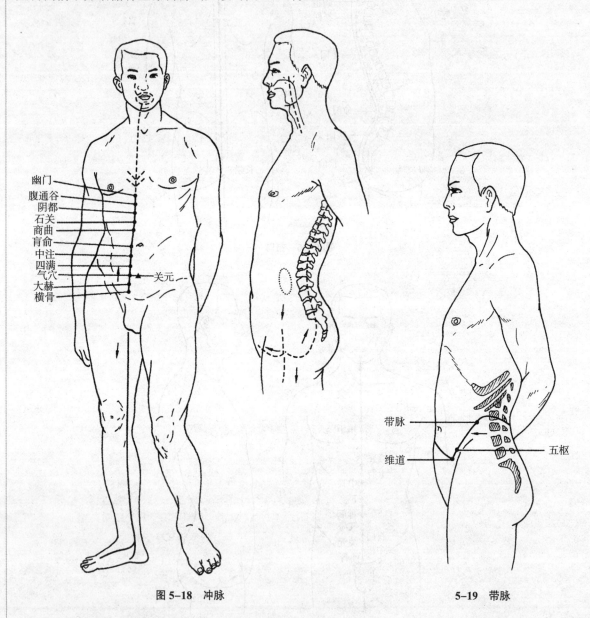

幽门
腹通谷
阴都
石关
商曲
肓俞
中注
四满
气穴
大赫
横骨

关元

带脉
维道
五枢

图 5-18　冲脉　　　　　　　　　5-19　带脉

（五）阴跷脉和阳跷脉

阴跷脉起于内踝下足少阴肾经的照海穴，沿内踝后直上小腿、大腿内侧，经前阴，沿腹、胸进入缺盆，出行于人迎穴之前，经鼻旁，到目内眦（睛明穴），与足太阳经、阳跷脉会合（图5-20）。

阳跷脉起于外踝下足太阳膀胱经的申脉穴，沿外踝后上行，经小腿、大腿外侧，再向上经腹、胸侧面与肩部，由颈外侧上挟口角，到达目内眦（睛明穴），与手足太阳经、阴跷脉会合，再上行进入发际，向下到达耳后，与足少阳胆经会合于项后（图 5-21）。

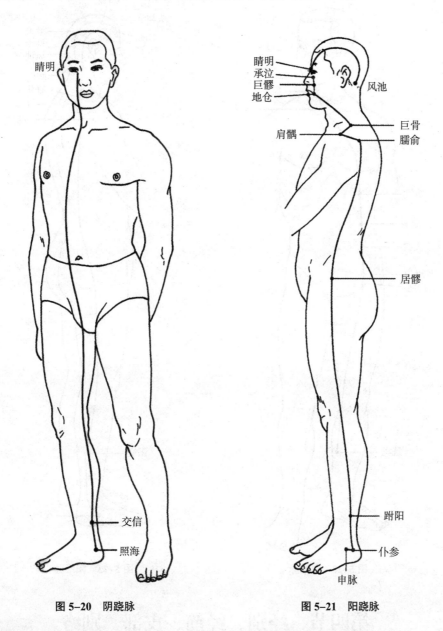

图 5-20　阴跷脉　　　　　　　　图 5-21　阳跷脉

（六）阴维脉和阳维脉

阴维脉起于小腿内侧足三阴经交会之处，沿下肢内侧上行，至腹部与足太阴脾经同行，到胁部与足厥阴肝经相合，然后上行至咽喉，与任脉相会（图 5-22）。

阳维脉起于外踝下，与足少阳胆经并行，沿下肢外侧向上，经躯干部后外侧，从腋后上肩，经颈部、耳后，前行到额部，分布于头侧及项后，与督脉会合（图 5-23）。

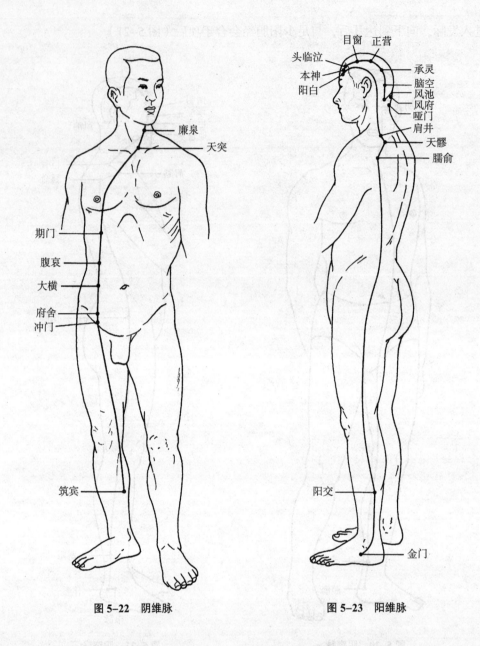

图 5-22 阴维脉　　　　　　　　　图 5-23 阳维脉

第四节　经别、经筋、皮部、别络

一、十二经别

十二经别，又称"经别"，是从十二经脉别行分出，深入躯体深部，循行于胸腹及头部的支脉，首载于《灵枢·经别》。

（一）十二经别的循行分布特点

十二经别的循行分布特点可用"离、入、出、合"加以概括。十二经别循行，多从四肢肘膝附近的正经别出，称为"离"；走入体腔脏腑深部，呈向心性循行，称为"入"；然后浅出体表，而上头项部，称为"出"；阴经的经别合于相表里的阳经经别，然后一并注入六条阳经，称为"合"。每一对相表里的经别组成一合，十二经别分手足三阴、三阳，组成六对，称为"六合"。

（二）十二经别的生理功能

十二经别循行布散范围较广，到达某些十二经脉没有到达的部位，因此，在生理、病机、诊断与治疗等方面都有一定应用。

1. 加强十二经脉表里两经在体内的联系

十二经脉中阳经为表、阴经为里，在循行分布和功能活动上，表里两经关系密切，经别则加强了这种联系。主要表现于十二经别进入体腔后，表里两经的经别是相并而行的，大多数经别都循行于该经脉所"属络"的脏腑，特别是阳经经别全部联系到与本经有关的脏与腑；浅出体表时，阴经经别又都合入阳经经别，一起注入体表的阳经，加强了十二经脉表里经之间的关系；加强经脉与脏腑的联系，使体内脏腑的配合以及表里两经在内行部分的联系更加密切。

2. 加强足三阴、足三阳经脉与心脏的联系

足三阴、足三阳的经别循行过腹、胸，除加强了腹腔内脏腑的表里联系外，又都与胸腔内的心脏相联系，为"心为五脏六腑之大主"提供了理论依据。

3. 加强了十二经脉和头面部的联系

十二经脉主要是六条阳经分布于头面部，而十二经别中六条阳经及六条阴经的经别均上达头面部。这样加强了十二经脉对头部的联系，为"十二经脉，三百六十五络，其血气皆上于面而走空窍"（《灵枢·邪气脏腑病形》）的理论提供了经络结构上的支持，并且为近代发展的耳针、面针、鼻针等提供了一定的理论依据。

4. 扩大十二经脉的主治范围

十二经别的循行，使十二经脉的分布和联系的部位更加广泛，从而也扩大了十二经脉的主治范围。如足太阳膀胱经不经过肛门，但是其经别却"别入于肛"，故足太阳膀胱经的某些穴位如承山、承筋等，可治肛门疾病。

二、十二经筋

十二经筋，是十二经脉之气结聚散络于筋肉骨节的体系，是附属于十二经脉的筋膜系统。

（一）十二经筋的循行分布特点

十二经筋的循行特点可以用"结、聚、散、络"加以概括。所谓"结、聚、散、络"，是指十二经筋起于四肢末端，盘旋结聚于关节，布于胸背，终于头身。从总体分布来看，其循行与十二经脉的体表循行基本一致，但十二经筋走向是从四肢末端向心循行。

（二）十二经筋的生理功能

十二经筋多附于骨和关节，具有约束骨骼、主司关节运动的功能。如《素问·痿论》说："宗筋主束骨而利机关也。"十二经筋除附于骨骼外，还满布于躯体和四肢的浅部，延伸十二经脉在体表的循行，加强经络系统对肢体的连缀作用，且深入体内，对脏腑与周身各部分组织起到一定的保护作用。

三、十二皮部

十二皮部，是十二经脉功能活动反映于体表的部位，也是络脉之气在皮肤所散布的部位。

十二经脉及其所属络脉，在体表有一定分布范围，十二皮部就是十二经脉及其所属络脉在体表的分区。皮部受十二经脉及其络脉气血的濡养滋润而维持正常生理功能。皮部位于人体最浅表部位，与外界直接接触，并依赖布散于体表的卫气，发挥其抗御外邪的作用。

观察不同部位皮肤的色泽和形态变化，有助于诊断某些脏腑、经络的病变。在皮肤一定部位施行贴敷、艾灸、热熨、梅花针等疗法，可治疗内在脏腑的病变。这是皮部理论在诊断和治疗方面的应用。

四、十五络脉

十五络脉，又称"十五别络"，即十二经脉和任脉、督脉各自别出一络与脾之大络的总称。如再加胃之大络，即称为"十六络"。

十五络脉是络脉的主体，对全身无数细小的络脉起着主导作用。从别络分出的细小络脉称为"孙络"，分布在皮肤表面的络脉称为"浮络"。

（一）十五络脉的循行分布特点

十二经脉的别络从肘膝关节以下分出后，阴经的别络均络于阳经，阳经的别络均络于阴经。别络循行于四肢，或上行头面，或进入躯干，与内脏有某些联系，但均没有固定的属络关系。

（二）十五络脉的生理功能

1. 加强十二经脉表里两经在体表的联系

阴经的别络走向阳经，阳经的别络走向阴经，阴阳经的络脉相互交通连接，通过络脉的双重联系，进一步加强表里两经的联系，并能通达某些正经所没有到达的部位，可补正经之不足。

别络和经别都有加强表里两经联系的作用，但有一定的区别：①别络从四肢肘膝关节以下分出，大多分布于体表，虽然也有进入胸腹腔和内脏，但都没有固定的属络关系；经别多从四肢肘膝关节以上分出，循行多深入体腔内部，而后浅出体表。②别络着重沟通体表的阳经和阴经，经别则既能密切表里经在体内的沟通连接，又能加强其脏腑的属络关系。③别络和经别联系表里经的方式也不同，经别是借阴经经别会合于阳经经别的方式进行联系，突出了阳经的统率作用；别络则是阴经与阳经相互交通而联络。④经别没有所属穴位，也没有所主病症；别络有络穴，并有所主病症，在针刺选穴上有特殊意义。

2. 加强人体前、后、侧面联系，统率其他络脉

十二经脉的别络，其脉气汇集于十二经的"络穴"；督脉的别络散布于背部和头部，别走太阳；任脉的别络散于腹部；脾之大络散布于胸胁部。故别络可加强十二经脉及任、督二脉与躯体组织的联系，尤其是加强人体前、后、侧面的联系，并统率其他络脉以渗灌气血。

3. 渗灌气血以濡养全身

孙络、浮络等从大的络脉分出后，呈网状扩散，密布全身。循行于经脉中的气血，通过别络的渗灌作用注入孙络、浮络，逐渐扩散到全身而起到濡养作用。

第五节　经络的生理功能和应用

经络是人体的重要组成部分，是脏腑与形体官窍联系的桥梁和枢纽，是血气灌注脏腑组织形体官窍的通道。经络学说被广泛用于指导临床各科疾病的治疗，是针灸、推拿及药物疗法的理论基础。

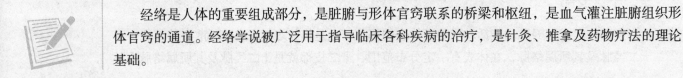

一、经络的生理功能

以十二经脉为主体的经络系统，具有沟通联系、运行气血、感应传导及调节功能平衡等生理功能。

（一）沟通联系作用

人体由脏腑、形体、官窍和经络构成。人体正是通过经络的起止、上下、循行、出入、挟贯、属络、交、连、支、布、散等将五脏六腑、四肢百骸、五官九窍等组织有机地结合起来，构成一个统一的整体。脏腑、形体、官窍各种功能的协调统一，主要是依赖经络的沟通联系作用实现的。经络在人体内所发挥的沟通联系作用是多方位、多层次的，主要表现为以下几个方面：

1. 脏腑与体表的联系

内在脏腑与外周体表肢节的联系，主要是通过十二经脉的沟通作用来实现的。《灵枢·海论》说："夫十二经脉者，内属于腑脏，外络于肢节。"十二经脉中，手之三阴三阳经脉，循行于上肢内外侧；足之三阴三阳经脉，循行于下肢内外侧。每条经脉对内与脏腑发生特定的属络关系，对外联络筋肉、关节和皮肤，即十二经筋与十二皮部。外周体表的筋肉、皮肤组织及肢节等，通过十二经脉的内属外连而与脏腑相互沟通。这种联系表现有特定性和广泛性两方面，即体表的一定部位和体内一定脏腑之间存在着内外统一关系。

2. 脏腑与官窍之间的联系

十二经脉内属于脏腑，在循行分布过程中，又经过口眼耳鼻舌及二阴等官窍，如《灵枢·邪气脏腑病形》说："十二经脉，三百六十五络，其血气皆上于面而走空窍。"经脉与目的联系：手少阴"系目系"，手太阳"至目内眦"，足厥阴"连目系"，足太阳"起于目内眦"，足少阳"起于目锐眦"。经脉与舌的联系："手少阴之别……系舌本"，足少阴"夹舌本"，足太阴"连舌本，散舌下"。经脉与口的联系：手阳明"夹口"，足阳明"挟口环唇"，足厥阴"环唇内"。经脉与鼻的联系：手阳明"夹鼻孔"，足阳明"起于鼻"，手太阳，其支者"抵鼻"。经脉与耳的联系：手太阳"却入耳中"，手少阳"入耳中"，足少阳"从耳后入耳中，出走耳前"。经脉与二阴的联系：足少阳"绕毛际"，足厥阴"入毛中，过阴器"，冲、任、督三脉均"下出会阴"等。如此，内在脏腑通过经络与官窍相互沟通而成为一个整体，脏腑的生理功能和疾病变化便可以通过经络反映于相应的官窍。

3. 脏腑之间的联系

脏腑之间通过经络的沟通联系而密切联系在一起。十二经脉中，每一经都分别属络一脏和一腑，又通过经别和别络加强联系，这是脏腑相合理论的主要结构基础。某些经脉除属络特定内在脏腑外，还联系多个脏腑。如足少阴肾经，不但属肾络膀胱，还贯肝，入肺，络心，注胸中接心包；足厥阴肝经，除属肝络胆外，还挟胃、注肺中等。也有多条经脉同入一脏的情况，如手太阴经属肺、手阳明经络肺、足厥阴经注肺、足少阴经入肺、手少阴经过肺等。此外，还有经别补正经之不足，如足阳明、足少阳及足太阳的经别都通过心。这样就构成了脏腑之间的多种联系。

4. 经脉之间的联系

经络系统各部分之间的联系是多层次的。十二经脉有一定的衔接和流注规律，除了依次首尾相接如环无端外，还有许多交叉和交会。如手足六条阳经与督脉会于大椎，手少阴经与足厥阴经皆连目系，手足少阳经与手太阳经在目外眦和耳中交会，足少阳胆经和手少阳经的支脉在面部相合等。十二经脉之中，在表里经、同名经和异名经之间，都存在着经脉相互贯通，内部气血相互交流的关系，尤以表里经更为突出。十二经脉中六阴经和六阳经之间存在着阴阳表里相合关系，凡相表里的经脉，属于脏则络于腑，属于腑则络于脏，并在上、下肢端互相交接沟通。加上十二经别、十二经的别络从内外加强了表里经之间的联系，使得表里经在不同层次上都能充分融合交流，为脏腑表里相合理论奠定了结构基础。十二经脉和奇经八脉之间也是纵横交错相互联系的。如足厥阴肝经在头顶与督脉和足太阳膀胱经交会于百会穴，足少阳胆经与阳跷脉会于项后，手足太阳经与足阳明经及阴阳跷脉会合于目内眦，足三阴经与阴维脉、冲脉均会于任脉，冲脉从气街起与足少阴经相并而上行，冲脉与任脉并于胸中，后通于督脉，任、督二脉又通会于十二经等。奇经八脉之间也存在着一定的联系。如阴维、冲脉会于任脉，冲脉与任脉并于胸中，又与督脉相通等，都体现出奇经间的关联性。再如阳维脉与督脉会于风府穴，冲、任、督三脉同起于胞中，"一源而三歧"等，其联系也是十分密切的。此外，还有无数络脉从经脉分出，网络沟通于经脉与脏腑、经脉与经脉之间，使经络系统成为具有完整结构的网络状调节系统。

（二）运行气血作用

经脉作为运行气血的主要通道而具有运输气血的作用，络脉作为经脉的分支而具有布散和渗灌经脉气血到脏腑形体官窍及经络自身的作用。各脏腑形体官窍及经络自身，得到气血的充分濡养，则能发挥其各自的功能。故《灵枢·本脏》说："经脉者，所以行气血而营阴阳，濡筋骨，利关节也。"《灵枢·脉度》说："阴脉荣其脏，阳脉荣其腑，如环之无端，莫知其纪，终而复始。其流溢之气，内溉脏腑，外濡腠理。"正是由于经脉的运输渗灌作用，才使得气血内溉脏腑，外濡腠理，而脏腑腠理在气血的不断循环灌注濡养下，生理功能得以正常发挥，则机体强健，自能抵御外邪的侵袭。

（三）感应传导作用

感应传导，是指经络系统具有感应及传导各种信息的作用。如对经穴刺激引起的感应及传导，又称为"针感""经络感传""经络现象"，《内经》称为"气至"，即"得气"，表现为局部有酸、麻、重、胀、寒、热等特殊的感觉，有时还会沿一定线路传导。经络的感应传导作用，是通过运行于经络之中的经气对信息的感应传导作用而实现的。经气，是一身之气分布于经络者，具有感受、负载和传递信息的作用。经气是信息的载体，各种治疗刺激及信息可以随经气到达病所，起到调整疾病虚实的作用，《灵枢·九针十二原》强调"刺之要，气至而有效"。

人的生命活动是一个极其复杂的过程，机体中每时每刻都有许多生命信息的发出、交换和传递。经络循行分布于人体各脏腑形体官窍，通上达下，出表入里，犹如机体的信息传导网络，不但能感受信息，而且能按信息的性质、特点、量度进行传导，分别将信息传输至相关的脏腑形体官窍，反映和调节其功能状态。这种信息传导既可以发生在各脏腑形体官窍之间，又可以发生在体表与内脏之间。如肌表受到某种外界刺激（如针刺、按摩等），这些信息就会由经络中的经气感受和负载，并沿经络传送至内脏，根据信息的性质和强度的不同，产生或补或泻的作用。内脏功能活动或病机变化的信息，亦可由经络中的经气感受，并沿经脉、络脉、经筋、皮部等传达于体表，反映出不同的症状和体征，这是"有诸内必形诸外"的主要生理基础。

（四）调节功能平衡

经络系统通过其沟通联系、运输气血作用及其经气感应和传导信息的作用，对各脏腑形体官窍的功能活动进行调节，使人体复杂的生理功能相互协调，维持阴阳动态平衡状态。经络的调节作用，可促使人体功能活动恢复平衡协调。在患病时，机体阴阳平衡遭到破坏，通过经穴配伍和针刺手法以激发经气，扶正祛邪，调畅气血，调节阴阳，使机体转归于协调平衡，达到治疗疾病的目的，故《灵枢·根结》说："用针之要，在于知调阴与阳。"如针刺足阳明胃经的足三里穴，可调节胃的功能。当胃的功能低下时，可增强胃气；当邪滞胃中，可泻其有余。又如针刺手厥阴心包经的内关穴，既可使心动加速，在某些情况下，又可抑制心动，故该穴在临床上既可治心动过缓，又可治心动过速。可见，经络的调节作用可表现出一种良性的双向调节作用，这在针灸、推拿等疗法中具有重要意义。

二、经络学说的应用

经络学说不仅可以用来说明人体的生理功能，而且在阐释疾病病机变化，指导疾病诊断与治疗方面，也具有极为重要的价值。

（一）阐释病机变化

在疾病状态下，经络又是病邪由表及里、体内病变反映于体表、脏腑病变传变的途径。

1. 外邪由表传里的途径

由于经络内属于脏腑，外布于肌表，因此当体表受到病邪侵袭时，可通过经络由表及里，由浅入深，逐次向里传变而波及脏腑。如外邪侵袭肌表，初见发热恶寒、头身疼痛等症状；因肺合皮毛，表邪不解，久之则内传于肺，出现咳嗽、胸闷、胸痛等症状；肺经和大肠经相互络属，故又可伴有腹痛、腹泻或大便燥结等大肠病变。正如《素问·缪刺论》所说："夫邪之客于形也，必先舍于皮毛；留而不去，入舍于孙脉；留而不去，入舍于络脉；留而不去，入舍于经脉，内连五脏，散于肠胃。"

2. 体内病变反映于外的途径

由于内在脏腑与外在形体、官窍之间，通过经络密切相连，故脏腑病变可通过经络的传导反映于外。临床上常用经络学说阐释五脏六腑病变所出现的体表特定部位或相应官窍的症状和体征，并可用"以表知里"的思维方法诊察疾病。如足阳明胃经入上齿中，手阳明大肠经入下齿中，故胃肠积热可见齿龈肿痛；足少阳胆经入耳中，故胆火上扰可致耳暴鸣或暴聋；手少阴心经之别络上达于舌，故心火上炎可见舌尖碎痛或口舌生疮；足少阴肾经别入跟中，故肾精亏虚可见足跟部绵绵作痛。

3. 脏腑病变相互传变的途径

脏腑病变的相互传变，也可用经络学说来解释。由于脏腑之间有经脉相互联系，所以脏腑的病变可以通过经络传到另一脏腑。如手少阴心经和手太阳小肠经相互络属，故心热可移于小肠而致小便黄赤甚则尿血；足少阴肾经"入肺""络心"，故肾水泛滥，可以"凌心""射肺"。

（二）指导疾病诊断

经络循行起止有一定的部位，属络相应脏腑，内脏的疾病可通过经络反映于相应的形体部位。根据经脉的循行部位和所属络脏腑的生理特点来分析各种临床表现，可推断疾病发生在何经、何脏、何腑，并且可根据症状的性质和先后次序来判断病情的轻重及发展趋势。

1. 循经诊断

循经诊断是根据疾病表现的症状和体征，结合经络循行分布部位及其属络脏腑进行的诊断。例如两胁疼痛，多为肝胆疾病；在胸前"虚里"处疼痛，痛连左手臂及小指，则应考虑真心痛等心脏疾病。有些脏腑经络的疾病反映在经络循行部位时并没有像上述那样有明显的征象，需要医生切、按、触摸，甚至要借助多种仪器才能检测出其异常反应。如在临床实践中，发现一些患者在经络循行通路上，或经气聚结的某些穴位处，有明显的压痛，或有条索状、结节状反应物，或局部皮肤的色泽、形态、温度等发生变化。根据这些临床表现，可辅助病证的诊断。如中府穴压痛或肺俞穴出现梭状或条索状结节，可以显示肺脏的疾病；阑尾穴明显压痛，多为肠痈；横骨压痛，多反映月经不调或遗精。有的压痛还与疾病的证型有关。如阳明经头痛在阳白穴压痛，太阳经头痛在天柱穴压痛，高血压性头痛在期门穴压痛者多为肝火上炎，在京门穴压痛者多为肾阴亏损。此外，还有大量研究资料表明，足太阳膀胱经的背俞穴阳性反应均与相应脏腑的病变呈对应关系。

2. 分经诊断

分经诊断是根据病变所在部位，详细区分疾病所属经脉进行诊断。如头痛在前额者，多与阳明经有关；痛在两侧者，则与少阳经有关；痛在后头及项部，多为太阳经病变；痛在颠顶，主要与厥阴经有关。又如上牙痛，病在足阳明胃经；下牙痛，病在手阳明大肠经。此外，《伤寒论》六经辨证，也是在经络学说的基础上发展起来的辨证体系。

经络学说在疾病诊断中还有多方面的应用，如观察小儿手指络脉，依据络脉的颜色、长短及结聚状态来进行判断，青色主寒主痛，赤色主热，络脉小短主气虚，络脉结聚主血瘀等。

（三）指导疾病治疗

1. 指导针灸推拿治疗

针灸、推拿疗法是以经络学说作为理论基础的常用治病保健方法。经络能够通行气血，沟通上下内外，联络脏腑形体官窍，感应传导信息，协调阴阳，同时又是病邪入侵和疾病传变的通道。利用经络的这些特性，用针灸、推拿等多种方式刺激腧穴，以达到调理经络气血及脏腑功能，扶正祛邪的治疗目的。腧穴是经络气血转输交会之处，又是病邪侵入脏腑经络的门户，所以刺激特定腧穴，通过经气的传导和脏腑的反应来调整人体气血和脏腑功能，可恢复体内阴阳的相对协调平衡。由于经络在人体分布上呈密切联系的网状结构，因而针灸推拿在治疗学中有着整体性调节的特点，即刺激腧穴可在不同水平上同时对机体多个器官、系统的正常或异常功能产生影响。如在针刺麻醉产生镇痛效应时，还对有关系统的功能实施多方面的调节，因而手术中干扰减少，血压、脉搏维持稳定，同时术后切口疼痛程度轻，合并症少，恢复加快。针灸的调节作用大多不是直接针对致病因子或病变组织，而主要是通过调节体内失衡的经络气血和脏腑功能而实现的，是既可纠正异常的功能状态，又较少干扰正常的生理功能的治疗方式。

针灸处方中的配穴原则，是以经络学说为指导的。经络是按一定部位循行分布的，所以取穴的基本原则是"经脉所过，主治所及"。又由于经络循行有交叉纵横、错综分布的现象，所以有变通的取穴原则。常用的循经取穴、十二经表里配穴、俞募配穴、阴阳配穴以及某些特定的配穴法，都以经络的循行为依据。

此外，目前广泛应用于临床的针刺麻醉，以及电针、耳针、头针、穴位注射、穴位结扎、穴位埋线等治疗方法，同样是在经络学说指导下创立和发展起来的。这些疗法的发展和应用，又进一步充实和发展了经络学说。

2. 指导药物治疗

中药口服和外用治疗，是以经络为通道，以气血为载体，通过经络的传输，到达病所而发挥治疗作用的。

　　中药四气五味理论，与经络学说的关系非常密切。经络的十二经脉病候，按经脉、脏腑及病证的寒热虚实进行总结归纳，对后世按脏腑经络辨证论治，应用药物的四气五味理论，针对病证遣药有很大启发作用。

　　中药归经，是不同药物与不同的脏腑经络之间存在着特殊的亲和关系和选择性作用。金·张元素（洁古）根据经络学说，在中药归经基础上，倡导分经用药，并创立"引经报使"理论。如《医学启源·各经引用》："太阳经，羌活；在下者黄檗，小肠、膀胱也。少阳经，柴胡；在下者青皮，胆、三焦也。阳明经，升麻、白芷；在下者，石膏，胃、大肠也。太阴经，白芍药，脾、肺也。少阴经，知母，心、肾也。厥阴经，青皮；在下者，柴胡，肝、包络也。已上十二经之的药也。"引经报使中药，又称"的药"，即某些药物能引导其他药物选择性地治疗某经、某脏的疾病，类似于现代的靶向药物。中药归经理论使得药物运用更为灵活多变，反映了临床用药的一些特殊规律。

　　方剂是临床针对疾病证候性质，按照君、臣、佐、使组方原则，配伍而成的中药处方。如张元素所创的"九味羌活汤"，为分经论治的代表方剂。可见，经络学说也是指导方剂组成的主要理论之一。正如宋·窦材《扁鹊心书》说："学医不知经络，开口动手便错。盖经络不明，无以识病证之根源，究阴阳之传变。"

　　总之，经络学说是中医学独特的理论，指导着疾病与证候的诊断与针灸、推拿、气功、药物治疗等多方面，故《灵枢·经脉》说："经脉者，所以决死生，处百病，调虚实，不可不通。"

【复习思考题】

1. 何谓经络？简述经络系统的组成。
2. 简述十二经脉的走向规律、交接规律。
3. 写出十二经脉气血流注次序。
4. 何谓奇经八脉？简述督、任、冲、带脉的生理功能。
5. 简述经络的生理功能。

第六章

体　质

扫一扫，查阅本章数字资源，含PPT、音视频、图片等

体质，又称"素质""禀质""气质""形质"等。体质是不同个体在形质、功能和心理方面的身心特征。体质学说，是以中医理论为指导，研究体质的概念、形成、类型特征及其对疾病发生、发展、传变过程的影响，并以此指导对疾病进行诊断和防治的理论。中医体质学说是研究生命、健康和疾病的重要命题。

中医学对体质的认识，源于《内经》，常用"形""素""质"等表述体质，明确指出体质与脏腑的形态结构、气血盈亏有密切的关系，并研究了个体及不同群体的体质差异性，如《灵枢·寿夭刚柔》说："人之生也，有刚有柔，有弱有强，有短有长，有阴有阳。"《灵枢·阴阳二十五人》应用阴阳五行学说对体质分类及其特征进行较为详细的描述。宋·钱乙《小儿药证直诀》将小儿的体质特征概括为"成而未全""全而未壮""脏腑柔弱，易虚易实，易寒易热"。宋·陈直《养老奉亲书》对老年人的体质特征，特别是心理特征进行阐述。明·张介宾较早运用"体质"一词，如《景岳全书·杂证谟·饮食门》说："矧体质贵贱尤有不同，凡藜藿壮夫，及新暴之病，自宜消伐。"提出体质不仅受先天禀赋的影响，也受后天因素的影响。清代以后，"体质"一词应用较多，普遍用来表述不同个体的生理特殊性。如《临证指南医案·呕吐》说："凡论病先论体质、形色、脉象，以病乃外加于身也。"可见叶天士对体质辨证应用之精当，是辨体论治的示范。清代温病学家则从温热病学角度，对体质的分型及临床脉症、体质与温病的发生、发展、转归、治疗、用药关系进行阐述，使中医体质理论在临床实践中得到了新的发展。

因此，体质的研究，不但有助于从整体上把握个体的生命特征，而且有助于分析疾病的发生、发展和演变规律，对于疾病的诊断、治疗、预防及养生康复均有重要意义。

第一节　体质的概念与构成要素

体质是禀受于先天，调养于后天，在生长、发育和衰老过程中所形成的与自然、社会环境相适应的人体个性特征。

一、体质的概念与特点

（一）体质的基本概念

体质是在先天禀赋和后天获得的基础上所形成的形态结构、生理功能、心理状态方面相对稳定的个体化特性。体质源于长久的自然进化与适应，因而有着先天与后天的不同。正常的生命活动是形与神的协调统一，正如《类经·藏象类》说："形神俱备，乃为全体。"体质的基本概念，

包含形、神两方面的内容，一定的形态结构必然产生相应的生理功能和心理特征，而良好的生理功能和心理特征则是正常形态结构的反映，两者相互依存，相互影响，在体质的固有特征中综合地体现出来。

（二）体质的特点

体质具有个体差异性、形神一体性、群类趋同性、相对稳定性、动态可变性、连续可测性、后天可调性等特点。

1. 个体差异性

由于生命个体的先天禀赋和后天因素不同，所形成的体质特征因人而异，有显著的个体差异，通过人体的形态结构、生理功能和心理活动的差异性而表现出来。因此，个体差异性是体质学说研究的核心问题。

2. 形神一体性

"形神合一"是中医学体质概念的基本特征之一，复杂多样的体质差异反映着人体在形态结构及由脏腑活动所产生的各种精神活动的基本特征，是特定的生理特性与心理特性的综合，是对个体身心特性的概括。

3. 群类趋同性

同一种族或聚居在同一地域的人，因为生存环境和生活习惯相同，遗传背景和生存环境具有同一性和一致性，从而使人群的体质具有相同或类似的特点，因此体质具有群类趋同性。

4. 相对稳定性

个体禀承于父母的遗传信息，使其在生命过程中遵循某种既定的内在规律，呈现出与亲代类似的特征，这些特征一旦形成，不会轻易改变，在生命过程的某个阶段体质具有相对的稳定性。另外，长期稳定的环境也是维持体质相对稳定的重要因素。

5. 动态可变性

先天禀赋决定着个体体质的相对稳定性，后天因素又使体质具有可变性。体质的可变性具有两个基本规律，一是机体随着年龄的变化呈现出特有的体质特点；二是机体随着外界因素的运动变化呈现出的体质状态的变化。两种变化常同时存在，相互影响，这种可变性是进行体质状态干预的基础。

6. 连续可测性

体质的连续性体现在不同个体体质的存在和演变在时间上的不间断性，体质特征伴随生命自始至终的全过程，具有循着某种类型体质固有的发展演变规律缓慢演化的趋势，这就使得体质评价具有可预测性，从而为治未病提供了可能。

7. 后天可调性

体质的相对稳定与动态可变的特点为改善体质提供了前提。因此，通过后天干预使偏颇体质得以纠正或改善，减少对疾病的易感性，预防疾病的发生，甚至从根本上改变体质，从而达到未病先防、既病防变的目的。

二、体质的构成要素与评价

（一）体质的构成要素

体质具有形态结构、生理功能和心理特征三个构成要素。

1. 形态结构的差异性

人体形态结构上的差异性是个体体质特征差异的重要部分，包括外部形态结构和内部形态结构，前者主要由体表形态等构成；后者主要由脏腑、经络、精气血津液等构成。根据中医学"司外揣内"的认识方法，以内在形态结构为基础，以外部形态结构为表征，内部形态与外观形态之间是有机的整体。

体表形态，指个体外观形态的各种特征，包括体格、体型、体重、性征、体姿、面色、毛发、舌象、脉象等。体格，反映人体生长发育程度、营养状况和锻炼程度的状态，身体各部分的形状、尺寸、匀称、强弱程度等。体型，又称身体类型，指身体各部位大小比例的形态特征。中医观察体表形态，主要观察形体之肥瘦长短、皮肉之厚薄坚松、肤色之黑白苍嫩的差异等，其中尤以肥瘦最具代表性，如《灵枢·逆顺肥瘦》及《灵枢·卫气失常》，将人分为肥人与瘦人，肥胖体质又以其形态特征等划分为膏型、脂型和肉型。元·朱丹溪《格致余论》则进一步将体型与发病相联系，提出了"肥人湿多，瘦人火多"的观点。

2. 生理功能的差异性

形态结构是生理功能的基础，不同的形态结构特点决定着机体生理功能，而机体生理功能的个性特征，又会影响其形态结构的改变。因此，生理功能上的差异，是个体体质特征的重要组成部分。

人体的生理功能是其内部形态结构的反映，也是脏腑、经络及精气血津液等功能的体现，如气色、呼吸、食欲、寒热、二便、生育能力、活动能力、睡眠状况、感觉、皮肤肌肉的弹性、毛发状况、舌象、脉象等，均是脏腑、经络及精气血津液等生理功能的反映，是了解体质状况的主要内容。

3. 心理特征的差异性

心理是心、脑等脏腑对外界信息的反映，是感觉、知觉、情感、记忆、思维、性格、能力等的总和，属于中医学神的范畴。形与神是统一的整体，体质是特定的形态结构、生理功能与相关心理状况的综合体，形态、功能、心理之间具有内在的相关性。不同脏腑的功能活动，总是表现为某种特定的情感、情绪反应与认知活动，如《素问·阴阳应象大论》说："人有五脏化五气，以生喜怒悲忧恐。"由于人体脏腑精气及其功能各有不同，故个体所表现的情志活动，如多怒、善悲、胆怯等，因人而异。

人的心理特征不仅与形态、功能有关，而且与不同个体的生活经历以及所处的社会文化环境有着密切的联系。所以即便为同种形态结构和生理功能者，也可以表现为不同的心理特征，如《灵枢·阴阳二十五人》中，每一种类型的形态功能有五种不同的心理倾向，木、火、土、金、水五种类型特征的人共有二十五种心理类型。因此，一定的形态结构与生理功能，使个体容易表现出某种心理特征，而心理特征在长期的显现中，又影响着形态结构与生理功能，并表现出相应的行为特征。可见，在体质构成因素中，形态、功能、心理之间有着密切的联系与影响，心理因素是体质概念中不可缺少的内容。

（二）体质的评价

通过综合分析形态结构、生理功能及心理特征，评价个体的体质状况。

1. 体质的评价指标

（1）身体的形态结构状况，包括体表形态、体格、体型等外在的直观表现及内部结构和功能的完整性、协调性。

（2）身体的功能水平，包括机体的新陈代谢和各脏腑系统的功能。

（3）身体的素质及运动能力水平，包括速度、力量、耐力、灵敏性、协调性及走、跑、跳、投、攀越等身体的基本活动能力。

（4）心理的发育水平，包括智力、情感、认知、感知觉、个性、性格、意志等方面。

（5）适应能力，包括对自然环境、社会环境和各种精神心理环境的适应能力，对疾病和其他损害健康因素的抵抗、调控与修复能力等。

2. 理想体质的标志

理想体质指人体在充分发挥遗传潜力的基础上，经过后天的积极培育，使机体的形态结构、生理功能、心理状态以及对环境的适应能力等各方面得到全面发展，处于相对良好的状态，即形神统一的状态。其具体标志主要包括：

（1）身体发育良好，体格健壮，体型匀称，体重适当。

（2）面色红润，两目有神，须发润泽，肌肉皮肤有弹性。

（3）声音洪亮有力，牙齿清洁坚固，双耳聪敏，脉象和缓均匀，睡眠良好，二便正常。

（4）动作灵活，有较强的运动与劳动等身体活动能力。

（5）精力充沛，情绪乐观，感觉灵敏，意志坚强。

（6）处事态度积极，镇定，有主见，富有理性。

（7）应变能力强，能适应各种环境，有较强的抗干扰、抗不良刺激和抗病能力。

第二节 体质的生理学基础与形成因素

体质是对个体身心特性的概括，以先天禀赋为基础，并受内外环境诸多因素的影响形成的个性特征，通过人体形态结构、生理功能和心理状态上的差异性表现出来。

一、体质的生理学基础

人体以脏腑经络为中心，以精气血津液为物质基础，调节着体内外环境的平衡。故脏腑经络及精气血津液是体质形成的生理学基础。

（一）体质与脏腑经络的关系

脏腑经络的盛衰偏颇决定体质的差异。脏腑是构成人体、维持正常生命活动的中心，脏腑的形态和功能特点是构成并决定体质差异的最根本因素。在个体先天禀赋与后天因素相互作用下，不同个体常表现为脏腑功能各异。《景岳全书·传忠录》在"藏象别论"中，明确阐述了五脏功能强弱与体质的关系，指出："若其同中之不同者，则脏气各有强弱，禀赋各有阴阳。脏有强弱则神志有辨也，颜色有辨也，声音有辨也，性情有辨也，筋骨有辨也……精血有辨也，勇怯有辨也，刚柔有辨也……此固人人之有不同也。"

经络是人体气血运行、联通内外的道路。体质不仅取决于脏腑功能活动的强弱，还有赖于各脏腑功能活动的协调，经络正是这种联系沟通以协调脏腑功能的结构基础。体质与外部形态特征密切相关，不同的个体，脏腑精气阴阳的盛衰及经络气血的多少不同，表现于外的形体也就有了差异性。

（二）体质与精气血津液的关系

精气血津液是决定体质特征的重要物质基础，其中精的盈亏是体质差异的根本。先天之精与后天之精结合，充养形体，脏腑之精化生脏腑气血，推动和调节机体的生理功能和心理活动。先天禀赋和后天因素的综合作用所化之精的盈亏等差异，常表现出各脏腑相对特异的功能特征趋向。因此，精的盈亏是导致个体体质差异的根本因素。精亏易形成脾虚质、肾虚质、肺虚质等体质类型，而老年体质共性为精的亏虚。

人体之气由先后天之精化生，并与吸入的自然界清气相融合而成。气的盛衰直接影响着脏腑生理特性的偏颇和形体功能的差异，从而形成了不同的体质类型，如气虚质、气郁质、阴虚质、阳虚质等。

血和津液均来源于脾胃所化生的水谷之精。血流于脉中，内养脏腑，外养形体，化神载气，对体质的强弱起重要作用；津液分布全身，无处不到，濡养脏腑，化生血液，也是影响体质的重要因素。人体血与津液的盈亏及其运行输布的差异，形成了不同的体质类型，如血虚质、血瘀质、痰湿质等。

精气血津液为人体生命活动的基本物质，同源于水谷之精，气血互生，津血互化，精血同源。若精气血津液的亏虚或运行失调，还会出现气血两虚、气滞血瘀、血虚精亏、津亏血瘀等复杂的体质类型。因此，精与血之多少，气与津之盈耗，都影响着体质，成为构成并决定体质差异的物质基础。

二、体质的形成因素

先天禀赋是体质形成的重要因素，而体质的形成、发展与强弱在很大程度上又依赖于后天因素的影响，故体质是机体内外环境多种复杂因素共同作用的结果。

（一）先天因素

先天因素，是体质形成的基础，决定着体质的相对稳定性和特异性，是人体体质强弱的前提条件。在体质的形成过程中，先天因素起着关键性作用。

1. 父母禀赋

禀赋，指先天赋予的体质因素。父母禀赋因素，包括子代出生之前在母体内所禀受的因素，包括父母生殖之精、父母血缘关系、父母生育年龄、养胎和妊娠期疾病等因素的影响。父母生殖之精的盈亏盛衰和体质特征决定着子代的厚薄强弱；父母体质的阴阳偏颇和功能活动的差异，可使子代也有同样的倾向性。父母的血缘关系、生育年龄与精血的强弱盛衰密切相关，直接形成子代体质的差异，如身体强弱、肥瘦、刚柔、长短、肤色、先天性生理缺陷和遗传性疾病等。母体妊娠期间，注意饮食、起居、情志、劳逸等因素的调养，保养胎元，可使先天之精充盈，出生之后体质强壮而少偏颇；先天之精不足，禀赋虚弱或偏颇，可使小儿生长发育障碍，影响身体素质和心理素质的健康发展。

2. 性别差异

性别差异以先天构成为基础，又与后天因素有着密切关系。男女在先天禀赋、身体形态、脏腑结构等方面的差别，相应的生理功能、心理特征也就有区别，因而体质上存在着性别差异。男性多禀阳刚之气，体魄健壮魁梧，性格多外向、粗犷，心胸开阔；女性多禀阴柔之气，体形小巧苗条，性格多内向、喜静、细腻、多愁善感。男子多用气，故气常不足；女子多用血，故血多亏虚。此外，女子由于经、带、胎、产、乳等特殊生理过程，出现月经期、妊娠期、产褥期和绝经期的体质改变。

（二）后天因素

后天因素是人出生之后各种因素的总和，如年龄、膳食、生活起居、劳逸、精神情志、自然社会环境因素、疾病损害、药物治疗等。

体质在一生中并非一成不变，而是在后天各种因素的影响下发生变化。这些因素既可影响体质强弱，也可改变体质类型。因此，改善后天体质形成的因素，可以弥补先天禀赋之不足，从而达到以后天养先天，使弱者变强，羸者变壮。

1. 年龄因素

体质随着个体发育的不同阶段而不断演变，在生、长、壮、老的生命过程中，人体的脏腑经络及精气血津液的生理功能都发生着相应的变化。《素问·上古天真论》《灵枢·天年》等都从不同角度论述了人体脏腑精气盛衰与年龄的关系。在生长、发育、壮盛以至衰老的过程中，脏腑精气由弱到强，由盛至衰，一直影响着人体的生理活动和心理变化，决定着人体体质的演变。

小儿生机旺盛，故称之为"纯阳之体"；因精气阴阳均未充分成熟，故又称为"稚阴稚阳之体"。小儿的体质特点是脏腑娇嫩，形气未充，易虚易实，易寒易热。成年人一般精气血津液充盛，脏腑功能强健，体质强壮。老年人由于脏腑功能活动的生理性衰退，体质特点是精气神渐衰、阴阳失调、脏腑功能减退、气血郁滞等，多见虚实错杂，或虚多实少。

2. 饮食因素

饮食结构和营养状况对生长发育有明显的影响。脏腑之精气血阴阳，需五味阴阳和合而生。合理的膳食结构和习惯，良好的营养水平，则能保持和促进身体的正常生长发育，使精气神旺盛，脏腑功能协调，阴阳平秘，体质强壮。某些不良的饮食习惯，或饮食偏嗜、膳食质量缺乏，或嗜酒过度等，日久则影响体质，如嗜食肥甘厚味可助湿生痰，形成痰湿体质；嗜食辛辣则易化火灼津，形成阴虚火旺体质；嗜酒过度则易损伤肝脾，形成痰瘀体质。

3. 劳逸所伤

劳逸是影响体质的重要因素。适度的劳作或体育锻炼，可使筋骨强壮，关节滑利，气机通畅，气血调和，脏腑功能旺盛；适当的休息，有利于消除疲劳，恢复体力和脑力，维持人体正常的功能活动。劳逸结合，有利于人体的身心健康，保持良好的体质。过度劳作，易于损伤筋骨，消耗气血，致脏腑精气不足，功能减弱，形成虚性体质；而过度安逸，长期养尊处优，四体不勤，则可使气血流行不畅，筋肉松弛，脾胃功能减退，而形成痰瘀体质。

4. 情志因素

精神情志，贵在和调。喜、怒、忧、思、悲、恐、惊等情志活动，赖五脏精血的化生和充养。不同的情志活动通过影响脏腑精气的盛衰变化从而影响五脏的功能，进而影响人的体质。情志和调，则气血调畅，脏腑功能协调，体质强壮；反之，突然强烈或长期持久的情志刺激，超过了人体的生理调节能力，可致脏腑精气的不足或失调，给体质造成不良影响。如长期忧悲过度，耗伤气阴，易形成阴虚质；情志抑郁，压抑寡欢，易形成气郁质等。因此，保持良好的精神状态，对于体质非常重要。

5. 地理因素

《素问·异法方宜论》详细论述了地域方土不同，受不同水土性质、气候类型、生活条件、饮食习惯影响所形成的东、南、西、北、中五方人的体质差异及其特征。北方人形体多壮实，腰理致密，居处多寒，易形成阳虚体质；东南之人多体型瘦弱，腠理疏松，居处多湿，易形成湿热体质；滨海临湖之人，多湿多痰；居住环境寒冷潮湿，易形成阴盛体质或湿盛体质。

6. 疾病针药及其他因素

疾病是促使体质改变的一个重要因素。一般而言，疾病改变体质多是向不利方面变化，大病、久病之后，常使体质虚弱。疾病不同，所伤不同。如肺痨（肺结核）易导致阴虚体质。可见，体质与疾病因素常互为因果。

药物与针灸能够调整脏腑精气阴阳之盛衰及经络气血之偏颇，用之得当，将会收到补偏救弊的功效，使体质恢复正常；用之不当，或针药误施，将会加重体质损害，使体质由壮变衰，由强变弱。

第三节　体质的分类

体质差异是先天禀赋与后天因素共同作用的结果。由于地域性因素、年龄、性别，以及宗族的生活方式、行为习惯等，可形成体质的群类趋同性；同时，又有先天禀赋、饮食、情志、疾病等不同而形成的个体差异。因此，对复杂的体质现象进行比较分析，求同存异，分类研究，把握个体的体质差异规律及体质特征，对临床实践有重要的指导意义。

一、体质的分类方法

体质的分类方法是认识和掌握体质差异性的重要手段。中医学体质分类，是以整体观念为指导思想，以阴阳五行学说为框架，以藏象及精气血津液神为理论基础而进行的。

古今医家从不同角度对体质进行了不同的分类。《内经》曾提出阴阳划分法、五行划分法、形态与功能特征分类法、心理特征分类法（包括刚柔分类法、勇怯分类法、形态苦乐分类法）等。明·张介宾等采用藏象阴阳分类法，叶天士等以阴阳属性分类，章虚谷则以阴阳虚实分类。现代医家多从临床实践出发进行分类，如六分法、九分法等。

脏腑精气阴阳及其功能的差异和经络气血之偏颇，导致了个体之间在生命活动表现形式的某种倾向性和属性上偏阴偏阳的差异性，从而决定了人类体质的趋同性。因此，着眼于整体生理功能的强弱，运用阴阳的分类方法对体质进行分类，是体质分类的基本方法。

二、体质的基本分类及特征

在正常生理状态下，机体阴阳总是处于动态的消长变化之中，使体质出现阴阳平和、或偏阴或偏阳的状态。故人体正常体质大致可分为阴阳平和质、偏阳质和偏阴质三种类型。

（一）阴阳平和质

阴阳平和质是功能较为协调的体质类型。体质特征是身体强壮，胖瘦适度；面色与肤色虽有五色之偏，但都明润含蓄；食量适中，二便通调；舌红润，脉象缓匀；目光有神，性格开朗、随和；夜眠安和，精力充沛，反应灵活，思维敏捷，工作潜力大；自身调节和对外适应能力强。

具有这种体质特征的人，不易感受外邪，较少生病。即使患病，多为表证、实证，且易于治愈，康复亦快，亦可不药而愈。如果后天调养得宜，无暴力外伤、慢性疾患及不良生活习惯，其体质不易改变，多长寿。

（二）偏阳质

偏阳质是具有兴奋、好动、偏热特征的体质类型。体质特征是形体适中或偏瘦；面色多略偏红或微苍黑，或呈油性皮肤；食量较大，大便易干燥，小便易黄赤；平时畏热喜冷，或易出汗，喜饮水；唇、舌偏红，苔薄易黄，脉多滑数；性格外向，喜动好强，易急躁，自制力较差；精力旺盛，动作敏捷，反应灵敏，性欲较强。

具有这种体质特征的人，受邪发病后多表现为热证、实证，并易化燥伤阴；皮肤易生疖疮；内伤杂病多见火旺、阳亢或兼阴虚之证；容易发生眩晕、头痛、心悸、失眠及出血等病证。

（三）偏阴质

偏阴质是具有抑制、喜静、偏寒特征的体质类型。体质特征是形体适中或偏胖，容易疲劳；面色偏白而欠华；食量较小；平时畏寒喜热；唇、舌偏白偏淡，脉多沉细；性格内向，喜静少动，或胆小易惊；精力偏弱，动作迟缓，反应较慢，性欲偏弱。

具有这种体质特征的人，受邪发病后多表现为寒证、虚证；表证易传里或直中内脏；冬天易生冻疮；内伤杂病多见阴盛、阳虚之证；容易发生湿滞、水肿、痰饮、血瘀等病证。

附：九种常见体质的判定标准（中华中医药学会标准）

1. 平和质（A型）

总体特征：阴阳气血调和，以体态适中、面色红润、精力充沛等为主要特征。

形体特征：体形匀称健壮。

常见表现：面色、肤色润泽，头发稠密有光泽，目光有神，鼻色明润，嗅觉灵敏，唇色红润，不易疲劳，精力充沛，耐受寒热，睡眠良好，胃纳佳，二便正常，舌色淡红，苔薄白，脉和缓有力。

心理特征：性格随和开朗。

发病倾向：平素患病较少。

对外界环境适应能力：对自然环境和社会环境适应能力较强。

2. 气虚质（B型）

总体特征：元气不足，以疲乏、气短、自汗等气虚表现为主要特征。

形体特征：肌肉松软不实。

常见表现：平素语音低弱，气短懒言，容易疲乏，精神不振，易出汗，舌淡红，舌边有齿痕，脉弱。

心理特征：性格内向，不喜冒险。

发病倾向：易患感冒、内脏下垂等病，病后康复缓慢。

对外界环境适应能力：不耐受风、寒、暑、湿邪。

3. 阳虚质（C型）

总体特征：阳气不足，以畏寒怕冷、手足不温等虚寒表现为主要特征。

形体特征：肌肉松软不实。

常见表现：平素畏冷，手足不温，喜热饮食，精神不振，舌淡胖嫩，脉沉迟。

心理特征：性格多沉静、内向。

发病倾向：易患痰饮、肿胀、泄泻等病，感邪易从寒化。

对外界环境适应能力：耐夏不耐冬，易感风、寒、湿邪。

4. 阴虚质（D 型）

总体特征：阴液亏少，以口燥咽干、手足心热等虚热表现为主要特征。

形体特征：体形偏瘦。

常见表现：手足心热，口燥咽干，鼻微干，喜冷饮，大便干燥，舌红少津，脉细数。

心理特征：性情急躁，外向好动，活泼。

发病倾向：易患虚劳、失精、不寐等病，感邪易从热化。

对外界环境适应能力：耐冬不耐夏，不耐受暑、热、燥邪。

5. 痰湿质（E 型）

总体特征：痰湿凝聚，以形体肥胖、腹部肥满、口黏苔腻等痰湿表现为主要特征。

形体特征：体形肥胖，腹部肥满松软。

常见表现：面部皮肤油脂较多，多汗且黏，胸闷，痰多，口黏腻或甜，喜食肥甘甜黏，苔腻，脉滑。

心理特征：性格温和、稳重，善于忍耐。

发病倾向：易患消渴、中风、胸痹等病。

对外界环境适应能力：对梅雨季节及潮湿环境适应能力差。

6. 湿热质（F 型）

总体特征：湿热内蕴，以面垢油光、口苦、苔黄腻等湿热表现为主要特征。

形体特征：形体中等或偏瘦。

常见表现：面垢油光，易生痤疮，口苦口干，身重困倦，大便黏滞不畅或燥结，小便短黄，男性易阴囊潮湿，女性易带下增多，舌质偏红，苔黄腻，脉滑数。

心理特征：容易心烦急躁。

发病倾向：易患疮疖、黄疸、热淋等病。

对外界环境适应能力：对夏末秋初湿热气候的潮湿或气温偏高环境较难适应。

7. 血瘀质（G 型）

总体特征：血行不畅，以肤色晦暗、舌质紫暗等血瘀表现为主要特征。

形体特征：胖瘦均见。

常见表现：肤色晦暗，色素沉着，容易出现瘀斑，口唇暗淡，舌暗或有瘀点，舌下络脉紫暗或增粗，脉涩。

心理特征：易烦，健忘。

发病倾向：易患癥瘕及痛证、血证等。

对外界环境适应能力：不耐受寒邪。

8. 气郁质（H 型）

总体特征：气机郁滞，以神情抑郁、忧虑脆弱等气郁表现为主要特征。

形体特征：形体瘦者为多。

常见表现：神情抑郁，情感脆弱，烦闷不乐，舌淡红，苔薄白，脉弦。

心理特征：性格内向不稳定，敏感多虑。

发病倾向：易患脏躁、梅核气、百合病及郁证等。

对外界环境适应能力：对精神刺激适应能力较差，不适应阴雨天气。

9. 特禀质（I型）

总体特征：先天失常，以生理缺陷、过敏反应等为主要特征。

形体特征：过敏体质者一般无特殊形体特征，先天禀赋异常者或有畸形，或有生理缺陷。

常见表现：过敏体质者常见哮喘、风团、咽痒、鼻塞、喷嚏等，患遗传性疾病者有垂直遗传、先天性、家族性特征，患胎传性疾病者具有母体影响胎儿个体生长发育及相关疾病特征。

心理特征：随禀质不同情况各异。

发病倾向：过敏体质者易患哮喘、荨麻疹、花粉症及药物过敏等，遗传性疾病如血友病、先天愚型等，胎传性疾病如五迟（立迟、行迟、发迟、齿迟和语迟）、五软（头软、项软、手足软、肌肉软、口软）、解颅、胎惊等。

对外界环境适应能力：适应能力差，如过敏体质者对易致过敏季节适应能力差，易引发宿疾。

第四节　体质学说的应用

体质学说，旨在研究正常人体的生理特殊性，强调脏腑经络的偏颇和精气血阴阳的盛衰对体质形成的决定性作用，揭示了个体的差异规律、特征及机理。体质的差异性在一定程度上决定着疾病的发生发展、转归预后的不同及个体对治疗的不同反应。因此，体质与养生防病、病因、病机、治疗等均有密切的关系，体质学说在临床诊疗中具有重要的应用价值。中医学强调的"因人制宜"，就是体质学说在临床应用方面的体现，是个体化诊疗思想的代表。

一、体质与养生

中医学养生，贯穿于衣食住行的各个方面，故养生防病方法因体质而异。在中医理论指导下，根据不同体质，采用相应的养生方法和措施，纠正其体质之偏，以达防病及延年益寿的目的。

对于不同的体质，应当采取不同的养生方法，如体质强壮者，应加强精神调摄，锻炼身体，可以增强体质；并注意预防疾病，防止疾病损伤人体，使体质下降。体质虚弱者，除预防疾病外，还要注意饮食起居，避免情志内伤，静神动形结合，促使体质增强。体质具有阴阳气血偏颇者，养生方法除顺应四时、形神共养、饮食调理、锻炼身体等增进身心健康外，还需兼顾体质特点。如在精神调摄方面，要根据体质，采用不同心理调节方法，以保持心理平衡，维持和增进心理健康。气郁质者，精神多抑郁不爽，神情多愁闷不乐，性格多孤僻内向，多愁善感，气度狭小，故应注意情感上的疏导，消解其不良情绪。阳虚质者，精神多萎靡不振，神情偏冷漠，多自卑而缺乏勇气，应帮助其树立起生活的信心。在食养方面，体质偏阳者，进食宜凉而忌热；体质偏寒者，进食宜温而忌寒；阴虚之体，饮食宜甘润生津，忌肥腻厚味、辛辣燥烈之品；阳虚之体宜温补，忌生冷寒凉之品等。

二、体质与病因

体质因素对某些病因的易感性具有重要意义。如《灵枢·五变》说："肉不坚，腠理疏，则善病风。"清·吴德汉《医理辑要·锦囊觉后编》说："要知易风为病者，表气素虚；易寒为病者，阳气素弱；易热为病者，阴气素衰；易伤食者，脾胃必亏；易劳伤者，中气必损。"明确指出体质因素决定个体对某种病邪的易感性。在疾病尚未发生或未有明确表征之前，可以通过不同的体质特征对其易患疾病进行预测，以预知可能的疾病倾向情况等，达到"未病先防""既病防变"的目的。

体质因素对某些病邪易感性的规律是：偏阳质者，易感受风、暑、热之邪，感受风邪易伤肺脏，感受暑热之邪易伤肺胃之津液及肝肾之阴气。偏阴质者，易感受寒湿之邪，感受寒邪后易入里，常伤脾肾之阳气；感受湿邪最易困遏脾阳，外湿引动内湿而为泄、为肿等。小儿气血未充，稚阴稚阳之体，常易感受外邪或因饮食所伤而发病。

三、体质与病机

（一）影响发病与证候倾向性

脏腑有坚脆刚柔之别，个体对某些病因的易感性不同，因而不同体质的人发病情况也各不相同。小儿脏腑娇嫩，体质未壮，易患咳喘、腹泻、食积等疾；年高之人，脏腑精气多虚，体质较弱，易患痰饮、咳喘、眩晕、心悸、消渴等病；肥人或痰湿内盛者，易患中风、眩晕；瘦人或阴虚之体，易患肺痨、咳嗽诸疾；阳弱阴盛体质者易患脾肾阳虚之证。脏气偏颇盈虚的改变，形成体内情感好发的潜在环境，使人对外界刺激的反应性增强，使情志症状的产生有一定的选择性和倾向性。

体质强弱决定着疾病证候虚实。邪正交争是疾病发生的基本原理。正气虚是发病的内在根据，邪气是疾病形成的外在条件。疾病发生与否，主要取决于正气的盛衰，而体质是正气盛衰偏颇的反映。一般而言，体质强壮者，正气旺盛，抗病力强，邪气难以侵袭致病；即或邪气亢盛而发病，多表现为实证。体质羸弱者，正气虚弱，抵抗力差，邪气易于乘虚侵袭而发病，多表现为虚证。发病过程中又因体质的差异，或即时而发，或伏而后发，或时而复发，且发病后的临床证候类型也因人而异。因此，人体能否感邪而发病，主要取决于个体的体质状况。

不仅外感病的发病如此，内伤杂病的发病亦与体质密切相关。《医宗金鉴·杂病心法要诀》说："凡此九气丛生之病，壮者得之，气行而愈；弱者得之，气著为病也。"对某些情志刺激，机体发病与否，不仅与刺激的种类及其量、质有关，更重要的是与机体体质有关。个体体质的特殊状态或缺陷是内伤情志病变发生的关键性因素。

疾病发生，由正邪斗争的结果决定之外，还受环境（包括气候、地理因素、生活工作环境和社会因素）、饮食、营养、遗传、年龄、性别、情志、劳逸等多方面因素的影响，这些因素均是通过影响人体体质的状态，使机体的调节能力和适应能力下降而导致疾病的发生。

此外，遗传性疾病、先天性疾病以及过敏性疾病的发生，也与个体体质密切相关。这是因为不同的种族、家族长期的遗传因素和生活环境条件不同，形成了体质的差异，即对某些疾病的易感性、抗病能力和免疫反应的不同。

（二）影响病机从化

体质决定病机的从化。从化，即病情随体质而变化。由于体质的特殊性，不同的体质类型有其潜在的、相对稳定的倾向性，可称为"质势"。人体遭受致病因素的作用时，即在体内产生相应的病机变化，而且不同的致病因素具有不同的病变特点，这种病机变化趋势，称为"病势"。病势与质势结合就会使病变性质发生不同的变化。这种病势依附于质势，顺从体质而发生的转化，称之为"质化"，亦即从化。正如《医门棒喝·六气阴阳论》所说："邪之阴阳，随人身之阴阳而变也。"六淫之邪，有阴阳的不同，其伤人也，又随人身阴阳强弱盛衰变化而为病。如同为风寒之邪，偏阳质者得之易从阳化热；偏阴质者得之易从阴化寒。同为湿邪，阳热之体得之，易从阳化热而为湿热之候；阴寒之体得之，易从阴化寒而为寒湿之证。质化（从化）的一般规律是：素体阴虚阳亢者，功能活动相对亢奋，受邪后多从热化；素体阳虚阴盛者，功能活动相对不足，受邪后多从寒化；素体津亏血虚者，易致邪从燥化；气虚湿盛者，受邪后多从湿化。

（三）影响疾病传变

体质还可决定疾病的传变。疾病传变与否，虽与邪之盛衰、治疗得当与否有关，但主要是取决于体质。体质主要从两个方面对疾病的传变产生影响：其一，通过影响正气的强弱，决定发病和影响传变。体质强壮者，正气充足，抗邪能力强，病势虽急，但不易传变，病程也较短暂。体质虚弱者，不但易于感邪，且易深入，病情多变，易发生重证或危证；若在正虚邪退的疾病后期，精气阴阳的大量消耗，身体不易康复；若患某些慢性病，则病势较缓，病程缠绵，难以康复。其二，通过决定病机"从化"而影响传变。如素体阳盛阴虚者，感邪病机多从阳化热，疾病多向实热或虚热证演变；素体阴盛阳虚者，病机多从阴化寒，疾病多向实寒或虚寒证转化。

四、体质与辨证论治

辨体质是辨证的重要内容。体质是辨证的基础，决定疾病的证候类型。感受相同的致病因素或患同一种疾病，因个体体质的差异可表现出阴阳表里寒热虚实等不同的证候类型，即同病异证。如《素问·痹论》所论，同样感受寒邪，体质阳虚阴盛者，多发痛痹（寒痹）；而阳盛阴虚者，亦为感受寒邪，却为热痹。感受不同病因或患不同疾病，但因体质相类，常表现出相同或类似的证候类型，即异病同证。如泄泻和水肿，皆可表现出脾肾阳虚之证。可见，同病异证与异病同证，主要是以体质差异为生理基础。

（一）辨体论治，因人制宜

体质在很大程度上决定着个体对治疗反应的差异性，因此，临证治病必须结合患者平素体质而治。注重体质诊察是辨证论治的重要环节，主要原则和方法是区别体质而治疗，即"因人制宜"。体质有阴阳之别、强弱之分、偏寒偏热之异，临床治疗常以患者的体质状态作为立法处方用药的重要依据。针对证候治疗实际上包含了对体质内在偏颇的调整，是根本的治疗，也是治病求本的体现。如面色白而体胖，属阳虚体质者，感受寒湿阴邪，易从阴化寒化湿，当用附子、肉桂、干姜等大热之品以温阳祛寒或通阳利湿；面色红而形瘦，属阴虚体质者，内火易动，感受寒湿阴邪，反倒易从阳化热伤阴，治宜清润之品。偏阳质者，多发实热证，当慎用温热伤阴之剂；偏阴质者，多发实寒证，当慎用寒凉伤阳之药。

"同病异治"和"异病同治"作为辨证论治的具体体现，体质同样起着重要作用。由于体质的差异，同一疾病，可出现病情发展、病机变化的差异，表现出不同的证候，治疗上应根据不同的情况，采取不同的治法；而不同的病因或疾病，由于患者的体质在某些方面有共同点，证候随体质而化，可出现大致相同的病机变化和证候，故可采用大致相同的方法进行治疗。

（二）辨体施药，权衡性味

体质有寒热虚实之异，药物有性味偏颇，故应视体质不同而决定用药。其一，注意用药性味。阴阳平和质者宜视病情权衡寒热补泻，忌妄攻蛮补；偏阳质者宜甘寒、酸寒、咸寒、清润，忌辛热温散；偏阴质者宜温补益火，忌苦寒泻火；素体气虚者宜补气培元，忌耗散克伐；湿热质者宜清热利湿，忌滋补厚味；痰湿质者宜芳香化湿健脾，忌阴柔滋补；瘀血质者，宜疏利气血，忌固涩收敛等。其二，注意用药剂量。不同的体质对药物的反应不同，故应注意用药剂量。如大黄泻下通便，有人服用9g即足以通便泻下，有人服至18g仅见大便转软，即是其例。体质强壮者，对药物耐受性强，剂量宜大，用药可峻猛；体质瘦弱者，对药物耐受性差，剂量宜小，药性宜平和。

（三）辨体针灸，治法各异

针刺治疗也要依据患者体质施以补泻之法。体质强壮者，多发为实性病证，当用泻法；体质虚弱者，多发为虚性病证，当用补法。如《灵枢·根结》说："刺布衣者深以留之，刺大人者微以徐之。"体质不同，针灸治疗后的疼痛反应和得气反应有别。体质强壮者，对针石、火焫的耐受性强，体质弱者，耐受性差；肥胖体形者，多气血迟涩，对针刺反应迟钝，进针宜深，刺激量宜大，多用温针艾灸；瘦长体型者，多气血滑利，对针刺反应敏感，进针宜浅，刺激量宜小，少用温灸。

（四）辨体康复，善后调理

疾病初愈或趋向恢复时，促其康复，防止复发，善后调理非常重要。综合措施包括食饵、精神、药物等方面。康复措施的具体选择应用，皆须兼顾患者的体质。如体质偏阳者初愈，慎食狗肉、羊肉、桂圆等温热及辛辣之味；体质偏阴者初愈，慎食龟鳖、熟地等滋腻之物和五味子、诃子、乌梅等酸涩收敛之品。

【复习思考题】

1. 何谓体质？体质具有哪些特点？
2. 简述体质的形成因素。
3. 如何理解偏颇体质可以影响病机从化及疾病传变？

扫一扫，查阅本章数字资源，含PPT、音视频、图片等

　　凡能导致疾病发生的原因，称为病因。清·徐大椿《医学源流论·病同因别论》说："凡人之所苦谓之病，所以致此病者谓之因。"病因又称为病源、病邪等。病因学说，是研究各种病因的概念、形成、性质、致病特点及其所致病证临床表现的理论。

　　中医病因学以整体观念为指导思想，将人与自然环境和社会环境、人体内部各种组织结构、脏腑经络的生理功能、临床实践的经验总结等结合起来，用普遍联系和发展变化的观点，辩证地探求环境、外邪、精神、体质等在发病过程中的作用，从而构建中医病因学理论。

　　"六气病源"说被称为病因学说的创始。秦国名医医和提出"六气，曰阴、阳、风、雨、晦、明也……阴淫寒疾，阳淫热疾，风淫末疾，雨淫腹疾，晦淫惑疾，明淫心疾"（《左传·昭公元年》）。六气病源以阴阳为纲，淫生六疾统于阴阳，为最早的病因理论。《内经》以阴阳为总纲进行分类，如《素问·调经论》说："夫邪之生也，或生于阴，或生于阳。其生于阳者，得之风雨寒暑；其生于阴者，得之饮食居处，阴阳喜怒。"将病因与发病相结合，明确分为阴阳两大类，即来自于自然界气候异常变化，多伤人外部肌表的，归属于阳邪；凡饮食不节，居处失宜，起居无常，房事失度，情志过激，多伤人内在脏腑精气的，归属于阴邪。此外，《内经》还提出了病因的"三部"分类法，如《灵枢·百病始生》说："夫百病之始生也，皆生于风雨寒暑，清湿喜怒。喜怒不节则伤脏，风雨则伤上，清湿则伤下。三部之气，所伤异类。"东汉·张机将病因与发病途径相结合，指出"千般疢难，不越三条：一者，经络受邪入脏腑，为内所因也；二者，四肢九窍，血脉相传，壅塞不通，为外皮肤所中也；三者，房室、金刃、虫兽所伤。以此详之，病由都尽"（《金匮要略·脏腑经络先后病脉证》）。晋·葛洪《肘后备急方·三因论》则认为疾病的发生，"一为内疾，二为外发，三为它犯"。隋·巢元方《诸病源候论》首次提出了具有传染性的"乖戾之气"。宋·陈无择进一步明确"三因学说"，《三因极一病证方论·三因论》指出："六淫，天之常气，冒之则先自经络流入，内合于脏腑，为外所因；七情，人之常性，动之则先自脏腑郁发，外形于肢体，为内所因；其如饮食饥饱，叫呼伤气……金疮踒折，疰忤附着，畏压溺等，有悖常理，为不内外因。"即六淫邪气侵犯为外所因，七情所伤为内所因，饮食劳倦、跌仆金刃及虫兽所伤等为不内外因。"三因学说"进一步明确了不同的病因有不同的侵袭和传变途径。这种将致病因素与发病途径结合起来进行病因分类的方法，使中医学病因理论更趋完善，对后世影响很大。中医学对病因的研究不断发展和创新，形成了独特的病因学理论，广泛应用于临床实践。

　　中医探求病因的主要方法：其一，"辨证求因"，又称"审证求因"，为中医探究和认识病因的特有方法。辨证求因，是以临床表现为主要依据，通过分析病证的症状、体征来推求病因。其二，问诊求因。通过问诊，了解发生疾病的原因。如外感六淫、疠气，情志内伤，饮食所伤等。这一方法简便易行，但有一定局限性，有时无法得到正确结果。中医病因学理论重点研究各类病

因的形成、性质和致病特点，探讨各种病因所致病证的临床特征，这样才能更好地指导疾病的诊断和防治。

本章根据病因的来源、形成、致病途径及致病特点，分为外感病因、内伤病因、病理产物性病因、其他病因四类。

第一节　外感病因

一、六淫

当自然界气候异常变化，或人体抗病能力下降时，风、寒、暑、湿、燥、火则成为六淫邪气而伤害人体，导致外感病的发生。

（一）六淫的概念及共同致病特点

1. 六淫的基本概念

六淫，即风、寒、暑、湿、燥、火（热）六种外感病邪的统称。在正常情况下，风、寒、暑、湿、燥、火是自然界六种不同的气候变化，是万物生长化收藏和人类赖以生存的必要条件，称为"六气"。人类长期生活在六气交互更替的环境中，对其产生了一定的适应能力，一般不会致病。但在自然界气候变化异常，超过了人体的适应能力，或人体的正气不足，抗病能力下降，不能适应自然界气候变化而导致发病时，六气则成为致病因素。此时，伤人致病的六气便称之为"六淫"。淫，有太过和浸淫之意。由于六淫是致病的邪气，所以又称其为"六邪"。

六淫致病与自然界气候变化正常与否具有相对性，主要表现在两个方面：一是与该地区常年同期气候变化相比，气候变化过于强烈急骤，如严寒酷热，或暴冷暴热等；或非其时而有其气，或太过，或不及，如张仲景《金匮要略·脏腑经络先后病脉证》所论"有未至而至，有至而不至，有至而不去，有至而太过，何谓也？师曰：冬至之后，甲子夜半少阳起，少阳之时，阳始生，天得温和。以未得甲子，天因温和，此为未至而至也；以得甲子而天未温和，为至而不至也；以得甲子而天大寒不解，此为至而不去也；以得甲子而天温如盛夏五六月时，此为至而太过也"；人体不能与之相适应，就会导致疾病的发生，此时六气淫胜，则为六淫之邪。二是气候变化作为致病条件，与人体正气强弱及适应能力相对而言。若气候变化异常，机体正气强盛者可自我调节而不病，而正气虚弱之人则可能感邪发病；或自然界气候虽然正常变化，但因个体正气不足，体质较弱，适应能力低下，仍可感邪发病，因此对于患者而言，六气即成为致病邪气，所致病证也属六淫致病范畴。

2. 六淫致病的共同特点

六淫致病一般有以下共同特点：

（1）外感性　六淫致病，其侵犯途径多从肌表、口鼻而入，或两者同时受邪。如风寒湿邪易犯人肌表，温热燥邪易自口鼻而入等。由于六淫邪气均是自外界侵犯人体，故称其为外感致病因素，所致疾病即称为"外感病"。部分外感病的早期有发热症状，故又称为"外感热病"。

（2）季节性　六淫致病常具有明显的季节性。如春季多风病，夏季多暑病，长夏多湿病，秋季多燥病，冬季多寒病等。六淫致病与时令气候变化密切相关，故其所致病变又称之为"时令病"，简称"时病"。由于气候异常变化的特殊性，因此夏季也可见寒病，冬季也可有热病。

（3）地域性　六淫致病与生活、工作的区域环境密切相关。如西北多燥病、东北多寒病、江南多湿热病；久居潮湿环境多湿病；长期高温环境作业者，多燥热或火邪为病等。

（4）相兼性　六淫邪气既可单独伤人致病，又可两种以上同时侵犯人体而为病。如风热感冒、暑湿感冒、湿热泄泻、风寒湿痹等。如《素问·痹论》说："风寒湿三气杂至，合而为痹也。其风气胜者为行痹，寒气胜者为痛痹，湿气胜者为着痹也。"

六淫致病还具有病性转化的特点，如寒邪致病，可因失治误治，而由寒证转化为热证。

六淫致病，除气候因素外，还包括了生物（细菌、病毒等）、物理、化学等多种致病因素作用于机体所引起的病变。

（二）六淫的性质和致病特点

风、寒、暑、湿、燥、火各自的性质和致病特征，主要是运用取象比类的思维方法，即以自然界之气象、物候与人体病变过程中的临床表现相比类，经过反复临床实践的验证，不断推演、归纳、总结出来的。

1. 风邪

凡致病具有善动不居、轻扬开泄等特性的外邪，称为风邪。

风气淫胜，伤人致病，则为风邪。风邪为病，以春季为多见，但终岁常在，四季皆有。风邪伤人多从皮毛而入，引起外风病证。

风邪的性质和致病特点

（1）风为阳邪，轻扬开泄，易袭阳位　风邪具有轻扬、发散、透泄、向上、向外的特性，故为阳邪。风性开泄，指其伤人易使腠理不固而汗出、恶风。风邪侵袭，常伤及人体属阳的部位（头面、咽喉、肌表等），故《素问·太阴阳明论》说："伤于风者，上先受之。"可见头痛、咽痒咳嗽、面目浮肿等症状。

（2）风性善行而数变　"善行"，指风性善动不居，游移不定，故其致病具有病位游移、行无定处的特征。如风、寒、湿三气杂至而引起的痹证，若风邪偏盛，可见游走性关节疼痛，痛无定处，称为"行痹"或"风痹"。"数变"，指风邪致病变幻无常，发病迅速。如因风而发的隐疹（荨麻疹）表现为皮肤风团，时隐时现，瘙痒时作，发无定处，此起彼伏等症状。以风邪为先导的外感病，一般发病急，传变也较快。如风中于头面，可突发口眼㖞斜；小儿风水证，起病仅有表证，但短时间内即可现头面一身俱肿、小便短少等。故《素问·风论》说："风者，善行而数变。"

（3）风性主动　"主动"，指风邪致病具有动摇不定的特征。如感受外风而面部肌肉颤动，或口眼㖞斜，为风中经络；因金刃外伤，复受风毒之邪出现四肢抽搐、角弓反张等症状，为破伤风。故《素问·阴阳应象大论》说："风胜则动。"

（4）风为百病之长　长者，始也，首也。风为百病之长，一是指风邪常兼它邪合而伤人，为外邪致病的先导。因风邪四季皆有，其性善动，凡寒、湿、暑、燥、热诸邪，常依附于风而侵犯人体，从而形成外感风寒、风湿、风热、风燥等证。《临证指南医案·卷五》说："盖六气之中，惟风能全兼五气，如兼寒则风寒，兼暑则曰暑风，兼湿曰风湿，兼燥曰风燥，兼火曰风火。盖因风能鼓荡此五气而伤人，故曰百病之长……由此观之，病之因乎风而起者自多也。"二是指风邪袭人致病最多。风邪终岁常在，故发病机会多；风邪伤人表里内外均可伤及，可发生多种病证。古人甚至将风邪作为外感致病因素的总称。如《素问·骨空论》说："风者，百病之始也。"《素问·风论》曰："风者，百病之长也。"

2. 寒邪

凡致病具有寒冷、凝结、收引等特性的外邪，称为寒邪。

寒冷太过，伤人致病则为寒邪。寒邪常见于冬季，当水冰地坼之时，伤于寒者为多，故冬多寒病；但寒邪为病也可见于其他季节，如气温骤降、贪凉露宿、空调过冷、恣食生冷等，亦常感受寒邪而为病。

寒邪袭人所致病证，称为外寒病证。寒客肌表，郁遏卫阳者，称为"伤寒"；寒邪直中于里，伤及脏腑阳气者，称为"中寒"。

寒邪的性质和致病特点

（1）寒为阴邪，易伤阳气　寒为阴气盛的表现，故称为阴邪。寒邪伤人后，机体的阳气奋起抵抗。若寒邪过盛，则阳气不仅不足以驱除寒邪，反为寒邪所伤，即"阴盛则阳病"。所以，感受寒邪，最易损伤人体阳气。如外寒侵袭肌表，卫阳被遏，可见恶寒发热，无汗，鼻塞喷嚏等症；寒邪直中脾胃，脾阳受损，可见脘腹冷痛，呕吐泄泻等症；寒邪直中于少阴，损伤心肾阳气，则可见恶寒踡卧，手足厥冷，下利清谷，小便清长，精神萎靡，脉微细等症。

（2）寒性凝滞主痛　凝滞，即凝结阻滞。寒性凝滞，指寒邪伤人，易使气血津液凝结、经脉阻滞。人身气血津液之所以畅行不息，全赖一身阳气的温煦推动。一旦阴寒之邪侵犯，阳气受损，失其温煦，易使经脉气血运行不畅，甚或凝结阻滞不通，不通则痛。故疼痛是寒邪致病的重要临床表现。因寒而痛，一则有明显的受寒原因；二是疼痛特点是得温则减，遇寒增剧。由于寒邪侵犯部位不同，可出现多种疼痛症状。如寒客肌表经络，气血凝滞不通，则头身肢体关节疼痛；寒邪直中胃肠，则脘腹剧痛；寒客肝脉，可见少腹或外阴部冷痛等；寒邪侵犯关节肌肉所致的痹证，则疼痛剧烈，称为"寒痹"或"痛痹"。故《素问·痹论》说："痛者，寒气多也，有寒故痛也。"

（3）寒性收引　收引，即收缩牵引。《素问·举痛论》说："寒则气收。"寒性收引，指寒邪侵袭人体，可使气机收敛，腠理、经络、筋脉收缩而挛急。如寒邪伤及肌表，卫阳郁遏不得宣泄，毛窍腠理闭塞，可见恶寒，无汗等；寒客血脉，则气血凝滞，血脉挛缩，可见头身疼痛，脉紧；寒客经络关节，则挛急作痛，屈伸不利，或冷厥不仁等，《素问·举痛论》说："寒气客于脉外则脉寒，脉寒则缩踡，缩踡则脉绌急，绌急则外引小络，故卒然而痛。"缩踡、绌急，即为寒邪所伤，经络、血脉收引而致。

3. 暑邪

凡致病具有炎热、升散、兼湿特性的外邪，称为暑邪。

暑乃夏季的主气。暑为火热之气所化，暑气太过，伤人致病，则为暑邪。暑邪致病，有明显的季节性，主要发生于夏至以后，立秋之前。故《素问·热论》说："先夏至日者为病温，后夏至日者为病暑。"

暑邪致病，有伤暑和中暑之分：起病缓，病情轻者为"伤暑"；发病急，病情重者，为"中暑"。

暑邪的性质和致病特点

（1）暑为阳邪，其性炎热　暑为盛夏火热之气所化，火热属阳，故暑邪为阳邪。暑邪伤人多表现为一系列阳热症状，如高热、心烦、面赤、脉洪大等。

（2）暑性升散，易扰心神，伤津耗气　升，即升发、向上。暑为阳邪，其性升发，故易上扰心神，或侵犯头目，出现心胸烦闷不宁、头昏、目眩、面赤等。"散"，指暑邪侵犯人体，可致腠理开泄而多汗。《素问·举痛论》说："炅则气泄。"汗出过多，不仅伤津，而且耗气，故临床除口渴喜饮、尿赤短少等津液不足之症状外，常见气短、乏力，甚则气津耗伤太过，清窍失养而突然昏倒、不省人事。故《素问·刺志论》说："气虚身热，得之伤暑。"

（3）暑多夹湿 暑季气候炎热，且常多雨而潮湿，热蒸湿动，水气弥漫，故暑邪致病，多夹湿邪为患。其临床表现除发热、烦渴等暑热症状外，常兼见身热不扬，汗出不畅，四肢困重，倦怠乏力，胸闷呕恶，大便溏泄不爽等湿滞症状。

4. 湿邪

凡致病具有重浊、黏滞、趋下特性的外邪，称为湿邪。

湿气淫胜，伤人致病，则为湿邪。湿邪为病，长夏居多，但四季均可发生。长夏，又称"季夏"，时值夏秋之交，阳热尚盛，雨水且多，热蒸湿腾，潮湿充斥，为一年中湿气最盛的季节。湿邪伤人所致的病证，称为外湿病证。外湿病证，多由气候潮湿、涉水淋雨、居处潮湿、水中作业等环境中感受湿邪所致。

湿邪的性质和致病特点

（1）湿为阴邪，易伤阳气，阻滞气机 湿性类水，故属阴邪。阴胜则阳病，湿邪为害，易伤阳气。故清·叶桂《温热论·论湿邪》说："湿胜则阳微。"脾主运化水液，性喜燥而恶湿，故外感湿邪，常易困脾，致脾阳不振，运化无权，从而使水湿内生、停聚，发为泄泻、水肿、痰饮等。如《素问·六元正纪大论》说："湿胜则濡泄，甚则水闭胕肿。"

湿邪伤人常留滞于脏腑经络，阻遏气机，使脏腑气机升降失常，经络阻滞不畅。如湿阻胸膈，气机不畅则胸膈满闷；湿阻中焦，脾胃气机升降失常，纳运失司，则脘痞腹胀，食欲减退；湿停下焦，肾与膀胱气机不利，则小腹胀满、小便淋涩不畅等。

（2）湿性重浊 "重"，即沉重、附着。湿邪致病，常出现以沉重感及附着难移为特征的临床表现，如头身困重、四肢酸楚沉重并且附着难移等。湿邪外袭肌表，困遏清阳，清阳不升，则头重如裹，如《素问·生气通天论》说："因于湿，首如裹。"湿邪阻滞经络关节，阳气不得布达，则可见肌肤不仁、关节疼痛沉重或屈伸不利等，病位多固定且附着难移，称之为"湿痹"或"着痹"。"浊"，即秽浊。湿邪为患，易导致分泌物和排泄物秽浊不清。如湿浊在上，则面垢、眵多；湿浊下注，则小便浑浊或滞涩不利、妇女白带过多；湿滞大肠，则大便溏泄、下痢脓血；湿邪浸淫肌肤，则可见湿疹浸淫流水等。

（3）湿性黏滞 "黏"，即黏腻不爽；"滞"，即停滞。湿邪致病，其黏腻停滞的特性主要表现在两个方面：一是症状的黏滞性。湿邪为患，易呈现分泌物和排泄物黏滞不爽的特征，如湿热痢疾的大便排泄不爽，淋证的小便滞涩不畅，以及汗出而黏、口黏和舌苔厚滑黏腻等。二是病程的缠绵性。因湿性黏滞，易阻气机，气不行则湿不化，胶着难解，故湿邪为病，起病隐缓，病程较长，反复发作，或缠绵难愈。如湿温、湿疹、湿痹（着痹）等，皆因其湿邪难除而不易速愈，或反复发作。吴瑭《温病条辨·上焦篇》谓："其性氤氲黏腻，非若寒邪之一汗即解，温热之一凉即退，故难速已。"

（4）湿性趋下，易袭阴位 湿邪类水属阴而有趋下之势，故湿邪为病，多易伤及人体下部。如水肿、湿疹、脚气等病，以下肢较为多见，《素问·太阴阳明论》说："伤于湿者，下先受之。"小便浑浊、泄泻、下痢、妇女带下等，多由湿邪下注所致。

5. 燥邪

凡致病具有干燥、收敛等特性的外邪，称为燥邪。

燥为秋季的主气。秋季天气收敛，其气清肃，气候干燥，失于水分滋润，自然界呈现一派肃杀景象。燥气太过，伤人致病，则为燥邪。燥邪伤人，多自口鼻而入，首犯肺卫，发为外燥病证。

外燥有温燥、凉燥之别：初秋，尚有夏末之余热，久晴无雨，秋阳以曝，燥与热合，侵犯人体，发为温燥；深秋，近冬之寒气与燥相合，侵犯人体，则发为凉燥。

燥邪的性质和致病特点

（1）燥性干涩，易伤津液　燥邪为干涩之病邪，侵犯人体，最易损伤津液，出现各种干燥、涩滞的症状，如口鼻干燥，咽干口渴，皮肤干涩，甚则皲裂，毛发不荣，小便短少，大便干结等。故《素问·阴阳应象大论》说："燥胜则干。"

（2）燥易伤肺　肺为娇脏，喜润而恶燥。肺主气司呼吸，直接与自然界大气相通，且外合皮毛，开窍于鼻，燥邪多从口鼻而入，故最易损伤肺津，从而影响肺气之宣降，甚或燥伤肺络，出现干咳少痰，或痰黏难咯，或痰中带血，甚则喘息胸痛等。由于肺与大肠相表里，肺津耗伤，大肠失润，传导失司，可现大便干涩不畅等症。

6.火（热）邪

凡致病具有炎热升腾等特性的外邪，称为火热之邪。

火热旺于夏季，但并不像暑那样具有明显的季节性，也不受季节气候的限制，故火热之气太过，伤人致病，一年四季均可发生。

火与热异名同类，本质皆为阳盛，都是外感六淫邪气，致病也基本相同。火邪与热邪的主要区别是：热邪致病，临床多表现为全身性弥漫性发热征象；火邪致病，临床多表现为某些局部症状，如肌肤局部红、肿、热、痛，或口舌生疮，或目赤肿痛等。另外，与火热之邪同类的尚有温邪。温邪是导致温热病的致病因素，一般多在温病范畴中应用。

火热之邪的性质和致病特点

（1）火热为阳邪，其性炎上　火热之性燔灼、升腾，故为阳邪。阳邪伤人，致人体阳气偏亢，"阳胜则热"，故发为实热性病证，临床多见高热，恶热，烦渴，汗出，脉洪数等症。火性炎上，火热之邪易侵害人体上部，故火热病证，多发生在人体上部，尤以头面部为多见。如目赤肿痛，咽喉肿痛，口舌生疮糜烂，口苦咽干，牙龈肿痛，头痛眩晕，耳内肿痛或流脓等。

（2）火热易扰心神　火热与心相通应，故火热之邪入于营血，尤易影响心神，轻者心神不宁而心烦、失眠；重者可扰乱心神，出现狂躁不安，或神昏、谵语等症。故《素问·至真要大论》说"诸热瞀瘛，皆属于火""诸躁狂越，皆属于火"。

（3）火热易伤津耗气　火热之邪伤人，热淫于内，一方面迫津外泄，使气随津泄而致津亏气耗；另一方面则直接消灼煎熬津液，耗伤人体的阴气。故火热之邪致病，临床表现除热象显著外，常伴有口渴喜冷饮，咽干舌燥，小便短赤，大便秘结等津伤阴亏的征象。阳热太盛，大量伤津耗气，临床可兼见体倦乏力、少气懒言等气虚症状，重则可致全身津气脱失的虚脱证。

（4）火热易生风动血　"生风"，指火热之邪侵犯人体，燔灼津液，劫伤肝阴，筋脉失于濡养，易引起"热极生风"的病证。临床表现为高热神昏，四肢抽搐，两目上视，角弓反张等。"动血"，指火热邪气入于血脉，易迫血妄行。火热之邪侵犯血脉，轻则加速血行而脉数，甚则可灼伤脉络，迫血妄行，引起各种出血证，如吐血、衄血、便血、尿血、皮肤发斑，妇女月经过多，崩漏等。

（5）火邪易致疮痈　火邪入于血分，可聚于局部，腐蚀血肉，发为痈肿疮疡。《灵枢·痈疽》说："大热不止，热胜则肉腐，肉腐则为脓，故名曰痈。"由火毒壅聚所致之阳性疮疡，其临床表现以疮疡局部红肿热痛为特征。

二、疠气

疠气是一类具有强烈传染性和致病性的外感病邪的统称。当自然环境急剧变化之时，疠气易于产生和流行，其伤人则发为疫病。

在中医文献中，疠气又称为"疫毒""疫气""异气""戾气""毒气""乖戾之气"等。隋·巢元方《诸病源候论》首次提出"乖戾之气""转相染易"的观点。明·吴又可《温疫论·原序》进一步发展"戾气"学说："夫瘟疫之为病，非风非寒非暑非湿，乃天地间别有一种异气所感。"指出疠气是有别于六淫的一类外感病邪。

疠气可通过空气传染，多从口鼻侵犯人体而致病，也可随饮食污染、蚊虫叮咬、虫兽咬伤、皮肤接触、性接触、血液传播等途径感染而发病。

疠气种类繁多，其所引起的疾病，统称为疫病，又称疫疠病、瘟病，或瘟（温）疫。如时行感冒、痄腮（腮腺炎）、烂喉丹痧（猩红热）、白喉、天花、疫毒痢（中毒性痢疾）、肠伤寒、霍乱、鼠疫、疫黄（急性传染性肝炎）以及流行性出血热、艾滋病（AIDS）、严重急性呼吸道综合征（SARS）、禽流感、甲型 H1N1 流感、新冠肺炎等，都属感染疠气引起的疫病，包括了现代临床许多传染病和烈性传染病。

（一）疠气的性质和致病特点

1. 传染性强，易于流行

疠气最主要的致病特点是具有强烈的传染性和流行性。疠气可通过空气、食物、接触等多种途径在人群中传播。因此，有无疠气接触史是诊断疫病的重要依据。当处在疠气流行的地域时，无论男女老少，体质强弱，凡触之者，多可发病。疠气发病，既可大面积流行，也可散在发生。

2. 发病急骤，病情危笃

疠气多属热毒之邪，其性暴戾，伤人致病具有发病急骤、来势凶猛、变化多端、病情险恶的特点，常见发热、扰神、动血、生风、剧烈吐泻等危重病状。《温疫论》述及某些疫病，"缓者朝发夕死，重者顷刻而亡"，足见疠气致病的病情凶险，死亡率高。

3. 一气一病，症状相似

不同疠气致病，具有一定的特异性，从而在不同的脏腑产生相应的病证。疠气种类不同，所致之病各异。每一种疠气所致之疫病，均有各自的临床特点和传变规律，所谓"一气致一病"。同一种疠气对机体致病部位又具有定位性，即某种疠气可专门侵犯某脏腑、经络或某一部位而发病，故患同一疫病的人群，大都症状相似。如痄腮，一般都表现为耳下腮部肿胀。疫毒痢，大都表现为壮热，腹痛剧烈，里急后重，痢下赤白脓液等症状。

（二）影响疠气产生的因素

影响疠气产生的因素有多种，主要有气候因素、环境因素、预防措施和社会因素等。

气候因素：自然气候的反常变化，如久旱、酷热、洪涝、湿雾瘴气等，均可孳生疠气而导致疫病病的发生。

环境因素：环境卫生不良，如水源、空气污染等，均可孳生疠气。食物污染、饮食不当也可引起疫病发生。如疫毒痢、疫黄等病，即是疠气随饮食入里而发病。地震等地质灾害也易造成疠气的流行。

预防措施不当：由于疠气具有强烈的传染性，人触之者皆可发病。若预防隔离不好，也往往造成疫疠病发生或流行。故《松峰说疫》云："凡有疫之家，不得以衣服、饮食、器皿送于无疫之家，而无疫之家亦不得受有疫之家之衣服、饮食、器皿。"

社会因素：社会因素对疫病发生和流行有一定的影响。若因战乱，或社会动荡不安，或工作环境恶劣，或生活极度贫困等，则易致疫病发生和流行。若国家安定，且注意卫生防疫工作，采取一系列积极有效的防疫和治疗措施，疫疠即能得到有效的控制。

几千年来，在同疫病的斗争中，中医药学创新发展了疠气理论，积累了丰富的防治经验，使中华民族能够一次次转危为安。特别是在 2020 年抗击新冠肺炎疫情中，充分发挥中医药特色与优势，全力救治患者、拯救生命，中医药参与救治确诊病例的占比达到 92%。中医药诊疗规范和技术方案，在全国范围内推广使用，并且"中国方案"为世界抗疫贡献智慧。在疫情防控中涌现出了一批批中医药抗疫"逆行者"和时代楷模。作为中医药人的抗疫典范，张伯礼院士被国家授予"人民英雄"荣誉称号。

第二节　内伤病因

内伤病因是指由于人的情志、饮食、劳逸等异常，导致气血津液失调、脏腑功能失常的致病因素。内伤病因在邪气来源、侵入途径、致病特点等方面均与外感病因有明显差异，主要包括七情内伤、饮食失宜、劳逸适度等。

一、七情内伤

七情内伤，是因七情异常变化引起脏腑气机失调而导致疾病发生的常见致病因素。七情内伤致病，因其直接损伤内脏，可导致或诱发多种疾病。

（一）七情内伤的基本概念

七情是人体对内外环境变化所产生的情志反应，即喜、怒、忧、思、悲、恐、惊，一般情况下不会导致疾病。如果人的情志异常强烈持久，偏激过甚，超越了人体的生理和心理适应能力，或人体正气虚弱，脏腑精气虚衰，对情志刺激的调节适应能力低下，七情就会导致疾病发生或成为疾病发生的诱因，称为"七情内伤"。

情志活动以脏腑精气为物质基础，故情志活动与五脏精气的关系最为密切。首先，五脏精气决定五脏情志变化。《素问·阴阳应象大论》说："人有五脏化五气，以生喜怒悲忧恐。"五脏藏精，精化为气，气化为神。五脏精气可产生相应的情志活动，如《素问·阴阳应象大论》说："肝在志为怒，心在志为喜，脾在志为思，肺在志为忧，肾在志为恐。"五脏精气的盛衰、气血运行的通畅，在情志产生过程中发挥着重要作用。若五脏精气阴阳及气血失调，则可出现情志的异常变化。如《灵枢·本神》说："肝气虚则恐，实则怒……心气虚则悲，实则笑不休。"《素问·调经论》说："血有余则怒，不足则恐。"

其次，情志变化影响脏腑功能。情志变化过于强烈、持久，也可引起脏腑精气阴阳及气血运行失调。如大喜大惊伤心，大怒伤肝，过度思虑伤脾，过度恐惧伤肾等。在情志活动的产生和变化中，心、肝、脾发挥着尤为重要的作用。

（二）七情内伤的致病特点

情志活动与机体内外环境变化密切相关，因此，生活工作环境急剧变化，人际关系不良，内脏精气虚衰，气血失和，均可引起七情失常，影响相应脏腑功能，导致疾病发生。七情能否致病，除与情志本身反应强度、方式、持续时间有关外，还与个体的心理素质、心理特征、生理状态具有密切关系。七情内伤的主要致病特点有四个方面。

1. 直接伤及内脏

喜、怒、忧、思、悲、恐、惊七种情志变化，以内脏精气为物质基础。心藏神而为五脏六腑之大主，故情志所伤，必然首先影响心神；七情过激致病，又可直接伤及相应内脏，导致其精气失常、气机失调而发病。

（1）首先影响心神　心藏神，为五脏六腑之大主，心神是生命的主宰，故七情过激伤人发病，首先作用于心神，产生异常的情志反应和精神状态。如《灵枢·本神》说："是故怵惕思虑者则伤神……喜乐者，神惮散而不藏；愁忧者，气闭塞而不行；盛怒者，迷惑而不治；恐惧者，神荡惮而不收。"喜乐过度，可致精神涣散，神志失常；大怒可致气血逆乱；过于恐惧，可致神气散失，神不守舍。《素问·举痛论》说："惊则心无所依，神无所归。""思则心有所存，神有所归。"明确指出惊与思亦首先损及心神，然后影响相应的脏腑。故《类经·疾病类·情志九气》对此解释说："情志之伤，虽五脏各有所属，然求其所由，则无不从心而发。"清·费伯雄《医醇賸义》说："然七情之伤，虽分五脏而必归本于心。"

（2）损伤相应之脏　七情与五脏生理密切相关，是脏腑精气功能活动的外在表现。七情太过又可损伤相应之脏：心在志为喜，过喜则伤心；肝在志为怒，过怒则伤肝；脾在志为思，过度思虑则伤脾；肺在志为悲为忧，过度悲忧则伤肺；肾在志为恐，过恐则伤肾。

（3）易伤心肝脾　心藏神而为五脏六腑之大主，因此各种情志活动的产生，都是在心神的统帅下，各脏腑精气阴阳协调作用的结果。各种环境因素作用于人体，能影响脏腑精气及其功能，也可影响心神，从而产生相应的情志活动。如《类经·疾病类·情志九气》说："心为五脏六腑之大主，而总统魂魄，并赅志意。故忧动于心则肺应，思动于心则脾应，怒动于心则肝应，恐动于心则肾应，此所以五志惟心所使也。"肝藏血而主疏泄，调畅气机，促进和调节气血运行，因而肝在调节情志活动、保持心情舒畅方面，发挥着重要作用。脾为气血生化之源，藏营而舍意，在志为思，思虑、记忆等精神活动皆与脾密切相关。故情志内伤，最易损伤心肝脾三脏：过于惊喜易伤心，导致心神不宁，可见心悸，失眠，健忘，甚则精神失常等症状；郁怒太过则伤肝，可致肝气郁结，可见两胁胀痛，胸闷太息，咽中如有异物梗阻，月经延后，甚则可见痛经、闭经、癥瘕等症状。思虑过度伤及心脾，可致心脾两虚，可见心悸，失眠多梦，食少腹胀，便溏等症状。

七情内伤，既可单一情志过激伤人，又可两种以上情志交织伤人，如惊恐、惊喜、忧思、郁怒等。多情交织致病，可损伤一个或多个脏腑。如过惊过恐，既可损伤心，又可累肾；郁怒太过，既可伤肝，又影响心脾；忧思内伤，既可伤脾，又可影响心肺等脏。

（4）易损潜病之脏腑　潜病，指病变已经存在但尚无明显临床表现的病证。七情内伤不仅易损伤心肝脾三脏，而且还极易损伤潜病之脏腑。如曾患胸痹、真心痛、飧泄、头痛等病证的患者，虽临床症状已经消失，但遇有情志刺激，最易首先出现原病证的临床症状。如遇有情志刺激，胸痹患者，易首先出现胸闷、胸痛等症状；真心痛患者，则易出现心前区疼痛，甚至两臂内痛；飧泄患者，易首先出现腹痛、腹泻等症状；头痛者，则易先发偏头痛等症状。

2. 影响脏腑气机

脏腑之气的运动变化，在情志活动产生和生命活动中发挥着重要作用。故情志致病首伤心神，随之影响脏腑气机，导致脏腑气机升降失常而出现相应的临床表现。如《素问·举痛论》

说："百病生于气也，怒则气上，喜则气缓，悲则气消，恐则气下……惊则气乱……思则气结。"

怒则气上：指过怒导致肝气疏泄太过，气机上逆，甚则血随气逆、并走于上的病机变化。临床主要表现为头胀头痛，面红目赤，甚则呕血、昏厥卒倒等；如《素问·生气通天论》说："大怒则形气绝，而血菀于上，使人薄厥。"《素问·举痛论》说："怒则气逆，甚则呕血及飧泄。"若肝气横逆，影响脾胃，可见食欲不振，腹痛腹泻等症。

喜则气缓：指过度喜乐伤心，导致心气涣散不收，重者心气暴脱、神不守舍的病机变化。临床可见精神不集中，神志失常，狂乱，或见心气暴脱的大汗淋漓，气息微弱，脉微欲绝等症，如《淮南子·精神训》说："大喜坠阳。"

思则气结：指过度思虑伤脾，导致脾气结滞、运化失职的病机变化。脾胃居于中焦，为气机升降枢纽。脾气结滞，临床可见精神萎靡，反应迟钝，不思饮食，腹胀纳呆，便溏等症状。

悲则气消：指过度悲忧伤肺，导致肺气耗伤、肺失宣降的病机变化。临床常见精神不振，意志消沉，胸闷气短，懒言乏力等症。如《素问·举痛论》说："悲则心系急，肺布叶举，而上焦不通，荣卫不散，热气在中，故气消矣。"

恐则气下：指过度恐惧伤肾，致使肾气不固、气陷于下的病机变化。临床可见大恐引起的二便失禁，甚则遗精等症。如《灵枢·本神》说："恐惧不解则伤精，精伤则骨酸痿厥，精时自下。"

惊则气乱：指猝然受惊伤及心肾，导致心神不定、气机逆乱、肾气不固的病机变化。临床可见惊悸不安，慌乱失措，甚则神志错乱，二便失禁等症。如《素问·举痛论》说："惊则心无所倚，神无所归，虑无所定，故气乱矣。"

情志内伤可导致脏腑气机失调，而气机失调又可妨碍脏腑的气化过程，引起精气血津液代谢失常，继而引发多种病证。如气机郁滞日久，可郁而化热化火；气机郁滞不畅，引起精瘀、津停、血瘀，继而产生痰饮、瘀血、结石等病理产物，而痰饮与瘀血互结，则又可致胸痹、癥积等。

3. 发为情志病

情志病，病名首见于明·张介宾《类经》，系指发病与情志刺激有关，具有异常情志表现的病证。情志病包括：①因情志刺激而发的疾病，如郁证、癫、狂等；②因情志刺激而诱发的病证，如胸痹、真心痛、眩晕等疾病；③其他原因所致但具有情志异常表现的病证，如消渴、癥积、慢性肝胆疾病等，大都有异常的情志表现。

4. 影响病情变化

七情变化对病情具有两方面的影响：一是有利于疾病康复。情绪积极乐观，七情反应适当，精神保持愉悦恬淡，有利于病情的好转乃至痊愈。二是加重病情。情绪消沉，悲观失望，或七情异常波动，不能及时调和，可使病情加重或恶化。了解七情活动对病情的正反两方面的影响，对把握病情发展变化，采取全面正确治疗，具有实际指导意义。

二、饮食失宜

饮食是人赖以生存和维持健康的基本条件，是人体生命活动所需精微物质的重要来源。但饮食要有一定的节制，避免因饮食失宜而内伤脾胃，影响健康。正如张仲景《金匮要略·禽兽鱼虫禁忌并治》所说："凡饮食滋味以养于生，食之有妨，反能有害……若得宜则益体，害则成疾，以此致危。"如果饮食失宜，可成为内伤病因，影响人体的生理功能，导致脏腑功能失调或正气损伤而发生疾病。

饮食物主要是依赖脾胃的纳运作用进行消化吸收，故饮食失宜致病，首先损伤脾胃。由饮食失宜引起的内伤疾病常称为"饮食内伤"。饮食失宜主要包括饮食不节、饮食不洁、饮食偏嗜三种情况。

（一）饮食不节

饮食不节，指饮食不能节制，明显低于或超过本人适度的饮食量，以致内伤脾胃。如过饥过饱，或饥饱无常，均可影响健康，引起疾病发生。

1. 过饥

过饥，指摄食不足，如饥而不得食，或节食过度，或因脾胃功能虚弱而纳少，或因七情内伤而不思饮食，或不能按时饮食等。《灵枢·五味》说："谷不入，半日则气衰，一日则气少矣。"长期摄食不足，营养缺乏，气血生化减少，一方面因气血亏虚而脏腑组织失养，功能活动衰退，全身虚弱；另一方面又因正气不足，抗病力弱，招致外邪入侵，从而继发其他疾病。此外，长期摄食过少，胃腑失于水谷充养，也可损伤胃气，而致胃部不适或胃脘疼痛等；如果有意过度抑制食欲，又可发展成厌食等较为顽固的心身疾病。儿童时期，如果饮食过少可致营养不良，则影响正常的生长发育。

2. 过饱

过饱，指饮食过量超过脾胃的承受能力，如暴饮暴食，或中气虚弱而强食，以致脾胃难于消化转输而引起疾病。轻者表现为饮食积滞不化，可见脘腹胀满疼痛，嗳腐吞酸，呕吐泄泻，厌食纳呆等，故《素问·痹论》说："饮食自倍，肠胃乃伤。"甚者，可因脾胃损伤，或营养过剩，而发展为消渴、肥胖、胸痹等病证。如《素问·生气通天论》说"因而饱食，筋脉横解，肠澼为痔""高粱（膏粱）之变，足生大丁（疔）"等。若食积日久，脾胃运化功能久不得复，还可导致气滞、湿聚、化热、生痰等病变。

此外，对大病初愈者，若过食或食肉较多，可引起疾病复发，称为"食复"；小儿喂养过量，易致消化不良，久则可致"疳积"等疾病。

（二）饮食不洁

饮食不洁，指食用不洁净，或陈腐变质，甚至有毒的食物而导致疾病发生。饮食不洁而致病变以胃肠病为主。如进食腐败变质食物，则胃肠功能紊乱，出现脘腹疼痛，恶心呕吐，肠鸣腹泻等。若进食被寄生虫污染的食物，则可导致各种寄生虫病，如蛔虫病、蛲虫病等，常表现有腹痛时作，嗜食异物，面黄肌瘦等。若进食被疫毒污染的食物，可发生某些传染性疾病，如痢疾等。如果进食或误食被毒物污染或有毒性的食物，则会发生食物中毒，轻则脘腹疼痛，呕吐腹泻，重则毒气攻心，神志昏迷，甚至危及生命。《金匮要略·禽兽鱼虫禁忌并治》说："秽饭、馁肉、臭鱼……食之皆伤人……六畜自死，皆疫死，则有毒，不可食之。"

（三）饮食偏嗜

饮食偏嗜，指特别喜好某种性味的食物，或长期偏食某些食物而导致某些疾病的发生。如饮食偏寒偏热，或饮食五味有所偏嗜，或嗜酒成癖等，久之可导致人体阴阳失调，气血失和，或导致某些营养物质缺乏而引起内伤疾病发生。

1. 寒热偏嗜

一般而言，良好的饮食习惯要求寒温适宜，不宜过寒、过热。《灵枢·师传》说："食饮者，热无灼灼，寒无沧沧。寒温中适，故气将持，乃不致邪僻也。"若过分嗜好偏寒或偏热的饮食，可导致人体阴阳失调而发生某些病变。如偏食生冷寒凉之品，久则易于耗伤脾胃阳气，导致寒湿内生；若偏嗜辛温燥热饮食，可导致肠胃积热，内伤相应脏腑，或酿成痔疮等。

2. 五味偏嗜

五味，指酸、苦、甘、辛、咸。五味与五脏，各有一定的亲和性，如《素问·至真要大论》说："夫五味入胃，各归所喜，故酸先入肝，苦先入心，甘先入脾，辛先入肺，咸先入肾。"如果长期偏嗜某种性味的食物，就会导致相应所入之脏气偏盛，功能活动失调而引发疾病。故《素问·至真要大论》又说："久而增气，物化之常也。气增日久，夭之由也。"五味偏嗜，既可引起本脏功能失调，也可因脏气偏盛，以致脏腑之间平衡关系失调，而出现他脏的病变。《素问·五脏生成》说："多食咸，则脉凝泣而变色；多食苦，则皮槁而毛拔；多食辛，则筋急而爪枯；多食酸，则肉胝皱而唇揭；多食甘，则骨痛而发落。"五味偏嗜，脏气偏盛，易导致"伤己所胜"和"侮所不胜"的病机变化。

3. 食类偏嗜

若专食某种或某类食品，或厌恶或不食某类食物，或膳食中缺乏某些营养物质等，久之也可成为导致某些疾病发生的原因，如瘿瘤（碘缺乏）、佝偻（钙、磷代谢障碍）、夜盲（维生素A缺乏）等。如过食肥甘厚味，可聚湿生痰、化热，易致肥胖、眩晕、中风、胸痹、消渴等病变。

4. 嗜酒成癖

酒性辛热，少用可和血通脉，祛寒壮神。若嗜酒成癖，伤及肝脾，久易聚湿、生痰、化热而致病，甚则变生癥积。

三、劳逸失度

劳逸结合、动静相兼是保障人体健康的重要条件。如果劳逸失度，或长时间过于劳累，或过于安逸，都不利于健康，可导致脏腑经络及精气血津液神的失常而引起疾病的发生。因此，劳逸失度也是内伤病的主要致病因素之一。

（一）过劳

过劳，即过度劳累，也称劳倦所伤。包括劳力过度、劳神过度和房劳过度三种。

1. 劳力过度

劳力过度，又称"形劳"，指较长时间的过度用力，劳伤形体，积劳成疾，或病后体虚，勉强劳作而致病。

劳力太过致病特点主要表现在两个方面：一是过度劳力而耗气，损伤内脏的精气，导致脏气虚少，功能减退。由于肺为气之主，脾为生气之源，故劳力太过尤易耗伤肺脾之气。常见如少气懒言，体倦神疲，喘息汗出等。故《素问·举痛论》说："劳则气耗。"二是过度劳力而致形体损伤，即劳伤筋骨。体力劳动，主要是筋骨、关节、肌肉的运动，如果长时间用力太过，则易致形体组织损伤，导致积劳成疾。如《素问·宣明五气》说："久立伤骨，久行伤筋。"

2. 劳神过度

劳神过度，又称"心劳"，指长期用脑过度，思虑劳神而积劳成疾。心藏神，脾主思，血是神志活动的重要物质基础，故用神过度，长思久虑，则易耗伤心血，损伤脾气，以致心神失养，神志不宁而心悸健忘，失眠多梦，以及脾失健运而纳少、腹胀、便溏、消瘦等。

3. 房劳过度

房劳过度，又称"肾劳"，指房事太过，或手淫恶习，或妇女早孕多育等，耗伤肾精、肾气而致病。肾藏精，为封藏之本，肾精不宜过度耗泄。若房事不节则肾精、肾气耗伤，根本动摇，常见腰膝酸软，眩晕耳鸣，精神萎靡，性功能减退等。《素问·生气通天论》说："因而强力，肾气乃伤，高骨乃坏。"妇女早孕多育，亏耗精血，累及冲任及胞宫，易致月经失调、带下过多等妇科疾病。此外，房劳过度也是导致早衰的重要原因。

（二）过逸

过逸，即过度安逸。人体每天需要适当的运动，阳气才得以振奋，气血才能流畅，通过动以养形，静以养神，从而达到动静结合，阴平阳秘。若较长时间少动安闲，或者卧床过久，或者长期用脑过少等，可使人体脏腑、经络及精气血津液神的失调而引起内伤疾病。

过度安逸致病特点主要表现在三个方面：一是安逸少动，气机不畅。如果长期运动减少，则人体气机失于畅达，可导致脾胃等脏腑的功能障碍，出现胸闷，食少，腹胀，困倦，肌肉软弱或臃肿肥胖等；久则影响气血运行和津液代谢，形成气滞血瘀、水湿痰饮、结石等病变。二是阳气不振，正气虚弱。过度安逸，或长期卧床，阳气失于振奋，以致脏腑功能减退，体质虚弱，正气不足，抵抗力下降等。故过逸致病，常见动则心悸，气喘汗出等；或抗邪无力，易感外邪致病。故《素问·宣明五气》说："久卧伤气，久坐伤肉。"三是长期用脑过少，加之阳气不振，可致神气衰弱，常见精神萎靡，健忘，反应迟钝等。

第三节 病理产物性病因

病理产物性病因是继发于其他病变过程而产生的病理产物，这些病理产物形成之后，又作为致病因素作用于人体，影响机体的正常功能，不仅可以加重原有病情，还可引起新的病变发生，又称"继发性病因"。主要包括痰饮、瘀血、结石等。

一、痰饮

（一）痰饮的基本概念

痰饮是人体水液代谢障碍所形成的病理产物，属继发性病因，较稠浊者称为痰，较清稀者称为饮。痰可分为有形之痰和无形之痰：有形之痰，指视之可见、闻之有声、或触之可及之痰，如咳嗽吐痰、喉中痰鸣、痰核等。无形之痰，指只见其征象、不见其形质之痰，如眩晕、癫狂等，虽然无有形质可见，但用祛痰药治疗有效。因此，中医学对"痰"的认识，主要是以临床征象为依据来进行分析的。饮则多留积于人体的局部或肌肤，并因其所停留的部位不同而名称各异，如《金匮要略·痰饮咳嗽病脉证治》有"痰饮""悬饮""溢饮""支饮"等。

（二）痰饮的形成

痰饮的形成，多因外感六淫，或内伤七情，或饮食失宜等，导致脏腑功能失调，气化不利，水液代谢障碍，水液停聚而形成。如外感湿邪，留滞体内；七情内伤，气郁水停；恣食肥甘厚味，湿浊内生；血行瘀滞，水液不行等。饮食因素，与痰饮的形成密切有关，如《景岳全书·杂证谟·痰饮》指出："盖痰涎之化，本由水谷，使脾强胃健，如少壮者流，则随食随化，皆成血气，焉得留而为痰。惟其不能尽化，而十留其一二，则一二为痰矣；十留三四，则三四为痰矣；甚至留其七八，则但见血气日削，而痰证日多矣。"由于肺、脾、肾、肝及三焦等对水液代谢均具有重要作用，故痰饮的形成，多与肺、脾、肾、肝及三焦的功能失常密切相关。肺主宣发肃降，为水之上源，如肺失宣降，水道不利，津液输布失司，则聚水而生痰饮；脾主运化水液，为制水之脏，脾失健运，水湿内生，可以凝聚生痰；肾主水，肾阳不足，水液不得蒸化，也可停而化生痰饮；肝主疏泄，主调畅一身气机，若肝失疏泄，气机郁滞，津液停积可为痰为饮；三焦为决渎之官，是水液运行的通道，若水道不利，津液失布，亦能聚水生痰。因此，凡与津液代谢密切相关之脏腑功能失调，以及所有对津液代谢有影响的致病因素，均可以导致痰饮的形成。

（三）痰饮的致病特点

痰饮一旦产生，可随一身之气流窜全身，外而肌肤、筋骨、经络，内而脏腑，全身各处，无处不到，从而产生各种纷繁复杂的病变。《杂病源流犀烛·痰饮源流》说："其为物则流动不测，故其为害，上至颠顶，下至涌泉，随气升降，周身内外皆到，五脏六腑俱有。"概括而言，其致病特点主要有以下几个方面。

1. 阻滞气血运行

痰饮为实邪，可随气流行全身，或停滞于经脉，或留滞于脏腑，阻滞气机，妨碍气血运行。若痰饮流注于经络，则致经络气机阻滞，气血运行不畅，出现肢体麻木，屈伸不利，甚至半身不遂，或形成瘰疬痰核，阴疽流注等；若痰饮留滞于脏腑，则阻滞脏腑气机，使脏腑气机升降失常。如痰饮阻肺，肺气失于宣降，则见胸闷气喘、咳嗽吐痰等；痰饮停胃，胃气失于和降，则见恶心呕吐等；痰浊痹阻心脉，血气运行不畅，可见胸闷心痛；无形之痰气结滞于咽喉，则形成"梅核气"，临床常见咽中梗阻如有异物、咽之不下、吐之不出，胸膈满闷，情志抑郁，善太息等。

2. 影响水液代谢

痰饮本为水液代谢失常产生的病理产物，但是痰饮一旦形成之后，可作为一种继发性致病因素反过来作用于人体，进一步影响肺、脾、肾、三焦等脏腑的功能活动，影响水液代谢。如痰湿困脾，可致水湿不运；痰饮阻肺，可致宣降失职，水液不布；痰饮停滞下焦，可影响肾、膀胱的气化功能，从而进一步导致水液停蓄。因此，痰饮致病能影响人体水液的输布与排泄，使水液进一步停留于体内，加重水液代谢障碍。

3. 易于蒙蔽心神

痰饮为浊物实邪，而心神性清明。故痰浊为病，随气上逆，尤易蒙蔽清窍，扰乱心神，使心神活动失常，出现头晕目眩、精神不振等症；或者痰浊上犯，与风、火相合，蒙蔽心窍，扰乱神明，以至出现神昏谵妄，或引起癫、狂、痫等疾病。

4. 致病广泛，变幻多端

痰饮随气流行，内而五脏六腑，外而四肢百骸、肌肤腠理，无处不到，可停滞而引发多种疾病，因而其致病异常广泛。由于其致病面广，发病部位不一，且又易于兼邪致病，因而在临床上形成的病证繁多，症状表现非常复杂，故有"百病多由痰作祟"之说。痰饮停滞于体内，其病变可伤阳化寒，或郁而化火；可夹风、夹热，或化燥伤阴；可上犯清窍，或下注足膝，且病势缠绵，病程较长。因此，痰饮为病，还具有变幻多端、病证错综复杂的特点。

二、瘀血

（一）瘀血的基本概念

瘀血是体内血液停积而形成的病理产物，属继发性病因，包括体内瘀积的离经之血，以及因血液运行不畅，停滞于经脉或脏腑组织内的血液。瘀血既是疾病过程中形成的病理产物，同时又是具有致病作用的"死血"。在中医文献中，瘀血又称"恶血""衃血""蓄血""败血""污血"等。"瘀血"与"血瘀"的概念有所不同。血瘀是指人身血液运行不畅或血液瘀滞不通的病机变化，属于病机学概念；而瘀血是病理产物性病因，属于病因学概念。

（二）瘀血的形成

血液的正常运行，主要与心、肺、肝、脾等脏的功能，气的推动与固摄作用，脉道的通利，以及寒热等内外环境因素密切相关。凡能影响血液正常运行，引起血液运行不畅，或导致血离经脉而瘀积的内外因素，均可导致瘀血的形成。

1. 血出致瘀

各种外伤，如跌仆损伤、金刃所伤、手术创伤等，致使脉管破损而出血成为离经之血；或因脾不统血、肝不藏血等原因而致出血，以及妇女经行不畅、流产等，如果所出之血未能排出体外或及时消散，留积于体内则成瘀血。

2. 气滞致瘀

气行则血行，气滞则血瘀，故若情志郁结，气机不畅，或痰饮等积滞体内，阻遏脉络，都会造成血液运行不畅，形成瘀血。如《血证论·吐血》说："气为血之帅，血随之而运行；血为气之守，气得之而静谧。气结则血凝，气虚则血脱，气迫则血走。"

3. 因虚致瘀

气虚则运血无力，阳虚则脉道失于温通，阴虚则脉道失于柔润，皆可引起血液运行涩滞。因此，气血阴阳失调，可导致血液在体内某些部位停积而成瘀血。

4. 血寒致瘀

血得温则行，得寒则凝。若外感寒邪，入于血脉，或阴寒内盛，血脉挛缩，则血液凝涩而运行不畅，导致血液在体内某些部位瘀积不散，形成瘀血。如《灵枢·痈疽》说："寒邪客于经络之中则血泣（通"涩"，闭塞之义），血泣则不通。"《医林改错·积块》说："血受寒则凝结成块。"

5. 血热致瘀

外感火热邪气，或体内阳盛化火，入舍于血，血热互结，煎灼血中津液，使血液黏稠而运行不畅；或因热灼脉络，迫血妄行导致出血，以致血液壅滞于体内局部而不散而成瘀血，如《医林改错·积块》说："血受热则煎熬成块。"

6. 津亏致瘀

津液是血液的组成部分，故在剧烈吐泻、烧伤等津液大量丢失时，由于津液亏虚，血液黏稠，运行涩滞，亦可导致瘀血。

7. 痰饮致瘀

痰饮亦为病理产物性病因，痰饮停滞，阻滞气机，妨碍血行，则导致痰瘀互结，常见眩晕头痛，心前区憋闷疼痛等症状。

（三）瘀血的致病特点

瘀血形成之后，停积体内，不仅失去血液的正常濡养作用，而且可引起新的病变发生。瘀血的致病特点主要表现在以下几方面。

1. 易于阻滞气机

血为气之母，血能载气养气，故而瘀血一旦形成，必然影响和加重气机郁滞，所谓"血瘀必兼气滞"；又因气为血帅，气机郁滞，又可引起局部或全身的血液运行不畅；因而导致血瘀气滞、气滞血瘀的恶性循环。如外伤局部，破损血脉，血出致瘀，可致受伤部位气机郁滞，出现局部青紫、肿胀、疼痛等症。

2. 影响血脉运行

瘀血为血液运行失常的病理产物，但瘀血形成之后，无论瘀滞于脉内、脉外，均可影响心、肝、脉等脏腑组织的功能，导致局部或全身的血液运行失常，如瘀血阻滞于心，导致心脉痹阻，气血运行不畅，可见胸痹心痛；瘀血留滞于肝，可致肝失疏泄，肝脉阻滞，气血运行障碍，故有"恶血归肝"之说；瘀血阻滞于经脉，气血运行不利，形体官窍因脉络瘀阻，可见口唇、爪甲青紫，皮肤瘀斑，舌有瘀点、瘀斑，脉涩不畅等。如果瘀血引起脉络损伤，可致血逸脉外，症见出血、血色紫暗有块等。

3. 影响新血生成

瘀血乃病理性产物，已失去对机体的正常濡养滋润作用。瘀血阻滞体内，日久不散，就会严重影响气血运行，导致脏腑失于濡养，功能失常，势必影响新血生成。因而有"瘀血不去，新血不生"的说法。故久瘀之人，常可表现出肌肤甲错、毛发不荣等失于濡养的临床特征。《血证论·男女异同论》说："瘀血不行，则新血断无生理……盖瘀血去则新血易生，新血生而瘀血自去。"说明瘀血阻滞与新血生成之间的辩证关系。

4. 病位固定，病证繁多

瘀血一旦停滞于某脏腑组织，多难于及时消散，故其致病又具有病位相对固定的特征，如局部刺痛，固定不移，癥积肿块形成而久不消散等。而且，瘀血阻滞的部位不同，形成原因各异，兼邪不同，其临床表现也就不同。如瘀阻于心，出现因血行不畅而胸闷心痛；瘀阻于肺，则宣降失调，或致脉络破损，可见胸痛，气促，咯血；瘀阻于肝，气机郁滞，血海不畅，经脉瘀滞，可见胁痛，癥积肿块；瘀阻胞宫，经行不畅，可见痛经，闭经，经色紫暗有块；瘀阻于肢体肌肤，可见肿痛青紫；瘀阻于脑，脑络不通，可致突然昏倒，不省人事，或引起严重的后遗症，如痴呆，语言謇涩，半身不遂等。此外，瘀血阻滞日久，也可化热。

瘀血致病，虽然病证繁多，症状错综复杂，但具有共同的症状特点：①疼痛：一般表现为刺痛，痛处固定不移，拒按，夜间痛势尤甚。②肿块：瘀血积于皮下或体内，则可见肿块，部位固定不移。若在体表，则可见局部青紫，肿胀隆起；若在体内，则扪之质硬，坚固难移。③出血：部分瘀血为病者，可见出血之象，血色紫暗，夹有瘀块。④色诊多见紫暗：一是面色紫暗，口唇、爪甲青紫等；二是舌质紫暗，或舌有瘀斑、瘀点等。⑤脉诊多见涩脉、结脉、代脉等。其他症状，亦可见面色黧黑，肌肤甲错，善忘等。

三、结石

（一）结石的基本概念

结石，指体内某些部位形成并停滞为病的砂石样病理产物或结块。常见的结石有泥沙样结石、圆形或不规则形状的结石、结块样结石（如胃结石）等，且大小不一。一般来说，结石小者，易于排出；而结石较大者，难于排出，多留滞而致病。

（二）结石的形成

1. 饮食不当

饮食偏嗜，喜食肥甘厚味，影响脾胃运化，蕴生湿热，内结于胆，久则可形成胆结石。湿热下注，蕴结于下焦，导致肾的气化失司，日久可形成肾结石或膀胱结石。空腹食入过多的未熟柿子、黑枣等，可影响胃的受纳和通降，形成胃结石。此外，某些地域的水质中含有过量的矿物及杂质等，也是促使结石形成的原因之一。

2. 情志内伤

若情志不遂，肝气郁结，疏泄失职，可导致胆气不利，胆汁淤积，排泄受阻，日久也可形成肝胆结石。

3. 服药不当

长期过量服用某些药物，致使脏腑功能失调，或药物代谢产物沉积于局部，是形成肾或膀胱结石的原因之一。

4. 体质差异

由于先天禀赋及后天因素引起的体质差异，导致对某些物质的代谢异常，从而易于在体内形成结石。

（三）结石的致病特点

结石致病，由于致病因素、形成部位不同，临床表现差异很大。但总体而言，气机不畅为各种结石的基本病机，疼痛是各种结石的共同症状。

1. 多发于肝、胆、肾、膀胱等脏腑

肝主疏泄，关系着胆汁的生成和排泄；肾气的蒸腾气化，影响尿液的生成和排泄，故肝肾功能失调易生成结石；胆、膀胱等管腔性器官，结石易于停留，故结石为病，以肝胆结石、肾膀胱结石最为常见。

2. 病程较长，病情轻重不一

结石多为湿热内蕴，日渐煎熬而成，故大多数结石的形成过程缓慢。由于结石的大小不等，停留部位不一，故临床症状表现差异很大。一般来说，结石小，有的甚至无任何症状；结石过大，或梗塞在较狭窄的部位，则发作频繁，症状明显，疼痛剧烈。

3. 阻滞气机，损伤脉络

结石为有形实邪，停留体内，势必阻滞气机，影响气血津液运行，引起局部胀痛、水液停聚等。重者，结石嵌滞于狭窄部位，如胆道或输尿管中，常出现剧烈绞痛；结石嵌滞局部，损伤脉络，可引起出血，如肾结石、膀胱结石可致尿血等。

第四节 其他病因

除上述病因之外的致病因素，统称为其他病因，主要有外伤、诸虫、毒邪、药邪、医过、先天因素等。

一、外伤

外伤，指跌仆、利器等外力击撞，以及虫兽咬伤、烫伤、烧伤、冻伤等而导致皮肤、肌肉、筋骨和内脏损伤。外伤致病，多有明确的外伤史。常见的外伤类型，根据其损伤性质可分为外力损伤、烧烫伤、冻伤、虫兽所伤等。

（一）外力损伤

外力损伤，指因机械暴力引起的创伤，包括跌仆、坠落、撞击、压轧、负重、努责、金刃等所伤。轻者可为皮肉损伤，血行不畅，出现局部青紫、肿痛或出血等；重则损伤筋骨、内脏，表现为筋肉撕裂，关节脱臼，骨折，内脏破裂，出血过多，甚至危及生命。

（二）烧烫伤

烧烫伤，主要是火毒为患，包括火焰、沸水、热油、蒸汽、雷电等灼伤形体。轻者灼伤皮肤而见局部灼热、红肿、疼痛或起水疱；重者焦灸肌肉筋骨而见患部如皮革样，或呈蜡白、焦黄，甚至炭化样改变。若大面积烧烫伤，可致火毒内攻脏腑，而神识昏迷，或大量伤津耗液而致亡阴亡阳。

（三）冻伤

冻伤，是低温所造成的全身或局部的损伤。冻伤的程度与温度和受冻时间、部位等直接相关，温度越低，受冻时间越长，则冻伤程度越重。局部冻伤，多发生在手、足、耳、鼻及面颊等裸露和末端部位。初起，因寒性凝滞收引，局部可见肌肤苍白，冷麻，作痛；继而肿胀青紫，痒痛或起水疱，甚至溃烂；日久则组织坏死而难愈。全身性冻伤，多为外界阴寒太甚，御寒条件太差，致使阳气严重受损，失其温煦作用，而出现寒战，体温骤降，面色苍白，唇舌指甲青紫，肢体麻木，反应迟钝，甚则呼吸微弱，脉微欲绝，神识昏迷。如不及时救治，可危及生命。

（四）虫兽所伤

虫兽所伤，主要指猛兽、毒蛇、疯狗及其他家畜、动物咬伤。其中猛兽所伤，轻者局部皮肉损伤，出血，肿痛；重者可损伤内脏，或出血过多而致死亡。毒蛇咬伤及蜈蚣、蜂、蝎等蜇伤，多致局部肿痛，或出现头晕，心悸，恶心呕吐，甚则昏迷等全身中毒症状；特别是毒蛇咬伤，常可迅速导致死亡。疯狗咬伤，除局部皮肉损伤、出血、肿痛外，经过一段时间潜伏后，可发为"狂犬病"，出现烦躁，惊慌，恐水，恐风，抽搐等症，乃至死亡。

二、诸虫

诸虫即寄生虫，人体常见的寄生虫有蛔虫、蛲虫、绦虫、钩虫、血吸虫等。这类寄生虫寄居于人体内，不仅消耗人体的营养物质，还可以造成各种损害，导致疾病发生。不同的寄生虫，致病各有特点。

（一）蛔虫

蛔虫，又称"蚘虫""长虫"，致病较为普遍，尤其是儿童更为常见。多由饮食不洁，摄入被蛔虫卵污染的食物而感染。寄生于肠道，当脾胃功能失调时，易在肠中作祟而致病，可见腹部疼痛，尤以脐周疼痛为多，时轻时重，或吐清涎，或夜间磨牙等。若蛔虫上窜，入于胆道，则见胁部绞痛，恶心呕吐，或吐蛔，四肢厥冷，称为"蛔厥"。若虫扭结成团，可致肠道梗塞不通。若蛔虫寄宿日久，可致脾胃虚弱，气血日亏，面黄肌瘦，在小儿则易致疳积。

（二）蛲虫

蛲虫，主要通过手指、食物污染而感染，寄生于肠道。症状可见肛门奇痒，夜间尤甚，以致睡眠不安。病久亦常伤人脾胃，耗人气血。明·龚廷贤《寿世保元》说："蛲虫者，九虫内之一虫也。在于肠间，若脏腑气爽则不妄动。胃弱阳虚，则蛲虫乘之，轻则或痒，或虫从谷道（肛门）中溢出，重者侵蚀肛门疮烂。"

（三）绦虫

绦虫，又称"白虫""寸白虫"。多因食用被污染的生鲜或未熟的猪、牛肉而得。绦虫寄生于肠道，多见腹部隐痛，腹胀或腹泻，食欲亢进，面黄体瘦，有时在大便中可见白色带状成虫节片。

（四）钩虫

钩虫，又称"伏虫"，常由手足皮肤黏膜接触被钩虫蚴污染的粪土而感染，初起见局部皮肤痒痛、红肿等，俗称为"粪毒"。成虫寄生于小肠，可严重影响脾胃功能和耗伤气血。症见腹部隐痛，食欲不振，面黄肌瘦，神疲乏力，心悸气短，甚或肢体浮肿等。

（五）血吸虫

血吸虫，古代文献称"蛊"或"水蛊"，多因皮肤接触有血吸虫幼虫的疫水而感染。血吸虫病急性期有发热、咳嗽、肝肿大和肝区疼痛；慢性期有腹泻、肝脾肿大；脑型血吸虫病有症状性癫痫等；晚期有肝硬化。儿童得病，可严重影响生长发育，形成"侏儒症"。《诸病源候论·水蛊候》说："此由水毒气结聚于内，令腹渐大……名水蛊也。"感染后，初起可见发热恶寒，咳嗽，胸痛等；日久则以胁下癥块，鼓胀腹水等为特征，后果较严重。

三、毒邪

毒邪，简称"毒"，泛指一切强烈、严重损害机体结构和功能的致病因素。清·尤在泾《金匮要略心典·百合狐惑阴阳毒病证治》说："毒，邪气蕴蓄不解之谓。"凡恶物皆可称毒。毒的概念在中医学中应用非常广泛，病因、病机、病证、药物等，都与之有关。

（一）毒邪的形成

1. 外来之毒

来源于自然界，多为天时不正之气所感，或起居接触，或外伤感染等侵入人体所致。形成与时令、气候、环境有关，具有外感性特点。如大风苛毒、疫毒、热毒、寒毒、湿毒、燥毒、温毒、暑毒，以及梅毒、秽毒、水毒、虫毒、蛊毒、漆毒、煤气毒、瘴毒等。

2. 内生之毒

来源于饮食失宜、七情内伤、痰饮瘀血，治疗不当等；或脏腑功能失调，毒邪郁积所致，具有内生病邪和病理产物性病因的特点。如食毒、药毒、丹毒、癌毒、疮毒、疡毒、伏毒（邪伏化郁而成毒）、瘀毒、痰毒、胎毒、脏毒等。

（二）毒邪的致病特点

不同的毒邪，虽各有差异，但具有共同的致病特点。

1. 毒性暴戾，损脏伤形

毒邪致病，多发病较急，传变较快，扰及神明，病势危重，可见壮热，恶寒，神昏，谵语，烦躁，呕吐，泄泻，出血，紫癜，黄疸等，甚至死亡。毒邪致病，常损伤正气，导致脏腑阴阳气血失调、生理功能异常和形态结构破坏；或伤及肌肤、筋骨、血脉等形体，导致疮疡痈肿，筋伤骨坏，血脉浸淫等。

2. 致病广泛，复杂多变

毒邪致病，常兼夹其他病邪，侵犯部位广泛，外至形体、经络、官窍，内至脏腑，涉及多脏腑、多部位发病，导致多种疾病发生。邪气蕴结，形成毒邪后，又作为新的病因，多因素交互作用，使病情更加复杂多变。如毒易化热化火，伤阴败血，多见高热，汗出，口渴，舌干，便秘等火热伤阴症状；火热邪毒，灼伤脉络，迫血妄行，可致吐血，衄血，咯血；热盛肉腐，则为疮疡痈肿等。

3. 顽固难愈，症状秽浊

毒邪蕴积，易成痼疾，反复发作，病程较长；迁延日久，则病多缠绵，难以治愈。如瘀毒致病，每多夹痰，痰瘀凝结，深入于里，影响脏腑，阻滞经络；癌毒致病，结为癥积，形成痼疾。毒邪致病，郁积日久，可见皮肤、黏膜等的黏液、糜烂、溃疡、腐败等秽浊不清的症状表现。

4. 传染流行，病状特异

某些毒邪致病具有强烈的传染性，尤其在气候变化异常或环境恶劣的条件下，易于流行。感受同一毒邪，一毒一病，多具有特殊的、相似的病变过程和临床表现。如疫毒、疹毒、虫毒等。

四、药邪

药邪，指因药物炮制，或使用不当而引起发病的一类致病因素。药物既可治病，也可致病。如果药物炮制不当，或医生不熟悉药物的性味、用量、配伍禁忌而使用不当，或患者不遵医嘱而误服某些药物等，均可引起疾病发生。

（一）药邪的形成

1. 用药过量

药物用量过大，特别是一些有毒药物的用量过大，则易于中毒。如生川乌、生草乌、马钱子、细辛、巴豆等均含有毒成分，临床使用均有用量规定，必须严格遵守，用量过大则易中毒。

2. 炮制不当

某些含有毒性成分的药物经过适当的炮制可减轻毒性。如乌头火炮或蜜制、半夏姜制、马钱子去毛去油等。如果对此类药物炮制不规范，达不到降低毒性的目的，服用后则易致中毒。

3. 配伍不当

部分药物配伍使用时会产生毒性或使毒性增加。如中药"十八反"的藜芦与人参相反等。

4. 用法不当

某些药物在使用上有着特殊要求和禁忌。如有的药物应先煎以减低毒性，妇女妊娠期间用药禁忌等。若使用不当或违反有关禁忌，也可致副作用或变生他疾。

（二）药邪的致病特点

1. 中毒

误服或过量服用有毒药物则易致中毒，且其中毒症状与药物的成分、用量有关。轻者常表现为头晕心悸，恶心呕吐，腹痛腹泻，舌麻等。重者可出现全身肌肉震颤，烦躁，黄疸，发绀，出血，昏迷，乃至死亡。

2. 加重病情，变生他疾

药物使用不当，非助邪即伤正，不仅可使原有的病情加重，还可引起新的病变发生。如妇女妊娠期间可因用药不当而引起流产、畸胎、死胎等。

五、医过

医过，也称"医源性致病因素"，指由于医护人员的过失，而导致病情加重或变生他疾的一类致病因素。医源性因素涉及面很广，医护人员接触患者整个过程中的言行举止，都有可能产生正反两方面的效应。《内经》对此早有认识，并著有"疏五过论""征四失论"等专篇进行论述。后世医家也告诫注意避免医过的损害。

（一）医过的形成

1. 言行不当

医生言语亲切，行为得体，态度和蔼，可起到辅助治疗的作用，有利于患者病情缓解。如果说话不注意场合，或语言粗鲁，态度生硬，则会对患者产生不良影响。如泄露隐私，会给患者造成更大的痛苦，甚至引起严重后果。医生举止鲁莽，行为不端，也会给患者带来不信任感，甚至不良刺激，有时可因此而加重病情或导致患者拒绝治疗。

2. 处方草率

诊治时漫不经心，"相对斯须，便处汤药；按寸不及尺，握手不及足……"（《伤寒杂病论·序》）等草率马虎行为，包括处方用字，故意用别名、僻名，字迹潦草等，均可产生不利影响。轻者使患者在疑惑不信任状态下服用，不利于治疗，或处方药名难辨而耽误时间；重则可贻误治疗，甚至错发药物而致不测。处方用字关系重大，清·唐大烈《吴医汇讲》中专列"书方宜人共识说"，呼吁医界同道"凡书方案，字期清爽，药期共晓"。

3. 诊治失误

医生诊察有失，辨证失准，以致用药失误，或手法操作不当，是重要的医源性致病因素。如用药寒热不辨，补泻误投；针刺时刺伤重要脏腑，导致气胸，或断针体内；以及推拿时用力过大或不当，引起筋脉损伤，甚或骨折等。

（二）医过的致病特点

1. 易致患者情志波动

医生言行不当或诊治草率，极易引起患者的不信任，甚至情志异常波动，或拒绝治疗，或导致气血紊乱而使病情加重。

2. 加重病情，变生他疾

医生言行不当，处方草率，或是诊治失误，均可贻误治疗，加重病情，甚至变生他疾。

六、先天病因

先天病因，指个体出生时受之于父母的病因，包括父母的遗传性病因和母体在胎儿孕育期及分娩异常所形成的病因。先天病因一般分为胎弱、胎毒两个方面。

（一）胎弱

胎弱，也称胎怯，指胎儿禀受父母的精血不足或异常，以致畸形，或发育障碍。胎弱的表现很多，如皮肤脆薄，发肤色白，形寒肢冷，面黄肌瘦，筋骨不利，齿生不齐，项软头倾，手足痿软，神痴气怯等。

胎弱为病，主要包括两类情况：一是各类遗传性疾病。多因于父母之精本有异常，如先天性畸形等。二是先天禀赋虚弱。多因于受孕妊娠之时，父母身体虚弱，或疾病缠身；或饮食不调，七情内伤，劳逸过度，以致精血不充，胎元失养等所致。如《医宗金鉴·幼科杂病心法要诀》说："小儿五迟（立迟、行迟、发迟、齿迟、语迟）之证，多因父母气血虚弱，先天有亏，致儿生下筋骨软弱，行步艰难，齿不速长，坐不能稳，要皆肾气不足之故。"

（二）胎毒

胎毒，有广义和狭义之分。广义胎毒，指妊娠早期，其母感受邪气或误用药物、误食伤胎之物，导致遗毒于胎，出生后渐见某些疾病。如《诸病源候论·胎寒候》说："小儿在胎时，其母将养取冷过度，冷气入胞，伤儿肠胃。故儿生之后，冷气犹在肠胃之间。其状，儿肠胃冷，不能消乳哺，或腹胀，或时谷利，令儿颜色素葩，时啼哭者，是胎寒故也。"又如小儿出生之后，易患疮疖、痘疹等，多与胎传火毒有关。狭义胎毒，指某些传染病，在胎儿期由亲代传给子代。如梅毒可由其父母传染而得。

此外，近亲婚配，怀孕时遭受重大精神刺激以及分娩时的种种意外等，也可成为先天性病因，使初生儿或出生后表现出多种异常。如先天性心脏病、唇腭裂、多指（趾）、色盲、癫痫等。同时，父母个体的体质类型也可遗传给子女，形成某些特殊的体质，决定对某些病变的易感性特点，易于患相同或相似的疾病。

【复习思考题】

1. 中医学探求病因的方法有哪些？
2. 何谓"六淫"？六淫致病的共同特点是什么？
3. 寒、湿皆为阴邪，皆可伤阳，两者有什么不同？
4. 暑、火皆为阳邪，皆可耗气伤津、扰及心神，两者有什么不同？
5. 何谓"疠气"？疠气致病特点是什么？结合实际，简述抗击疫情的"中国方案"。
6. 为什么说"百病生于气"？
7. 何谓"痰饮"？痰饮是如何形成的？
8. 简述痰饮、瘀血致病特点的异同及其相互关系。
9. 何谓"毒邪"？毒邪是如何形成的？有哪些致病特点？

第八章

病 机

扫一扫，查阅本章数字资源，含PPT、音视频、图片等

　　病机，即疾病发生、发展、变化的机理，包括病性、病位、病势、病传及预后等。病机是用中医理论分析疾病现象，从而得出对疾病内在本质、规律性的认识，清晰分辨病机是认识疾病本质的关键，也是进行正确诊断和恰当治疗的重要前提。作为防治疾病的依据，病机研究一直受到历代医家的高度重视。

　　"病机"首见于《素问·至真要大论》中"谨候气宜，无失病机""谨守病机，各司其属"的表述。该篇提出病机的重要性，并从临床常见的病证中，总结归纳了脏腑病机和六气病机，被后世称为"病机十九条"，奠定了病机的理论基础，对病机学的发展具有重要的指导意义。东汉·张机（字仲景）所著《伤寒杂病论》注重病机理论与临床应用的结合，《伤寒论》在《内经》外感热病病机理论的基础上，精辟地阐述了外感病六经病机的变化及其传变规律；《金匮要略》则对脏腑、气血、阴阳等病机进行了系统、深入的论述，并探讨了内科杂病和妇科病证的病机。隋·巢元方的《诸病源候论》是中医学第一部病因病机及证候学专著，内容涉及内、外、妇、儿等各科疾病。唐·王冰注释《素问》，提出"寒之不寒，责其无水；热之不热，责其无火"以及"益火之源，以消阴翳；壮水之主，以制阳光"等论点，即是依据阴阳水火之虚实以分析病证而得出的病机理论，给后世以极大的启发。宋·钱乙著《小儿药证直诀》，首次对儿科病机进行了全面阐述，归纳了小儿"易虚易实""易寒易热"的病机特点。金元四大家在病机理论上各树一帜，刘完素充实火热病机；张从正强调邪气致病病机；李杲确立脾胃病"内伤热中"的病机理论；朱震亨对"阳常有余，阴常不足"及"六郁"病机进行阐述。明清时期，温病学派创立了卫气营血与三焦理论，用来阐明外感热病的病机规律，并作为辨证论治的依据。清·王清任的《医林改错》完善瘀血致病的病因病机理论；唐宗海《血证论》有"脏腑病机论"专篇，对血证与脏腑病机作出突出贡献。历代医家对中医病机理论的传承和创新，促进了学术水平和临床实践的发展。近几十年来，随着对于现代疾病谱的认识不断深入，各种新的病机理论不断涌现，如脉络病机说、气络病机说、痰瘀同源说、瘀毒病机说、体质病机说等，以及运用现代自然科学的方法研究中医病机理论的科学内涵，取得了丰硕的成果，丰富了中医病机理论。

　　中医病机理论的主要特点，是从整体观、辩证观和恒动观来认识和研究疾病发生、发展、变化的机理。病机理论的整体观，一是注重把局部病变同机体全身状况联系起来，通过脏腑经络之间的相互联系和相互制约关系来探讨疾病的发生、发展与传变规律；二是注重疾病发生、发展及患病机体与自然、社会等外界环境因素之间的相互关联，形成中医病机理论的指导思想。病机理论的辩证观，将病机的普遍性和特殊性联系起来，在疾病的发生、发展与传变过程中，既注重一般规律的研究，也注重某些"不以次相传"特殊情况的认识，形成中医病机理论的逻辑思维。病机理论的恒动观，是基于运动变化的观点，视其进退，察其吉凶，及时、动态地辨析疾病的发

生、发展和传变，形成临床实践全过程必须始终遵循的基本原则。这种强调立足于整体，从整体联系和运动变化的观点来认识疾病的发生、发展和变化过程，并注意疾病发展变化的一般规律和特殊情况，是中医病机学说的整体观、辩证观和恒动观的体现。

第一节 发 病

发病，是研究疾病发生基本机制的理论。疾病与健康相对而言，中医学认为"阴平阳秘"就是健康，称为"平人"。人体脏腑经络的生理活动正常，气血阴阳协调平衡，形与神俱，以及机体与外环境的协调统一，是维持健康状态的基础。

《灵枢·根结》以"真邪相搏"概括疾病发生的机理，即机体处于病邪的损害与正气抗损害的相搏交争过程。正邪相搏是疾病发生、发展、变化和转归过程中最基本的、具有普遍意义的规律。

一、发病的基本原理

发病，是正邪相争的结果。正气不足是疾病发生的内在根据；邪气是发病的重要条件；正邪相搏胜负，决定发病与否，并影响着病证的性质和疾病的发展与转归。邪气引起的各种损害与正气抗损害之间的斗争，贯穿于疾病始终，致病因素与人体正气之间的抗争，双方的盛衰消长，决定了病变发展的趋势。

（一）正气不足是疾病发生的内在因素

1. 正气的基本概念

正气，与邪气相对而言，即人体正常功能活动的统称，泛指人体精、气、血、津液等生命物质和脏腑经络等生理功能，以及在此基础上产生的各种维护健康的能力，包括自我调节能力、适应环境能力、抗病防病能力和康复自愈能力等。

正气的抗病、祛邪等作用，是人体脏腑经络的生理功能和精气血津液神的生理作用的综合表现。正气的充盛取决于精血津液等物质的充足、脏腑形质的完整及功能活动的正常和相互协调。

正气概念源于《内经》，是一身之气相对邪气的称谓。《素问·离合真邪论》说"夺人正气""释邪攻正，绝人长命"，由此可见正气是一身之气抵抗外感邪气入侵时的称谓。正气有时又以"精气""真气"称之，如《素问·玉机真脏论》说："故邪气胜者，精气衰也。"《素问·上古天真论》说："恬惔虚无，真气从之，精神内守，病安从来。"李东垣将"谷气"作为正气。真气、谷气是一身之气的重要组成部分，代之以正气，是强调先、后天之气在疾病发生发展中的重要作用。其后，由于邪气概念的拓展，将所有致病因素概称邪气，因而正气的概念也有了相应的外延，将整个机体，包括脏腑、经络、精气血津液以及神生理功能所表现的抗邪、祛病、调节、修复等能力，概称为正气的作用。

2. 正气的作用

正气的作用主要有以下几方面：

（1）抵御外邪 邪气侵袭人体，正气必然会与之抗争。若正气强盛，抗邪有力，则病邪难以入侵，故不发病；或虽邪气已经侵入人体，但正气尚充盛，能及时抑制或消除邪气的致病力，亦不发病。

（2）祛除病邪 邪气侵袭人体后，若正气强盛，可在抗争中祛除病邪；或虽发病，但邪气难以深入，病较轻浅，预后良好。

（3）修复调节 对邪气侵入而导致的人体阴阳失调、脏腑形质损伤、精血津液亏耗及生理功能失常，正气有自行调节、修复、补充的作用，可使疾病向愈。

（4）维持脏腑经络功能的协调 正气充足，可促进脏腑经络之气的运动正常，脏腑经络之气的运行不息，可推动和调节各脏腑经络的功能，使之正常发挥，并推动和调节全身精血津液的运行输布，使之畅达而不郁滞，从而防止痰饮、瘀血、结石等病理产物以及内风、内寒、内湿、内燥、内火等"内生五邪"的产生。

3. 正气与发病

正气的强弱是决定发病与否的关键因素和内在根据。故《素问遗篇·刺法论》说："五疫之至，皆相染易……不相染者，正气存内，邪不可干。"邪气之所以能够侵袭人体而致病，是由于正气虚弱，故《素问·评热病论》又说："邪之所凑，其气必虚。"《灵枢·百病始生》亦说："风雨寒热不得虚，邪不能独伤人。卒然逢疾风暴雨而不病者，盖无虚，故邪不能独伤人。此必因虚邪之风，与其身形，两虚相得，乃客其形。"这些论述，充分说明了正气不足，是病邪侵入和发病的内在因素。

正气在发病中的主导作用有：

（1）正虚感邪而发病 正气不足，抗邪无力，外邪乘虚而入，疾病因之发生；或正气不足，适应和调节能力低下，也易对外界的情志刺激产生较为强烈的反应而发为情志病。

（2）正虚生邪而发病 正气不足，调节脏腑经络功能活动的能力下降，易致脏腑功能紊乱，精气血津液的代谢失常，可"内生五邪"而发病；或导致病理产物的积聚而引起新的病变。如《灵枢·口问》说："故邪之所在，皆为不足。"

（3）正气强弱可决定发病的证候性质 正气充盛，奋起抗邪，邪正相搏剧烈，多表现为实证；正气不足，脏腑功能减退，精气血津液亏损，多表现为虚证或虚实夹杂证。若正气虚衰，不能敌邪，邪气易于深入内脏，为病多重。因此，正气的盛衰不仅决定着发病与否，还与病证的深浅和性质有关。

（二）邪气是发病的重要条件

1. 邪气的基本概念

邪气，与正气相对，是各种致病因素的总称，简称为"邪"，包括存在于外界或由人体内产生的各种致病因素。如六淫、疠气、七情内伤、饮食失宜、痰饮、瘀血、结石、外伤、虫兽伤、寄生虫、毒邪等。

邪气概念源于《内经》。《素问·调经论》说："夫邪之生也，或生于阴，或生于阳。其生于阳者，得之风雨寒暑；其生于阴者，得之饮食居处，阴阳喜怒。"根据病邪来源不同，用阳邪与阴邪区分外感和内伤两类病邪。《素问·八正神明论》将邪气分为"虚邪"与"正邪"，《灵枢·刺节真邪》称为"虚风"和"正风"，指出四时不正之气（如六淫、疠气）乘虚侵入，致病较重者，为虚邪或虚风；四时之正气（六气）因人体一时之虚而侵入，致病轻浅者，称为正邪或正风。

2. 邪气的作用

邪气侵犯人体，对机体的损害作用主要体现为：

（1）导致生理功能失常 邪气侵入发病，可导致机体阴阳失调，脏腑经络功能紊乱，精气血津液代谢失常。

（2）造成脏腑形质损害　邪气作用于人体，可对机体的皮肉筋骨、脏腑形质等造成不同程度的损伤，或致精气血津液等物质的亏耗而为病。

（3）改变体质类型　邪气侵人，还能改变个体的体质特征，进而影响其对疾病的易患倾向。如阴邪致病，损伤阳气，久之可使体质由原型转变为阳虚体质，使之易感阴寒之邪；阳邪致病，易伤阴气，可使体质转化为阴虚体质，使之易感阳热之邪。

3. 邪气与发病

中医发病学，既重视正气，强调正气在发病中的主导地位，也重视邪气在发病中的作用，认为邪气是发病的重要条件。邪气在发病中的作用主要有以下几方面。

（1）邪气是疾病发生的原因　疾病是邪气作用于人体而引起正邪交争的结果，若没有邪气侵袭，人一般不会得病。当感邪较重，或邪气致病性强，正气虽不虚，亦可使人致病。

（2）影响发病的性质、类型和特点　不同的邪气作用于人，表现出不同的发病特点、证候类型。如六淫邪气致病，发病急，病程较短，初起多有卫表证候，证属风、寒、暑、湿、燥、火。七情内伤，发病多缓慢，病程较长，多直接伤及内脏，或致气机紊乱、气血失调产生病变。饮食所伤，常损伤脾胃，或致气血不足，或致食物中毒等。外伤，都是从皮肤侵入，损伤皮肤、肌肉、筋骨，甚至脏腑。

（3）影响病情和病位　邪气性质、感邪轻重、邪气所中部位与发病病情的轻重有关。一般而言，虚邪伤人，病情较重；正邪伤人，病情轻浅。感邪轻者，临床症状表现较轻；感邪重者，临床症状表现也重。受邪部位表浅者多形成表证；受邪部位较深者多形成里证；表里两经同时受邪，称为"两感"，其症状表现重，易于传变。邪气的性质与病位有关。如风邪轻扬，易袭阳位，多在肺卫；湿邪易阻遏气机，多伤及于脾；疠气发病急骤，传变快，病位停留于肌表非常短暂，易传入于里，伤津耗血，损伤人体心、肺、肝、肾等重要脏腑，甚则致人死亡。

（4）某些情况下主导疾病的发生　在邪气的毒力和致病力特别强，超越人体正气抗御能力和调节范围时，邪气对疾病的发生起着决定性的作用。如高温、高压、电流、枪弹伤、虫兽伤等，特别是具有强烈传染性的"疠气"，在一定条件下，也能导致疾病，甚至大面积流行。即使正气强盛，也难免被损伤而产生病变。故历代医家都强调避其邪气侵害，如《素问·上古天真论》说："虚邪贼风，避之有时。"

（三）邪正相搏的胜负与发病

邪正相搏，即邪正斗争，指邪气伤正与正气抗邪之间的相互斗争。邪正斗争贯穿于疾病的始终，不仅关系着疾病的发生，而且影响着病证的性质和疾病的发展与转归。

1. 决定发病与否

（1）正胜邪退不发病　正气充足，或抵御外邪入侵，或祛邪外出，或防止内生病邪的产生，机体不受邪气的侵害，不出现临床症状和体征，故不发病。

（2）邪胜正负则发病　邪气亢盛，致病力强，超越了正气的抗邪能力，外邪得以侵入人体，或内生病邪亢盛，进一步损害机体，造成机体阴阳失调，或脏腑功能异常，或心理活动障碍，或脏腑组织的形质损伤，出现临床症状和体征，发生疾病。

2. 决定证候类型

疾病发生后，其证候类型、病变性质、病情轻重、进展与转归，都与邪正胜负有关。正盛邪实，多形成实证；正虚邪衰，多形成虚证；邪盛正虚，多形成较为复杂的虚实夹杂证或危重证。感邪轻而正气强，病位表浅，病情轻，疗效和预后好；感邪重而正气弱，易于传变，病位较深，病情重，疗效和预后差。

二、影响发病的主要因素

影响发病的因素很多，除正气与邪气对发病的直接影响外，环境因素、体质因素和精神状态均与发病关系密切。

（一）环境与发病

环境，指与人类生存的自然环境与社会环境，主要包括气候变化、地域因素、生活工作环境等。人的生活与自然、社会变化息息相关，若这种"天人相应"的关系一旦破坏，则易影响正邪关系而致发病。

1. 气候因素

四时气候的异常变化，是孳生和传播邪气，导致疾病发生的条件，易形成季节性的多发病。如春易伤风、夏易中暑、秋易伤燥、冬易感寒等。特别是反常的气候，如久旱、水涝、暴热暴冷，既可伤及人体正气，又可促成疠气病邪的传播，造成瘟疫的流行。如麻疹、水痘、烂喉丹痧等多在冬春季发生和流行。另外，随四季变化不同，人体阴阳之气的盛衰有所偏颇，对病邪的抗御不同。因此，不同的季节，可出现不同的易感之邪和易患之病。

2. 地域因素

不同地域，其气候特点、水土性质、生活习俗各有不同，均可影响人群的体质特性和疾病的发生，易致地域性的多发病和常见病。如西北方地势高峻，气候干燥寒凉，多寒病；东南方地势低洼，气候温热而潮湿，多热病或湿热病。某些山区，人群中易患瘿瘤之疾等。另外，有些人易地而居，或异域旅行，初期常有"水土不服"的表现。

3. 生活工作环境

生活和工作环境不良，可影响疾病的发生而致病。如工作环境中的废气、废液、废渣、噪声，均可成为直接的致病因素，造成矽肺、肿瘤，或急性、慢性中毒。生活居住条件差，阴暗潮湿、空气秽浊、蚊蝇孳生等，也是导致疾病发生和流行的条件。

4. 社会环境

人在社会中的政治地位、经济状况、文化程度、家庭情况、境遇和人际关系等的改变，均能影响人的情志活动，导致阴阳气血的失常而发病。如《素问·疏五过论》说："尝贵后贱，虽不中邪，病从内生。""暴苦暴乐，始乐后苦，皆伤精气。"说明社会环境的变化，虽不中邪，但不能自行调节与之相适应时，则可促使疾病的发生或成为某些疾病的诱发因素。

（二）体质与发病

正气的强弱在发病过程中具有主导作用，而作为反映正气盛衰特点的体质，往往会影响疾病的发生、发展和变化。体质对发病的影响主要表现为以下几方面。

1. 影响发病倾向

体质强弱是正气盛衰的体现，因而决定着发病的倾向性。一般而言，体质盛正气强，则抗御病邪的能力亦强，不易被邪侵；或虽被内外邪气所扰，病后易趋向患实证；体质衰正气弱，则易受邪或易生邪而发病，发病后易趋向虚实夹杂证，或虚证。《灵枢·五变》说："肉不坚，腠理疏，则善病风。""五脏皆柔弱者，善病消瘅。"说明不同的体质类型，其发病具有倾向性。

2. 影响对某些病邪的易感性

体质不同，气血阴阳盛衰有别，对某些病邪具有不同的易感性，对某些疾病具有不同的易患性。阳虚之体，易感寒邪；阴虚之质，易受热邪。小儿脏腑娇嫩，形气未充，且又生机蓬勃，发育迅速，易感外邪，受邪后易化热生风；或伤饮食，或易患生长发育障碍之疾。年高之人，脏气已亏，精血不足，抗病力、调节力、康复力均已下降，易感外邪或内生五邪而发病，且患病后多迁延难愈。女性以血为本，具有经、带、胎、产的生理变化，对发病也有一定影响，易病肝郁、血虚、血瘀；男子以精气为本，易患肾精肾气亏虚之疾。肥人或痰湿内盛之体，易感寒湿之邪，易患眩晕、中风之疾；瘦人或阴虚之质，易感燥热之邪，易患肺痨、咳嗽诸疾。

3. 影响某些疾病发生的证候类型、性质与从化

感受相同的病邪，因个体体质不同，可表现出不同的证候类型。如同感风寒之邪，卫气盛者，易形成表实证；卫气虚者，易为表虚证或虚实夹杂证。同感湿邪，阳盛之体易热化形成湿热证；偏阴质者易寒化而为寒湿证。体质可影响证候性质，如寒热证候与体质阴阳有关，虚实证候与体质正气强弱有关。体质也会影响病机从化，如感受同一致病因素，由于体质不同，病机从阳化热，或从阴化寒，表现出不同的证候。若体质相同，虽感受不同的病邪，也可表现出相类似的证。如阳热体质无论感受热邪或寒邪，都常表现出热证。

（三）精神状态与发病

精神状态能影响内环境的协调平衡而影响发病。精神状态好，情志舒畅，气机通畅，气血调和，脏腑功能旺盛，则正气强盛，邪气难以入侵，或虽受邪也易祛除。如《素问·上古天真论》说："恬惔虚无，真气从之，精神内守，病安从来？是以志闲而少欲，心安而不惧，形劳而不倦，气从以顺。"反之，若情志不舒，气血不调，气机逆乱，脏腑功能失常可致疾病发生。因此，调摄精神，可以使内环境协调平衡，从而减少和预防疾病的发生。

此外，禀赋因素对发病也有一定的影响，不但可形成遗传性疾病，也可影响人的体质状态与正气强弱而导致发病。

三、发病类型

发病类型，是邪正交争结果的反映。由于正气强弱的差异，病邪的种类、性质、入侵途径、所中部位、毒力轻重不一，故发病形式有所不同。概括起来，主要有感邪即发、徐发、伏而后发、继发、复发等类型。

（一）感邪即发

感邪即发，又称为卒发、顿发，指机体感受病邪后，随即发病。常见于外感六淫、部分疠气、中毒、外伤及虫兽伤、情志过激等所致的疾病。根据邪正交争原理，感邪后正气抗邪反应强烈，可迅速导致人体阴阳失调，并表现出明显的临床症状和体征。感邪即发多见于以下几种情况：

一是感邪较甚。六淫之邪侵人，若邪气较盛，正气抗邪，常表现为感邪即发，为外感热病中最常见的发病类型。外感风寒、风热、燥热、暑热、温热、温毒等邪气为病，多感而即发。

二是情志遽变。突然强烈的情志变化，如暴怒、过度悲伤等均可导致气机逆乱，气血失调，脏腑功能障碍而骤然发病，出现突然昏仆、不省人事以及胸痹等危急重证。

三是感受疠气。由于其性毒烈，致病力强，来势凶猛，感邪后多病情危笃，发病暴急，常相

"染易"，以致迅速扩散，广为流行。

四是毒物所伤。误服有毒食品、药物中毒、接触或吸入毒气、秽浊之气，可使人中毒而迅速发病，甚至出现死亡。

五是急性外伤。无论何种外伤，伤人后立即发病，称为急性外伤。外伤不仅可直接损伤人体的皮肉、筋骨、内脏，甚可致人立即死亡。

（二）徐发

徐发，徐缓而病的发病类型。徐发与致病因素的种类、性质，以及体质因素等密切相关。徐发多见于内伤邪气致病，如思虑过度、房事不节、忧愁不解、嗜酒成癖等，常可引起机体渐进性病变，不断积累，而逐渐出现临床症状；又如年老体虚，虽感外邪，正气抗邪无力，机体反应性降低，常徐缓发病。在外感病邪中，如感受湿邪为病，因其性黏滞重浊，起病多缓慢。

（三）伏而后发

伏而后发，指感邪之后，邪藏体内，逾时而发的发病类型。这种发病形式多见于外感病和某些外伤病。如感受温热邪气所形成的"伏气温病""伏暑"等。《素问·生气通天论》说："冬伤于寒，春必温病。"这些论述开创了伏气致病的先河。外伤所致的肌肤破损，经过一段时间后发为破伤风、狂犬病，亦属伏而后发。伏而后发形成的机理，多因当时感邪较轻，或外邪所中部位表浅，正气处于内敛时期，正邪难以交争，邪气得以伏藏。伏邪致病，一般较重且多变。

（四）继发

继发，指在原发疾病未愈的基础上继而发生新的疾病，继发病必以原发病为前提，二者联系密切。如肝阳上亢所致的中风，小儿食积所致的疳积，肝气郁结日久继发的癥积、鼓胀，久疟继发的"疟母"等。

（五）复发

复发，指疾病已愈，在病因或诱因的作用下，再次发病。引起疾病复发的机理是余邪未尽，正虚未复，同时还有诱因的作用。诱因可致余邪复盛，正气更虚，从而使疾病复发。由复发引起的疾病，称为"复病"。

1. 复发的基本特点

复发的基本特点为：①临床表现类似于初病，但又不完全是原有病变过程的再现，比初病的病变损害更为复杂、更为广泛，病情也更重。②复发的次数愈多，其宿根难除，大多反复发作，静止期的恢复也就越不完全，预后越差，易留下后遗症。③大多与诱因有关。

2. 复发的主要类型

由于病邪的性质不同，正气强弱各异，邪正交争态势不一，故复发的类型大致分为少愈即复、休止与复发交替、急性发作与慢性缓解交替等三种类型。

（1）疾病少愈即复发 指疾病恢复期，在复感外邪、饮食不慎、劳累过度等诱因下，可致余邪复燃，正气更虚，从而引起复发的类型。多由于疾病恢复期余邪未尽，正气已虚所致。如湿温、温热、温毒等疾病，在恢复期若调养不当，则容易导致复发。

（2）休止与复发交替 指初次患病时，经治疗虽症状和体征消除，但疾病仍有"宿根"留于体内，在诱因作用下导致复发的类型。"宿根"的形成，一是由于正气不足，无力祛除病邪；二是病邪性质重浊胶黏，难以清除。如休息痢、癫痫、结石所致的疾病，休止期如常人，在诱因作用下而致复发。

（3）急性发作与慢性缓解交替 指疾病慢性缓解时症状较轻，由于诱因的刺激导致急性发作而症状较重的类型。如哮喘、鼓胀、胸痹等病证，在慢性缓解期症状表现较轻，若因情志刺激，饮食不当，或重感外邪，或劳累过度等诱因激发，则可致疾病急性发作，症状加重。

所以，治疗疾病时应注意扶助正气、祛邪必尽、消除宿根、避免诱因，以减少疾病的复发。

3. 复发的诱因

任何诱因，皆可助邪损正，导致机体正邪暂时相安的局面被打破，病机变化再度显现，从而导致旧病复发。诱发因素主要有以下几种：

（1）重感致复 疾病初愈，因重感外邪致疾病复发者，称为重感致复。由于疾病初愈，邪气未尽，病变过程也未完全结束，机体抵御外邪侵袭的能力低下，重新感邪易致疾病复发。其机理为新感之邪助长余邪，或引动旧病病机，从而干扰或损害人体正气，使病变再度活跃，致疾病复发。如感冒，常可因体质虚弱，反复感受外邪，而反复发作，缠绵难愈。一般而言，无论是外感性疾病，还是内伤性疾病，均可因重感邪气而复发，但临床中多见于热病新瘥之后。如《重订通俗伤寒论》说："瘥后伏热未尽，复感新邪，其病复作。"因此，强调病后调护，慎避外邪，防寒保暖，对于防止重感致复有着十分重要的意义。

（2）食复 疾病初愈，因饮食不节、饮食不洁等因素导致疾病复发，称为食复。由于疾病初愈，脾胃尚虚，饮食尤当注意，如《素问·热论》说："病热少愈，食肉则复，多食则遗。"不同疾病、不同体质，饮食亦各有所宜，脾胃疾患或过敏性体质常因饮食失宜而致疾病复发。如鱼虾海鲜可致隐疹和哮喘复发，过度饮酒或过食辛辣之品可诱发痔疮、淋证等。因此，对脾胃病和一些特殊体质的患者，在其疾病初愈之时，饮食调理显得尤其重要。

（3）劳复 疾病初愈，因过劳使正气受损，而导致疾病复发，称为劳复。多见于内伤性疾病，如慢性水肿、哮喘、疝气、子宫脱垂、中风、胸痹等疾患都可因形神过劳，或房劳引动旧病复发。复发的次数越多，病变损害就越重，预后也就越差。因此，凡病初愈，切忌操劳，宜安养正气，防止复发。

（4）药复 病后滥施补剂，或药物调理失当，而致疾病复发者，称为药复。如温热病初愈，不可即刻投补益之剂，尤其是温补药物，《温热论》说："恐炉烟虽熄，灰中有火也。"若过早进补，可导致热病复发。一般而言，在疾病初愈阶段，辅之以药物调理应遵循扶正勿助邪、祛邪勿伤正的原则。若急于求成，滥投补剂，反而会导致虚不受补，或壅正助邪，从而引起疾病的复发，或因药害而产生新病。

（5）情志致复 疾病初愈，因情志失调而引起疾病复发者，称为情志致复。情志刺激，能直接损伤脏腑功能活动，导致气机紊乱，气血运行失常，使原阴阳自和过程逆转而致疾病复发。临床中常见的失眠、胸痹、癔症、惊痫、瘿瘤、梅核气、癫狂等疾病，易受情志刺激而致疾病复发。

（6）环境变化致复 因自然环境变化而导致疾病复发者，称为环境变化致复。由于气候、地域的变化，若机体不能与之适应，则可诱发旧病的发作。如哮喘、肺胀、痹证，多在季节交替或冷热温差较大时复发。初到异地，可因"水土不服"而引发皮疹、腹痛、腹泻等疾病。

第二节 基本病机

基本病机，指机体对于致病因素侵袭所产生的最基本的病变反应，是病机变化的一般规律。疾病是多种多样的，不同疾病有其不同的病机变化，无论外感内伤，还是脏腑阴阳气血失调等各种疾病，都有各自特殊的病变机制。临床上不同致病因素虽然引起的病机变化不同，但存在着某些共同的规律，这些规律就是基本病机。基本病机主要包括邪正盛衰、阴阳失调和精气血津液失常等。

一、邪正盛衰

邪正盛衰，指在疾病的发生、发展过程中，机体正气的抗病能力与致病邪气之间相互斗争所发生的盛衰变化。

邪气侵犯人体后，一方面邪气对机体的正气起着损害作用；另一方面正气也对邪气产生抗御和清除作用。邪正双方不断斗争的态势和结果，不仅关系着疾病的发生，而且直接影响着疾病的发展和转归，同时也决定病证的虚实变化。从一定意义上说，疾病的过程就是邪正斗争及其盛衰变化的过程。

（一）邪正盛衰与虚实变化

在疾病过程中，正气和邪气这两种力量不是固定不变的，而是在其不断斗争的过程中，发生力量对比的消长盛衰变化。一般地说，正气增长而旺盛，则促使邪气消退；反之，邪气增长而亢盛，则会损耗正气。随着体内邪正的消长盛衰变化，形成了疾病的虚实病机变化。

1. 虚实病机

《素问·通评虚实论》说："邪气盛则实，精气夺则虚。"虚和实是相比较而言的一对病机概念。

（1）实 指邪气盛，是以邪气亢盛为矛盾主要方面的病机变化。发病后，邪气的致病力强盛，而正气的抗病能力未衰，能积极与邪抗争，故正邪斗争激烈，反应明显，临床上出现一系列病变反应比较剧烈的、亢盛有余的证候，称为实证。

实证常见于外感六淫和疠气所致的外感病证的初期和中期，或由于水湿痰饮、食积、气滞、瘀血等引起的内伤病证。实证较多见于体质比较壮实的患者。临床上，实证常见恶寒，壮热，狂躁，声高气粗，腹痛拒按，二便不通，脉实有力等表现；以痰涎壅盛，食积不化，水湿泛滥，气滞血瘀等病机为多见。

（2）虚 指正气不足，是以正气虚损为矛盾主要方面的病机变化。由于机体的精气血津液不足或脏腑经络等生理功能减弱，抗病能力低下，因而机体的正气与致病邪气的斗争，难以出现较剧烈的反应，临床上表现一系列虚弱、衰退和不足的证候，称为虚证。

虚证，多见于素体虚弱，精气不充；或外感病的后期，以及各种慢性病证日久，耗伤人体的精气血津液，或正气化生无源；或因暴病吐泻、大汗、亡血等使正气随津血而脱失，以致正气虚弱。虚证较多见于体质比较虚弱的患者。临床上，虚证常见神疲体倦，面色无华，气短，自汗，盗汗，或五心烦热，或畏寒肢冷，脉虚无力等表现。

2. 虚实错杂

虚实错杂，指在疾病过程中，邪盛和正虚同时存在的病机变化。临床上由于邪气亢盛，或疾病失治、误治，以致病邪久留，损伤人体正气；或因体虚受邪，正气无力祛邪外出；或本已正虚，又兼内生水湿、痰饮、瘀血等病理产物凝结阻滞，都可形成正虚邪实的虚实错杂病变。虚实错杂又有虚中夹实和实中夹虚两种情况。

（1）虚中夹实　指以正虚为主，又兼有实邪的病机变化。如脾虚湿滞证，由于脾气不足，运化无权，而致湿浊内生，阻滞中焦，临床上既有脾气虚弱的神疲肢倦，食欲不振，食后腹胀，大便不实等表现；又兼见湿滞病变所致的口黏，脘痞，舌苔厚腻等症状。

（2）实中夹虚　指以邪实为主，又兼有正气虚损的病机变化。如在外感热病发展过程中，由于热邪伤津耗气，可形成邪热炽盛、气津两伤的病证，其表现既有高热气粗，心烦不安，面红目赤，尿赤便秘，苔黄，脉数等实热见症，又兼见口渴引饮，气短心悸，舌燥少津等津亏气虚之症状。

3. 虚实转化

虚实转化，指在疾病过程中，由于邪气伤正，或正虚而邪气积聚，发生病机性质由实转虚，或因虚致实的病机变化。

虚实转化取决于邪正的盛衰变化。在疾病发展过程中，邪正双方的力量经常发生变化，当邪正双方力量的消长变化达到主要与次要矛盾方面互易其位的程度时，则疾病的虚实性质亦会发生转变，呈现由实转虚或因虚致实的病机变化。

（1）由实转虚　指病证本来以邪气盛为矛盾主要方面的实性病变，转化为以正气虚损为矛盾主要方面的虚性病变的过程。如实热证大量耗伤阴液，可转化为虚热证。

由实转虚病机，多因病邪过盛，正不敌邪，或体质素虚，正气虚弱，或失治、误治等因素，使病程迁延，虽邪气已去，但正气耗伤，因而逐渐转化为虚性病机。如痢疾病证，腹痛后重，痢下赤白，本属湿热下注的实证，但由于未能及时消除积滞，则泻痢日久，损伤正气，以致体质日渐瘦弱，则转化成虚证。

（2）因虚致实　指本来以正气虚损为矛盾主要方面的虚性病变，转变为邪气盛较突出的病变过程。如气虚证日久导致血瘀，转化为气虚血瘀证。因虚致实的病变过程，由于正虚始终存在，故转化结果只是邪实暂时居于突出地位，为实中夹虚证，而非真正的实证。

因虚致实，多由于脏腑功能减退，气血阴阳亏虚，而产生气滞、痰饮、内湿、瘀血、食积等病机变化或病理性产物，或因正虚抗邪无力而复感外邪，邪盛则实，形成虚实并存的病机变化。如肺肾两虚的哮证，肺卫不固，复感风寒，哮喘复发，而见寒邪束表、痰涎壅肺为主的实中夹虚证。

4. 虚实真假

虚实真假，指在某些特殊情况下，疾病的临床症状可出现与其病机的虚实本质不符的表象，主要有真实假虚和真虚假实两种情况。

（1）真实假虚　指病机的本质为"实"，但表现出"虚"的临床假象。一般是由于邪气亢盛，结聚体内，阻滞经络，气血不能外达所致。真实假虚，又称为"大实有羸状"。如热结肠胃，一方面出现腹痛硬满拒按，大便秘结，潮热，谵语等实热症状，同时因热迫津液下流，临床可见自利清水，色纯青等状似虚的假象。又如瘀血所致崩漏、膀胱湿热所致淋证等，亦属此类。

（2）真虚假实　指病机的本质为"虚"，但表现出"实"的临床假象。一般是由于正气虚弱，脏腑经络气血不足，功能减退，气化无力所致。真虚假实，又称为"至虚有盛候"。如脾气虚弱，运化无力，可见脘腹胀满、疼痛等假实征象。又如老年或大病久病，因气虚推动无力而出现的便秘等，亦属此类。

总之，在疾病的发生和发展过程中，病机的虚和实是相对的。由实转虚、因虚致实和虚实夹杂，常常是疾病发展过程中的必然趋势。因此，在临床上不能以静止的、绝对的观点来看待虚和实的病机变化，而应以动态的、相对的观点来分析虚与实的病机。特别是在出现虚实真假的特殊情况时，必须透过现象看本质，才能不被假象所迷惑，从而真正把握疾病的虚实变化。

（二）邪正盛衰与疾病转归

在疾病的发生、发展过程中，由于邪正双方的斗争，其力量对比在不断地发生消长盛衰的变化，这种变化对疾病转归起着决定性的作用。一般而论，正胜邪退，疾病趋向于好转和痊愈；邪胜正衰，则疾病趋向于恶化，甚则导致死亡；若邪正力量相持不下，则疾病趋向迁延或慢性化。

1. 正胜邪退

正胜邪退，指在疾病过程中，正气奋起抗邪，正气渐趋强盛，而邪气渐趋衰弱或被驱除，疾病向好转和痊愈方向发展的病机变化，是在许多疾病中最常见的一种转归。这是由于患者的正气比较充盛，抗御病邪的能力较强；或因得到及时正确的治疗，邪气难以进一步发展，致使病邪对机体的侵害作用消失，脏腑、经络的病理性损害逐渐得到修复，精气血津液等的亏耗逐渐得以补充，机体的阴阳两个方面获得了新的相对平衡，疾病即告痊愈。

2. 邪去正虚

邪去正虚，指在疾病过程中，正气抗御邪气，邪气退却而正气大伤的病机变化。多因邪气亢盛，正气耗伤较重；或正气素虚，感邪后重伤正气；或攻邪猛烈，正气大伤所致。此时的病机特点是邪气已退，对机体的损害作用也已消失，但正气被消耗的状况尚有待恢复。邪去正虚多见于重病的恢复期，其最终的转归一般仍然是趋向好转、痊愈。

3. 邪胜正衰

邪胜正衰，指在疾病过程中，邪气亢盛，正气虚弱，机体抗邪无力，疾病向恶化、危重，甚至向死亡方面转归的病机变化。这是由于机体的正气虚弱，或邪气炽盛，或失治误治，严重损伤机体的正气，导致机体抗邪能力日渐低下，不能有效抗御邪气，邪气进一步发展，机体受到的损害日渐加重，病情日趋恶化，甚至死亡。所以正气衰竭，邪气独盛，脏腑经络及精气血津液的生理功能衰惫，阴阳离决，则机体的生命活动亦告终止。例如，在疾病过程中，"亡阴""亡阳"等证候的出现，即是正不敌邪、邪胜正衰的典型表现。

4. 邪正相持

邪正相持，指在疾病过程中，机体正气不甚虚弱，而邪气亦不亢盛，则邪正双方势均力敌，相持不下，病势处于迁延状态的病机变化。此时，由于正气不能完全驱邪外出，邪气可以稽留于一定的部位，病邪既不能消散，亦不能深入，又称为"邪留"或"邪结"。一般说来，邪气留结之处，即是邪正相搏表现明显之所。疾病则随邪留部位的不同而有不同的临床表现。

5. 正虚邪恋

正气大虚，余邪未尽，或邪气深伏伤正，正气无力祛除病邪，致使疾病处于缠绵难愈的过程，被称为正虚邪恋。正虚邪恋可视为邪正相持的特殊病机，一般多见于疾病后期，且是多种疾病由急性转为慢性，或慢性病久治不愈，或遗留某些后遗症的主要原因之一。

邪正相持阶段，仍然存在正邪的消长盛衰变化，从而形成疾病阶段性的邪正对比态势的不同变化。例如，疾病处于正虚邪恋阶段，由于种种原因，正气渐复，但邪气亦盛，可表现为正邪相争的实证，而后邪退正伤，又复见正虚邪恋的虚实错杂证。可见邪正相持的态势具有不稳定性，可因正邪的盛衰变化而发生向愈或恶化的转归。

二、阴阳失调

阴阳失调，指在疾病的发生发展过程中，由于各种致病因素的影响，导致机体的阴阳双方失去相对的平衡协调而出现的阴阳偏胜、偏衰、互损、格拒、亡失等一系列病机变化。一般而言，邪正盛衰是虚实病证的机理，阴阳失调是寒热病证的病机，二者在阐释疾病的发生发展及转归机理时，常联合应用、互为羽翼。

（一）阴阳偏胜

阴阳偏胜，指人体阴阳双方中的某一方过于亢盛，导致以邪气盛为主的病机变化，属"邪气盛则实"的实性病机。

就感邪性质而论，病邪侵袭人体，多同气相求，阳邪侵犯人体可导致机体阳偏盛，阴邪侵犯人体可导致机体阴偏盛，"阳胜则热，阴胜则寒"（《素问·阴阳应象大论》），故阴阳偏盛必然导致机体寒热变化。由于阴阳之间的对立制约，一方偏盛必然制约另一方使之减弱，阳偏盛伤阴可致阳盛兼阴虚，进而发展为阴虚病变；阴偏盛伤阳可致阴盛兼阳虚，进而发展为阳虚病变。因此，"阴胜则阳病，阳胜则阴病"（《素问·阴阳应象大论》），是阴阳偏盛病机变化的必然发展趋势。

1. 阳偏胜

阳偏胜，即是阳盛，指机体在疾病过程中所出现的阳邪偏盛、功能亢奋、机体反应性增强而见热象的病机变化。阳盛的病机特点为阳盛而阴未虚的实热证，临床可见身热，面赤，烦躁，舌红苔黄，脉数等症状；若阳盛伤及阴液，则兼有口渴、小便短少等表现，即所谓"阳胜则热""阳胜则阴病"。

形成阳偏胜的原因，多由于感受温热阳邪，或虽感受阴邪而从阳化热；也可由于情志内伤，五志过极而化火；或因气滞、瘀血、食积等郁而化热所致。

阳偏盛，以热、动、燥为临床特点，可见壮热，烦躁，口渴，面红，目赤，尿黄，便干，苔黄，脉数等症。阳邪亢盛，阳长阴消，"阳胜则阴病"，可伤阴耗液。阳盛之初，对阴液的损伤不明显，从而出现实热证。如果病情发展，阳邪亢盛，明显耗伤阴液，疾病则转化为实热兼阴虚津亏证；若阴气大伤，疾病可由实转虚而发展为虚热证。

2. 阴偏胜

阴偏胜，即是阴盛，指机体在疾病过程中所出现的阴邪偏盛、功能抑制、机体反应性减弱而产生寒象的病机变化。阴盛的病机特点为阴盛而阳未虚的实寒证，临床可见恶寒、喜暖、口淡不渴、苔白、脉紧或迟等症状；若阴盛伤及阳气，可兼有溲清，便溏等表现，即所谓"阴胜则寒""阴胜则阳病"。

形成阴偏胜的主要原因，多由于感受寒湿阴邪，或过食生冷，或阴寒性病理产物积聚，寒邪中阻等，导致阴邪亢盛。

阴偏盛，以寒、静、湿为临床特点，可见形寒肢冷，蜷卧，舌淡而润，脉迟等病状。阴邪亢盛，阴长阳消，"阴胜则阳病"，可损伤阳气。阴盛之初，对阳气损伤不明显，从而出现实寒证。如果阴寒内盛较重，多伤及阳气，故常同时伴有程度不同的阳气不足，形成实寒兼阳虚证；若阳气伤甚，疾病可由实转虚，发展为虚寒证。

（二）阴阳偏衰

阴阳偏衰，指人体阴阳二气中某一方虚衰不足的病机变化，属于"精气夺则虚"的虚性病机。

由于阴阳双方存在着对立制约的关系，因此当阴或阳一方虚衰时，必然无力制约另一方而导致对方的相对偏盛，从而形成的虚寒性、虚热性病机变化。

1. 阳偏衰

阳偏衰，即阳虚，指机体阳气虚损，温煦、推动、气化等功能减退，出现虚寒内生的病机变化。阳虚的病机特点为机体阳气不足，阳不制阴，阴相对偏亢的虚寒证，可见畏寒肢冷，小便清长，大便溏薄，舌胖苔白，脉沉迟等症状，即所谓"阳虚则阴盛""阳虚则寒"。

形成阳虚的主要原因，多是先天禀赋不足，或后天失养，或劳倦内伤，或久病损耗阳气。人体阳气虚衰，突出地表现为温煦、推动和气化功能减退。阳气的温煦功能减弱，人体热量不足，难以温暖全身而出现寒象，可见畏寒肢冷等症；推动作用减弱，可见精神萎靡，喜静，便秘等症；气化功能失司，脏腑经络等功能活动减退，则可出现水湿停聚、痰饮水肿。

阳气不足可见于五脏六腑，如心阳、脾阳和肾阳等，但一般以肾阳虚衰最为重要。肾阳为人身诸阳之本，所以肾阳虚衰在阳气偏衰病机中占有极其重要的地位。

阳虚则寒与阴胜则寒，不仅在病机上有区别，而且在临床表现方面也有不同，前者是虚而有寒；后者是以寒为主，虚象不明显。

2. 阴偏衰

阴偏衰，即阴虚，指机体阴液不足，凉润、宁静、抑制等功能减退，阴不制阳，出现虚热内生的病机变化。阴虚的病机特点为阴液不足，阴不制阳，阳气相对偏盛的虚热证，可见五心烦热，骨蒸潮热，盗汗，咽干，颧红，舌红少苔，脉细数等，即所谓"阴虚则阳亢""阴虚则热"。

形成阴虚的主要原因，多由于阳邪伤阴，或因五志过极，化火伤阴，或久病伤阴所致。阴液亏虚，主要表现为凉润、抑制与宁静的功能减退，阴不能制约阳，阳气相对偏亢，形成阴虚内热、阴虚火旺、阴虚阳亢等多种病变。

阴虚可见于五脏六腑，如肺阴、脾阴、胃阴、心阴、肝阴和肾阴，皆可发生阴虚病变，但一般以肾阴亏虚为主。肾阴为人身诸阴之本，所以肾阴不足在阴偏衰的病机中占有极其重要的地位。

阴虚则热与阳胜则热的病机不同，其临床表现也有所区别：前者是虚而有热；后者是以热为主，虚象并不明显。

（三）阴阳互损

阴阳互损，指阴或阳任何一方虚损的前提下，病变发展影响到相对的另一方，形成阴阳两虚的病机变化。阴阳互损是以阴阳偏衰为基础，以阴阳互根互用关系失常为原理，以肾之阴阳失调为条件，所表现出的病机变化。由于肾阴、肾阳为五脏阴阳之根本，所谓"五脏之阴气，非此不能滋；五脏之阳气，非此不能发"（《景岳全书·传忠录·命门余义》）。因此，当其他脏腑的阳气或阴气虚损到一定程度导致肾阳、肾阴不足或肾本身阴阳失调时，才易发生阳损及阴或阴损及阳的阴阳互损病机变化。

1. 阴损及阳

阴损及阳，指由于阴气亏损，累及阳气生化不足，或阳气无所依附而耗散，从而在阴虚的基础上又出现阳虚，形成以阴虚为主的阴阳两虚的病机变化。如肝阳上亢证，其病机主要为肝肾阴虚，水不涵木，阴不制阳的阴虚阳亢；但病情发展，因肾阴亏虚而影响肾阳化生不足，又出现畏寒肢冷，脉沉细等肾阳虚衰的症状，形成阴损及阳的阴阳两虚证。

2. 阳损及阴

阳损及阴，指由于阳气虚损，无阳则阴无以生，从而在阳虚的基础上又导致阴虚，形成以阳虚为主的阴阳两虚的病机变化。如肾虚水泛证，其病机主要为肾阳不足，气化失司，津液代谢障碍，津液停聚而水湿内生，溢于肌肤；但其病变发展，又可因阳气不足而导致阴液化生无源而亏虚，又出现日益消瘦，烦躁不安，甚则阴虚风动而抽搐等肾阴亏虚之症状，形成阳损及阴的阴阳两虚证。

（四）阴阳格拒

阴阳格拒，指在阴阳偏盛或阴阳偏衰至极的基础上，由阴阳双方相互排斥而出现寒热真假的病机变化，包括阴盛格阳和阳盛格阴两方面。阴阳相互格拒的机理，在于阴阳双方的对立排斥，即阴或阳的一方偏盛或偏衰至极，壅遏于内，将另一方排斥格拒于外，迫使阴阳之间不相维系，从而出现真寒假热或真热假寒的复杂病变。

1. 阴盛格阳

阴盛格阳，指阳气极虚，导致阴寒之气偏盛，壅闭于里，逼迫阳气浮越于外，而出现内真寒外假热的病机变化，临床表现为真寒假热证。阳气极虚，寒盛于内是疾病的本质，可见面色苍白，四肢厥冷，精神萎靡，畏寒蜷卧，溲清便溏，舌淡苔白，脉微欲绝等症状；逼迫阳气浮越于体表，可在原有寒盛于内表现的基础上，反见身热，烦躁，口渴等假热之象，称为"格阳"；若阴盛于下，虚阳浮越，可见面赤，称为"戴阳"。仔细观察，则身虽热，反喜盖衣被；口虽渴而饮水不多，喜热饮，或漱水而不欲饮；手足躁动，但神态清楚；面浮红如妆，游移不定，可进行辨别。

2. 阳盛格阴

阳盛格阴，指阳气偏盛至极，壅遏于内，排斥阴气于外，而出现内真热外假寒的病机变化，临床表现为真热假寒证。热盛于内是疾病的本质，可见壮热，面红，气粗，烦躁，舌红，脉洪大有力等症状；排斥阴气于外，可在原有热盛于内的基础上，又出现四肢厥冷等假寒之象。仔细观察，虽四肢厥冷，而胸腹灼热，可进行辨别。

（五）阴阳转化

阴阳转化，指阴阳之间在"极"或"重"的条件下，证候性质向相反方面转化的病机过程，包括由阴转阳和由阳转阴两方面。

1. 由阴转阳

由阴转阳，指阴偏盛的寒证，转化为阳偏盛的热证的病机过程。临床表现为由寒化热的病性转化。

由阴转阳的形成，发生于阳盛或阴虚阳亢的体质，或邪侵属阳的脏腑经络，在此条件下，寒证从阳化热；或失治误治伤阴，邪从热化。

如太阳病，初起恶寒重，发热轻，头身痛，无汗，脉浮紧，此为表寒证；继而出现阳明里证，症见壮热，不恶寒，心烦口渴，大汗出，脉数，则表示病变已从表入里，从阳化热。

2. 由阳转阴

由阳转阴，指阳偏盛的热证，转化为阴偏盛的寒证的病机过程。临床表现为由热化寒的病性转化。

由阳转阴的形成，多发生于阳虚阴盛体质，或邪侵属阴的脏腑或经络，在此条件下，热证从阴化寒；或失治误治伤阳，邪从寒化。

如某些外感疾病，初期出现壮热，面赤，口渴，咳嗽，舌红苔黄，脉数等热邪亢盛之象，属阳证；由于邪热炽盛，或失治误治，突然出现面色苍白，四肢厥冷，冷汗淋漓，脉微欲绝等亡阳危象，属阴证。

由阴转阳和由阳转阴的病机变化过程，与阴盛格阳和阳盛格阴完全不同：前者是证候性质在前、后两个阶段发生彻底改变；而后者证候性质并未出现变化，只是出现症状假象而已。

（六）阴阳亡失

阴阳亡失，指机体的阴气或阳气突然大量地亡失，导致生命垂危的病机变化，包括亡阴和亡阳。

1. 亡阳

亡阳，指机体的阳气发生突然大量脱失，而致全身功能严重衰竭的病机变化。

亡阳的形成，多由于邪气太盛，正不敌邪，阳气突然脱失；或因汗出过多，吐泻无度，津液过耗，气随津泄，阳气外脱；或由于素体阳虚，劳伤过度，阳气消耗过多；亦可因慢性疾病，长期大量耗散阳气，终至阳气亏损殆尽，而出现亡阳。临床可见冷汗淋漓，心悸气喘，面色苍白，四肢逆冷，畏寒蜷卧，精神萎靡，脉微欲绝等生命垂危的症状。

2. 亡阴

亡阴，指机体阴气发生突然大量消耗或丢失，而致全身功能严重衰竭的病机变化。

亡阴的形成，多由于热邪炽盛，或邪热久留，大量伤耗阴气，煎灼津液；或逼迫津液大量外泄而为汗，以致阴气随之大量消耗而突然脱失；也可由于长期大量耗损津液和阴气，日久导致亡阴。临床可见手足虽温，大汗不止，烦躁不安，体倦无力，脉数疾躁动等危重征象。

亡阴和亡阳，在病机和临床征象等方面，虽然有所不同，但由于机体的阴和阳存在着互根互用的关系，阴亡则阳无所依附而散越，阳亡则阴无以化生而耗竭，故亡阴可以迅速导致亡阳，亡阳也可继而出现亡阴，最终导致"阴阳离决，精气乃绝"，生命活动终止而死亡。

综上所述，阴阳失调的病机，是以阴与阳之间所存在的对立制约、互根互用以及相互消长、转化等理论来阐释分析机体寒热病证的病变机理。阴阳失调的病机虽然很复杂，但其中最基本的病机是阴阳的偏胜和偏衰。阴阳偏胜不仅可以导致其对方的亏损，也可以形成阴阳格拒或阴阳转化；阴阳偏衰不仅可发展为阴阳互损，也可导致阴阳亡失。

三、精气血的失常

精气血失常，指在疾病过程中，由于邪正盛衰，或脏腑功能失调，导致精气血不足或运行失常以及相互关系失调的病机变化。

人体精气血的充足和运行协调，是脏腑经络、五官九窍、四肢百骸进行生理活动的物质基础。如果人体的精气血失常，必然会影响机体的各种生理功能，而导致疾病的发生，故《素问·金匮真言论》说："夫精者，身之本也，故藏于精者，春不病温。"《素问·调经论》说："血气不和，百病乃变化而生。"同时，精气血又依赖脏腑功能活动而不断化生和维持其正常运行，故脏腑发生病变，也会引起精气血的病机变化。所以，精气血失常的病机，同邪正盛衰、阴阳失调一样，是分析各种临床疾病病机的基础。

（一）精的失常

精的失常，主要包括精虚和精的输泄失常两方面的病变。

1. 精虚

精虚，指肾精和水谷之精不足及其功能减退所产生的病机变化。

肾精禀受于先天父母，充实于后天水谷精气，宜藏不宜耗。在生理上，肾精为脏腑之精的根本，具有化生肾气以促进生长发育、生殖和生髓化血、充脑养神等功能。因此，由于先天禀赋不足，或后天失养，或过劳伤肾，以及脏腑精亏不足，日久累及于肾等，均能导致肾精亏虚的病机变化。肾精亏虚有多方面的临床表现，如小儿生长发育不良，女子不孕，男子精少不育，精神委顿，耳鸣，健忘，腰膝酸软以及成人体弱多病、未老先衰等。

水谷之精来源于饮食，是脾胃受纳腐熟运化而生成的具有丰富营养的精微物质，由脾气转输至全身，起着濡养各脏腑形体官窍的作用，并能化生气血以维持机体的生命活动。若因脾胃功能活动失常，或饮食失宜等，致使水谷之精乏源或生成不足，形成水谷之精匮乏的病机变化。水谷之精不足，可以出现面色萎黄，肌肉瘦削，头昏目眩，纳呆食少，疲倦乏力等虚弱状态。

肾精亏耗以及水谷之精不足，皆可导致五脏六腑之精不足的病机变化，其临床表现复杂，随病变所在之脏腑而异。精虚以肾精亏虚和水谷之精化生不足最为重要，故以脾、肾为主。"治先天当求精血之属，培后天须参谷食之方"（《清代名医医案精华·王旭高医案》），可作为精虚用药之参考。

2. 精的输泄失常

（1）**失精**　指生殖之精和水谷精微大量丢失的病机变化。精闭藏于肾及其他脏腑中而不妄泄，主要依赖肾气封藏与肝气疏泄的协调平衡。若房劳过度，耗伤肾气；或久病及肾，累及肾气；或过度劳累，伤及肾气，以致肾气虚衰，封藏失职，而成失精或精脱。素体阳盛，性欲过旺，相火偏亢，内扰精室，肝气疏泄太过，也可致生殖之精排泄过度，而成失精或精脱。另一方面，脾气虚衰，运化失常，或气虚失于固摄，水谷精微长期随大小便排泄，如临床常见的膏淋或慢性腹泻等，也可致水谷精微大量丢失。

失精的临床表现：一是生殖之精的大量丢失，表现为精液排泄过多，或滑精、梦遗、早泄等，常兼有疲乏无力，思维迟钝，失眠健忘，腰膝酸软，耳鸣目眩等症状。治疗宜补肾填精，偏实者当泻肝火兼滋肾阴。二是水谷之精大量丢失，表现为小便浑浊，色乳白或如米泔水，兼有少气乏力，精力不支，腰膝酸软，面黄无华，肌肉瘦削，失眠健忘等，治疗宜补脾摄精。

失精的重症为精脱。精为气的化生本原，精脱必致气的大量损耗而致气脱。故精脱的治疗以固气为要。

（2）**精瘀**　指男子精滞精道，排精障碍的病机变化。如果房劳过度，忍精不泄，少年手淫，或久旷不交，或惊恐伤肾，或瘀血、败精、湿热瘀阻，或手术所伤等，皆可导致精瘀而排泄不畅；若肾气虚而推动无力，或肝气郁结而疏泄失职，亦可致精泄不畅而瘀。

精瘀的主要临床表现是排精不畅或排精不能，可伴有精道疼痛，睾丸小腹重坠，精索小核硬结如串珠，腰痛，头晕等症状。若精瘀日久，可因败精瘀积，变生他病，如精少不育、排尿异常等。治疗则应审因论治，或补气，或疏肝，或活血化瘀，或祛痰利湿等。

（二）气的失常

气的失常主要包括两个方面：一是气的生化不足或耗散太过，形成气虚的病机变化；二是气的升降出入运动失常，气机失调，出现气滞、气逆、气陷、气闭或气脱等病机变化。

1. 气虚

气虚指一身之气不足，气的生理功能减退的病机变化。

气虚的形成，主要由于先天禀赋不足，或后天失养，肺脾肾的功能失调，而致气的生成不足；以及因劳倦内伤，久病不复等，使气过多消耗而致。

气虚的临床表现，常见精神委顿，倦怠乏力，少气懒言，自汗，易于感冒，面白，舌淡，脉虚等症状。偏于元气虚者，可见生长发育迟缓、生殖功能减退等；偏于宗气虚者，可见动则心悸、呼吸气短等。营卫气虚和脏腑、经络气虚的病机，则各有特点，临床表现亦各有不同。

元气是人身最根本、最重要的气，是生命活动的原动力。故元气亏虚可引起全身性气虚，而无论何种气虚亦终将导致元气亏损，特别在小儿和老人表现得尤为明显。

2. 气机失调

（1）气滞　指气的运行不畅，郁滞不通的病机变化。

气滞的形成，主要由于情志抑郁，或痰湿、食积、热郁、瘀血等阻滞气机，影响气的运行；或外邪侵袭，阻遏气机；或因脏腑功能失调，如肝气失于疏泄、大肠失于传导等，皆可形成局部的气机不畅或郁滞，从而导致某些脏腑、经络的功能障碍。气滞一般属于邪实为患，但亦有因气虚推动无力而郁滞者。由于脏腑在全身气机中起着极其重要的作用，肝脾宜升，肺胃宜降，故脏腑气滞多以肺、肝、脾胃为多见。

气滞的临床表现有多个方面：气滞于某一经络或局部，可出现相应部位的胀满、疼痛。如肺气壅塞，见胸闷、咳喘；肝郁气滞，见情志不畅、胁肋或少腹胀痛；脾胃气滞，见脘腹胀痛，休作有时，大便秘结等。气滞的表现虽然各不一样，但共同的特点为闷、胀、痛。若因气虚而滞者，一般在闷、胀、痛方面不如实证明显，并兼见相应的气虚症状。

气滞影响及血，则血行不利；影响津液，则津液输布不畅。故气滞可引起血瘀、津停，形成瘀血、水湿痰饮等病理产物。气滞日久，还可郁而化热化火。

（2）气逆　指气的运动升之太过，或降之不及，以脏腑之气逆上为特征的病机变化。

气逆的形成，多由情志所伤，或饮食不当，或外邪侵犯，或痰浊壅阻所致，亦有因虚而气机上逆者。

气逆最常见于肺、胃和肝等脏腑。在肺，则肺失肃降，肺气上逆，发为咳逆上气。在胃，则胃失和降，胃气上逆，发为嗳气、恶心、呕吐、呃逆。在肝，则肝气上逆，发为头痛头胀、面红目赤、易怒等症。由于肝为刚脏，主动主升，而又为藏血之脏，因此肝气上逆，甚则可导致血随气逆，或为咯血、吐血，乃至壅遏清窍而致昏厥。如《素问·生气通天论》说："大怒则形气绝，而血菀于上，使人薄厥。"

一般而言，气逆于上，以实为主，但也有因虚而气逆者。如肺燥失润，或肾不纳气，都可导致肺气上逆；胃津或胃阴亏虚，也能导致胃气上逆。

（3）气陷　指气的上升不足，或下降太过，以气虚升举无力而下陷为特征的病机变化。

气陷的形成，多由气虚病变发展而来，尤与脾气的关系最为密切。素体虚弱，或病久耗伤，致脾气虚损，清阳不升，或中气下陷，从而形成气虚下陷的病变。

气陷的病机变化，主要有上气不足与中气下陷两方面：其一，上气不足，气不上荣，头目失养的病变。一般由于脾气虚损，升清之力不足，无力将水谷精微上输于头目，致头目失养，可见头晕、目眩、耳鸣等症。《灵枢·口问》说："上气不足，脑为之不满，耳为之苦鸣，头为之苦倾，目为之眩。"其二，中气下陷，脾气虚损，升举无力，内脏位置维系无力，而发生某些内脏的位置下移，形成胃下垂、肾下垂、子宫脱垂、脱肛等病变。

由于气陷是在气虚的基础上形成的，而且与脾气不升的关系最为密切，故常伴见面色无华，气短乏力，语声低微，脉弱无力，以及腰腹胀满重坠、便意频频等症状。

（4）气闭　指气闭阻于内，不能外出，以致清窍闭塞，出现昏厥的病机变化。

气闭的形成，多由情志刺激，或外邪、痰浊等闭塞气机，使气不得外出而闭塞清窍所致。

气闭的临床所见，有因触冒秽浊之气所致的闭厥，突然精神刺激所致的气厥，剧痛所致的痛厥，痰阻气道所致的痰厥等，其病机都属于气的外出突然严重受阻，而致清窍闭塞，神失所主。气闭多发病急骤，以突然昏厥，不省人事为特点，可自行缓解，亦有因闭不复而亡者。临床表现除昏厥外，随原因不同而伴相应症状。

（5）气脱　指气不内守，大量向外脱失，以致机体功能突然衰竭的病机变化。

气脱的形成，多由于正不敌邪，或慢性疾病过程中正气长期消耗而衰竭，以致气不内守而外脱；或因大出血、大汗等气随血脱或气随津脱，从而出现机体功能突然衰竭的危重状态。气脱可见面色苍白，汗出不止，目闭口开，全身瘫软，手撒，二便失禁，脉微欲绝或虚大无根等症状。

气脱与亡阳、亡阴，基本病机都属气的大量脱失，临床皆可见因气的脱失而致虚衰不固及功能严重衰竭的表现。气脱偏向阳气暴脱，则为亡阳；若偏向阴气大脱，则为亡阴。亡阳是阳气突然大量脱失，可见冷汗淋漓、四肢厥冷等虚寒之极的症状；亡阴是阴气突然大量脱失，可见大汗而皮肤尚温、烦躁、脉数疾等虚热之极的症状；若无明显寒象或热象，但见气虚不固及功能衰竭的上述表现，则称为气脱。治疗当以益气固脱为主，亡阳治宜回阳救逆，亡阴治宜救阴固脱。

（三）血的失常

血的失常，一是因血液的生成不足或耗损过多，致血的濡养功能减弱而引起的血虚；二是血液运行失常而出现血寒、血热、血瘀和出血的病机变化。

1. 血虚

血虚，指血液不足，血的濡养功能减退的病机变化。

血虚的形成，一是失血过多，如各种原因所致的急性或慢性出血；二是生成不足，如饮食营养不足，脾胃虚弱，血液生化乏源，或肾精亏虚，精不化血；三是消耗过多，如久病不愈，慢性消耗，思虑过度等因素而致营血暗耗等。脾胃为气血生化之源；肾主骨生髓，输精于肝，皆可化生血液，故血虚的成因与脾胃、肝肾的关系较为密切。

全身各脏腑、经络等依赖于血的濡养而维持其正常的生理功能，故血虚会出现全身或局部的失荣失养，功能活动逐渐衰退等虚弱症状。心主血、肝藏血，故心、肝两脏血虚比较多见。心血不足，可见惊悸怔忡，失眠多梦，健忘，面色苍白，舌质淡白，脉细涩或结代等症状。肝血亏虚，可见两目干涩，视物昏花，或手足麻木，关节屈伸不利等；若导致冲任失调，又可出现妇女经少，月经愆期，闭经等症状。

血为气之母，故血虚及气，多伴气虚症状，常见面色淡白或萎黄，唇舌爪甲色淡无华，神疲乏力，头目眩晕，心悸不宁，脉细弱等临床表现。

2. 血行失常

（1）血寒　指血脉受寒，血流滞缓，乃至停止不行的病机变化。

血寒的形成，多因外感寒邪，侵犯血分；或阳气失于温煦所致。临床表现常以血脉瘀滞而引起局部疼痛为特征，伴见手足、爪甲、皮肤及舌色青紫等症状。

由于血寒所致血脉瘀滞的部位不同，临床表现各异。如寒凝心脉，心脉血液痹阻，可发生真心痛；寒凝肝脉，血气瘀滞，可见颠顶、胁下、少腹、阴部冷痛，或妇女痛经、闭经等；寒瘀互结，酿毒于内，可生癥积；外寒侵犯皮肤肌腠，则见冻伤等。

（2）血热　指热入血脉，使血行加速，脉络扩张，或灼伤血脉，迫血妄行的病机变化。

血热的形成，多因外感温热之邪、疠气入于血分；或其他病邪入里化热，伤及血分；或五志过极化火，内火炽盛郁于血分；或阴虚火旺等所致。

血热的临床表现，以热象、动血为其特征。常见面红目赤，肤色发红，舌色红绛，脉数等症状。血热动血可见各种出血，以来势较急，血色鲜红量多为特点。

血液主要由营气和津液组成，热入血脉不仅可以耗伤营气、津液而致阴虚；而且可由热灼津伤，使其失去润泽流动之性，变得浓稠，乃至干涸不能充盈脉道，血液运行不畅而为瘀。

（3）血瘀　指血液循行迟缓，流行不畅，甚则血液停滞的病机变化。

血瘀的形成，主要有气滞血行不畅而瘀阻；气虚无力推动血行而迟缓；久病入络，或感受寒热之邪，导致血行不畅；痰浊阻于脉道，气血瘀阻不通等。

血瘀主要表现为血液运行郁滞不畅，或形成瘀积。由于血瘀部位不同，或瘀阻于脏腑、经络、形体、官窍的某一局部，或为全身性病变，从而产生不同的临床表现，但共同症状为疼痛，且痛有定处，甚则局部形成肿块，触之较硬，位置比较固定，如肿块生于腹内，称为"癥积"。另外，血瘀常见唇舌紫暗以及舌有瘀点、瘀斑，皮肤赤丝红缕或青紫，肌肤甲错，面色黧黑等。

（4）出血　指血液逸出血脉的病机变化。

出血的形成，主要有外伤损伤脉络而出血，或因气虚不摄，血液不循常道而外逸；血分有热，迫血妄行；瘀血内阻，血不归经等因素所致。可见咯血、吐血、尿血、便血、崩漏以及鼻衄、齿衄、肌衄等。

突然大量出血，可致气随血脱的危象，甚至可导致死亡。逸出血脉的血液，称为"离经之血"。离经之血不能及时消散或排出，蓄积于体内，则称为瘀血。瘀血停积体内，又可引起多种病机变化。

（四）精气血关系失调

精气血三者，相互依存，相互转化，密切相关，病机亦可相互影响。临床常见精与气血关系失调的精气两虚、精血不足、气滞精瘀和血瘀精阻；气与血关系失调的气滞血瘀、气虚血瘀、气不摄血、气随血脱、气血两虚等病机变化。

1. 精与气血关系的失调

（1）精气两虚　指精亏和气虚同时并见的病机变化。肾藏精，元气根于肾。久病或年老体弱者，肾精亏损，气无生化之源，使精伤及气；气虚日久，生化无力，又可加重肾精亏虚，使气伤及精，最终导致精气两虚之证，以生长、发育迟缓，生殖功能障碍以及身体虚弱，少气乏力，气喘，甚至早衰等为临床特征。

（2）精血不足　指精亏和血虚同时并见的病机变化。肝肾同源，精血互生，多种疾病伤及肝肾，或肝肾疾病相互影响，皆可形成肝肾精血不足之证。可见面色无华，眩晕耳鸣，神疲健忘，毛发脱落稀疏，腰膝酸软；或男子精少、不育；或女子月经失调、经少、不孕等。

（3）气滞精瘀和血瘀精阻　指气滞、或血瘀与精道阻滞并见的病机变化。气机失调，疏泄失司及瘀血内阻，皆可致精道瘀阻，形成气滞精瘀或血瘀精阻的病机变化，而且二者可互为因果，同时并存。临床除见一般精瘀症状外，前者以情志因素为多，阴部胀痛重坠明显；后者可见血精，阴囊见小核硬节等瘀血表现。

2. 气与血关系的失调

（1）气滞血瘀　指气机郁滞，导致血行障碍；或血行不畅，导致气的运行郁滞，出现气滞和血瘀同时并存的病机变化。

外伤闪挫，或血瘀及气，而致血瘀气滞；情志抑郁，气机阻滞，而致气滞血瘀。气滞血瘀多与肝失疏泄密切相关，临床上多见胸胁胀满疼痛，日久可形成癥瘕、积聚等病证。血瘀气滞多与心血瘀阻而累及肺气宣降失常有关，心肺血瘀气滞，可见咳喘，心悸，胸痹，唇舌青紫等症状。

气滞可导致血瘀，血瘀必兼气滞，常难以明确区分孰先孰后。临床需注意辨别气滞与血瘀的主次，为治疗提供依据。

（2）气虚血瘀　指气虚无力推动血行而致血瘀的病机变化。

气虚血瘀见于心气不足，行血无力，表现为惊悸怔忡，喘促，水肿等症状；亦见于年高体弱之人，或中风后遗症，气虚无力行血，经脉血液瘀滞，肢体失养，多致半身瘫痪、痿废。故气虚血瘀病机在老年病中具有重要意义。

（3）气不摄血　指由于气虚不足，统摄血液的生理功能减弱，血不循经，逸出脉外，而导致各种出血的病机变化。

气不摄血多由于久病伤脾，气虚失于统摄血液所致。脾虚气不摄血的病变，主要表现为脾不统血所致的皮下紫癜、咯血、吐血、便血、尿血、崩漏等，以病势较缓，血色淡而质稀，多淋沥不断为特征，兼见面色无华、倦怠乏力、舌淡、脉虚无力等气虚的表现。

（4）气随血脱　指在大量出血的同时，气也随着血液的流失而急剧散脱，从而形成气血并脱的病机变化。

气随血脱多由于各种大失血所致。较常见的有外伤失血，呕血，便血，或妇女崩漏，产后大出血等。血为气母，血能载气，血脱则气无所依，故气亦随之散脱而亡失。可见精神萎靡，眩晕，面色苍白，冷汗淋漓，四肢厥冷，甚或晕厥，脉芤或微细。

气随血脱为临床危重证候，如能及时救治，则可转危为安，继而表现气血两虚的病机变化。如病情恶化，可出现亡阴亡阳，发展为阴阳离决而死亡。

（5）气血两虚　指气虚和血虚同时存在的病机变化。

气血两虚，多因久病消耗，渐致气血两伤；或先有失血，气随血耗；或先因气虚，血液生化障碍而日渐衰少所致。气血两虚，则脏腑经络、形体官窍失于濡养，各种生理功能失常，可出现不荣或不用的病证。临床主要表现为机体失养及感觉运动失常，如面色淡白或萎黄，少气懒言，疲乏无力，自汗，形体瘦弱，心悸失眠，肌肤干燥，肢体麻木，甚至感觉障碍，肢体痿废不用等。

四、津液失常

津液失常，指津液生成不足，或输布、排泄障碍的病机变化。

津液的生成、输布、排泄是复杂的生理过程，必须由多个脏腑的相互协调才能维持正常，诸如肺气的宣发和肃降，脾气的运化转输，肾气的蒸化，三焦的通调，以及肝气的疏泄都参与其中，以肺、脾、肾三脏的作用尤为重要。同时，气的运动以及气化过程，对调节津液代谢起到关键作用。因此，如果肺、脾、肾等相关脏腑生理功能异常，气的升降出入运动失调，气化功能失常，均能导致津液生成不足、或输布排泄障碍。

（一）津液不足

津液不足，指津液在数量上的亏少，进而导致内则脏腑，外而孔窍、皮毛，失于濡润、滋养，而产生一系列干燥枯涩的病机变化。

津液不足的形成，一是热邪、燥邪伤津，如外感暑热、秋燥、温热之邪，或火热内生，如阳亢生热、五志化火等，耗伤津液；二是丢失过多，如吐泻、大汗、多尿及大面积烧伤等，均可损失大量津液；三是生成不足，如体虚久病，慢性疾病，脏腑功能减退等，亦可致津液亏耗。

由于津和液，在性状、分布部位、生理功能等方面的不同，导致津和液不足的病机及临床表现也不同。津较清稀，流动性较大，内则充盈血脉、濡润脏腑，外则润泽皮毛、孔窍和肌肉。因此，伤津主要是丧失水分，临床以一系列干燥失润的症状为主。临床上，伤津常见于吐、泻之后。如夏秋季节，多饮食伤中而致呕吐、泄泻或吐泻交作，损失大量津液者，如不及时补充，可出现目陷、螺瘪、尿少、口干舌燥、皮肤干涩而失去弹性。此外，炎夏季节而多汗尿少，或高热而口渴引饮，或秋季气候干燥而口、鼻、皮肤干涩而失去弹性等，均以伤津为主。

液较稠厚，流动性较小，可濡养脏腑，充养骨髓、脑髓、脊髓和滑利关节，一般不易耗损，一旦亏损则又不易迅速补充。脱液是机体水分和精微物质共同丢失，临床不仅有阴液枯涸的症状，而且还可表现出虚风内动、虚热内生之象。如热性病后期，或久病伤阴，症见形瘦肉脱，肌肉瞤动，手足震颤，舌光红无苔等，均以脱液为主。

伤津和脱液，在病机和临床表现上有所区别，但津液本为一体，生理上互生互用，病机上也相互影响。伤津未必脱液，脱液则必兼伤津。故伤津乃脱液之渐，液脱乃津伤之甚。津伤较易补充，而液一旦亏损则较难恢复。

津液耗伤较甚，可见目眶深陷，啼哭无泪，小便全无，精神委顿，转筋等症状；严重者，因血中津少而失其流动之性，气随液脱而亡阴亡阳，可见面色苍白，四肢不温，脉微欲绝之危象，应积极救治。

（二）津液输布排泄障碍

津液的输布和排泄障碍，主要与肺、脾、肾、三焦的功能失常有关，并受肝失疏泄病变的影响。

津液的输布障碍，指津液得不到正常的转输和布散，导致津液在体内环流迟缓，或在体内某一局部发生滞留。引起津液输布障碍的原因，主要是参与津液代谢的脏腑功能失调而致，脾失健运不但使津液的输布障碍，而且水液不归正化，变生痰湿为患。故《素问·至真要大论》说："诸湿肿满，皆属于脾。"肺失宣降，则水道失于通调，津液不布；肾阳不足，气化失司，则水液内停；三焦气机不利，则水道不畅；肝失疏泄，气滞则水停等，皆可导致津液的输布障碍。

津液的排泄障碍，指津液转化为汗液和尿液的功能减退，排出受阻，而致水液贮留体内，外溢于肌肤而为水肿。津液化为汗液以及汗液排泄均有赖肺气的宣发作用；津液化为尿液，有赖肾气的蒸化功能。尿液的排泄与膀胱气化功能有关。而肾的蒸腾气化功能贯穿于整个津液代谢的始终，在津液排泄过程中起着主导作用。肺气失于宣发布散，腠理闭塞，汗液排泄障碍；肾的气化功能减退，尿液生成和排泄障碍；膀胱气化失司，以上均可导致水液停留为病。

津液的输布和排泄障碍，常相互影响互为因果，最终都是导致津液在体内停滞，形成湿浊困阻、痰饮凝聚、水液贮留等病变。

1. 湿浊困阻

因脾运失常，津液不能转输布散，多聚为湿浊。湿性重浊黏滞，易于阻遏中焦气机，湿浊困阻虽为肺脾肾等相关为病，但以脾不运湿为要，可见胸闷脘痞，呕恶纳呆，腹胀便溏，苔腻，脉濡缓或濡滑等症状。

2. 痰饮凝聚

因脾肺肾等脏腑功能失调，津液可停而为饮，饮凝成痰。痰滞留于脏腑经络，而有多种病变。饮停之部位多见于胃肠、胸胁、四肢、胸膈等，而分别称之为"痰饮""悬饮""溢饮""支饮"等。

3. 水液贮留

多由肺脾肾肝等脏腑功能失调，气不行津，津液代谢障碍，贮留于肌肤或体内，发为水肿或腹水。根据水饮停留的部位不同而表现各异。如水饮凌心，阻遏心气，心阳被遏，症见心悸、心痛；水饮停肺，肺气壅滞，宣降失职，症见胸满咳喘；水饮停滞中焦，阻遏肝脾气机，可致清气不升，浊气不降，症见腹水鼓胀、脘腹胀满、纳化呆滞；水饮停于四肢，症见肢体沉重浮肿等临床表现。

湿、水、饮、痰，皆由津液输布和排泄障碍而形成，以状态而论，湿为弥散状态，水最为稀薄，痰较稠厚，饮则介于两者之间；在发病机理、停聚部位、临床表现等方面也各具特点。但四者又难绝然划分，而且可以相互转化，故有水湿、痰湿、水饮、痰饮并称者。

（三）津液与气血关系失调

气、血、津液皆为生命物质，生理密切相关，故在发生病变时，气滞、血瘀、津停三者之间常互为因果，可出现水停气阻、气随津脱、津枯血燥、津亏血瘀、血瘀水停等病机变化。

1. 水停气阻

水停气阻，指津液代谢障碍，水湿痰饮停留，导致气机阻滞的病机变化。

多由于肺脾肾功能失常，引起津液代谢障碍，形成水湿痰饮，内阻于机体，进一步导致脏腑气机运行阻滞；或因气的升降出入运动失调，气机不行，影响津液代谢而水停；或水停而加重气机阻滞所致。临床表现因水液停蓄的部位不同而异。如水饮阻肺，肺气壅滞，宣降不利，可见胸满咳嗽，喘促不能平卧，痰多等症状；水饮凌心，阻遏心气，可见心悸、心痛；水饮停滞中焦，肝脾气机阻滞，可见脘腹胀满，腹大如鼓等症状；水饮停于四肢，则可使经脉气血阻滞，可见四肢浮肿、沉重肿胀等症状。

2. 气随津脱

气随津脱，指津液大量丢失，气失其依附而随津液外泄，出现气与津液脱失的病机变化。

多由于高热伤津，或大汗出，或严重吐泻、多尿等，耗伤津液，气随津脱所致。《金匮要略心典·痰饮篇》指出："吐下之余，定无完气。"频繁而大量的呕吐、泄泻，皆可使气随津液耗伤而脱失。津能载气，故凡汗、吐、泻等大量伤津的同时，必然导致不同程度的气随津泄。轻者津气两虚，重者则可致津气两脱，出现面白肢冷、呼吸气微、脉微欲绝等气脱的危重证候。

3. 津枯血燥

津枯血燥，指津液亏乏枯竭，导致血燥虚热内生或血燥生风的病机变化。

多由于高热，或烧伤引起津液损耗，或阴虚痨热，津液暗耗所致。可见鼻咽干燥，肌肉消瘦，皮肤干燥，或肌肤甲错，皮肤瘙痒或皮屑过多，舌红少津等症状。

4. 津亏血瘀

津亏血瘀，指津液耗损，导致血行瘀滞不畅的病机变化。

多由于高热、烧伤，或吐泻、大汗等因素，致使津液大量亏耗，则血量减少，血液循行涩滞不畅，从而发生血瘀之病变。《读医随笔·卷三》说："夫血犹舟也，津液水也。""津液为火灼竭，则血行瘀滞。"说明热灼津亏导致血瘀的机理。临床表现，除原有津液不足的表现外，可见面唇、舌质紫绛，或有瘀点、瘀斑，或见斑疹显露等症状。

5. 血瘀水停

血瘀水停，指血脉瘀阻，导致津液输布障碍而水液停聚的病机变化。

多由于血瘀则津液环流不利，津停为水。如心血瘀阻，影响津液输布，可见心悸，气喘，口唇爪甲青紫，舌有瘀点或瘀斑，甚则胁下痞块，下肢、面目浮肿等症状。

第三节　内生五邪

内生五邪，又称"内生五气"，指在疾病过程中，由于脏腑阴阳失调和气血津液等生理功能异常，产生内风、内寒、内湿、内燥、内火的病机变化。

因病起于内，又与风、寒、湿、燥、火外邪所致病证的临床表现类似，为予以区别，故分别称为"内风""内寒""内湿""内燥""内火"。内生五邪与外感六淫的主要区别在于：内生五邪并非致病因素，而是脏腑阴阳失调和气血津液等生理功能异常所致内伤病的病机变化；外感六淫是由于自然界季节气候异常变化而产生的，属于外感病的病因。内生五邪的病证归类，归纳出某些特定脏腑的病变规律，如内风与肝关系密切，内寒与脾、肾关系密切，内湿与脾关系密切，内燥与肺、胃、大肠关系密切，内火则五脏皆可见到。因此，内生五邪病机丰富了脏腑辨证的内容。

一、风气内动

风气内动，即"内风"，与外风相对而言，指脏腑阴阳气血失调，体内阳气亢逆而致风动之征的病机变化。由于内风与肝的关系较为密切，故又称"肝风内动"或"肝风"。

风气内动，多由于阳盛而亢逆，或阴虚不能制阳，阳升无制所致。"风胜则动"，故以眩晕、头或肢体动摇、抽搐、震颤等为内风的症状特征。如《素问·至真要大论》说："诸暴强直，皆属于风。""诸风掉眩，皆属于肝。"简明概括风的临床表现，而且指出与肝密切相关。《临证指南医案》指出："内风乃身中阳气之变动。"明确提出体内阳气亢逆变动为内风的主要病机。

风气内动的病机，主要有肝阳化风、热极生风、阴虚风动、血虚生风等。热极生风为实风，阴虚风动、血虚生风为虚风，肝阳化风属本虚标实之证。

（一）肝阳化风

肝阳化风，指肝阳偏亢，或肝肾阴亏，阴不制阳，致肝阳亢逆无制而动风的病机变化。多由于情志所伤，肝郁化火，郁火伤阴；或年老肝肾阴亏；或操劳过度等，耗伤肝肾之阴，导致阴虚阳亢，风气内动。常见临床表现，轻者可见眩晕欲仆，筋惕肉𥆧，肢麻震颤，或见口眼㖞斜、半身不遂。严重者则卒然仆倒，神志昏迷，或为闭厥，或为脱厥。

（二）热极生风

热极生风，又称热甚动风，指邪热炽盛，燔灼津液，劫伤肝阴，筋脉失常而动风的病机变化。多由于火热亢盛，煎灼津液，致使筋脉失常，动而生风。见于热性病的极期，临床可见在高热不退基础上，出现痉厥，抽搐，鼻翼扇动，目睛上吊，神昏谵语等症状。

（三）阴虚风动

阴虚风动，指阴气衰竭，宁静、抑制功能减退而动风的病机变化。多由于阴气和津液大量亏损，筋脉失于滋润，导致虚风内动。多见于热病后期，或久病伤阴，临床可见筋挛肉𥆧、手足蠕动等动风症状，并见低热起伏、舌光红少苔、脉细等阴虚症状。

（四）血虚生风

血虚生风，是指血液虚少，筋脉失养而动风的病机变化。多由于生血不足或失血过多，或久病耗伤营血，肝血不足，筋脉失养，或血不荣络，致虚风内动。临床可见肢体麻木不仁，筋肉跳动，甚则手足拘挛不伸等症。

此外，血燥生风，指血虚津亏，失润化燥，肌肤失于濡养而生风的病机变化。多由久病伤阴耗血，或年老精亏血少，或长期营养缺乏，生血不足，或瘀血内结，新血生化障碍等原因，导致局部或全身肌肤失于濡养，经脉气血失于和调，血燥而化风。临床主要表现为皮肤干燥或肌肤甲错，伴有皮肤瘙痒或落屑等症状。

内风与外风的区别与联系：内风是脏腑阴阳气血失调，体内阳气亢逆而致风动之征的病机变化，与肝的关系较为密切，为里证，临床以眩晕、头或肢体动摇、抽搐、震颤等为特征表现；外风是感受风邪而导致的外感表证，常见恶风，汗出，脉浮等症状。外风侵袭机体，可引动内风；反之，内风日久不愈，正气不足，亦可招致外风侵袭人体而发病。

二、寒从中生

寒从中生，又称"内寒"，指机体阳气虚衰，温煦气化功能减退，虚寒内生，或阴寒之气弥漫的病机变化。

寒从中生，多由于先天禀赋不足，阳气素虚；或久病伤阳；或外感寒邪，过食生冷，损伤阳气，以致阳气虚衰。阳气虚衰，不能制阴，故阴寒内盛。

内寒病机主要包括阳虚温煦失常、气化失司两个方面。《素问·至真要大论》说："诸寒收引，皆属于肾。"内寒主要与脾肾阳虚有关，因脾为气血生化之源，脾阳能达于肌肉四肢。肾阳为人身阳气之根，能温煦全身脏腑形体。故脾肾阳气虚衰，温煦失职，最易表现虚寒之象，而尤以肾阳虚衰为关键。临床常见面色㿠白，畏寒喜热，形寒肢冷，手足不温，舌质淡胖，苔白滑润，脉象沉迟，或筋脉拘挛，肢节痹痛等症状。阳气虚衰，不能温煦血脉，则血脉绌急收引，血流迟缓不畅，可致血液停积，形成瘀血。临床以疼痛剧烈，痛处固定，遇寒加重为症状特征。

阳气虚衰，气化失司，蒸化水液的功能减退，津液代谢障碍，从而导致病理产物的积聚或停滞，形成水湿、痰饮等。临床常见内寒兼湿、夹瘀。故《素问·至真要大论》说："诸病水液，澄澈清冷，皆属于寒。"临床多见尿频清长，涕唾痰涎稀薄清冷，或泄泻，或水肿等症状。

外寒与内寒的区别与联系：内寒是以虚为主，而兼寒象；外寒则以寒为主，或可兼虚。外寒之邪侵犯人体，必然会损伤机体阳气，而最终导致阳虚；而阳气素虚之体，则又因抗御外邪能力低下，易感寒邪而致病。

三、湿浊内生

湿浊内生，又称"内湿"，指由于脾的运化水液功能障碍而引起湿浊蓄积停滞的病机变化。由于内生之湿多因脾虚，故又称为"脾虚生湿"。

内湿的形成，多因过食肥甘，恣食生冷，内伤脾胃，致使脾失健运不能为胃行其津液，或素体肥胖，喜静少动，致气机不利，津液输布障碍，聚而成湿所致。因此，脾的运化失职是湿浊内生的关键。《素问·至真要大论》说："诸湿肿满，皆属于脾。"

脾主运化有赖于肾阳的温煦气化。因此，内湿不仅由脾阳虚津液不化而形成，在肾阳虚衰时，亦必然影响及脾之运化而导致湿浊内生。反之，由于湿为阴邪，湿胜则可损伤阳气，故湿浊内困，久之必损及脾肾阳气，而致阳虚湿盛之证。另外，湿浊可以聚而为痰，留而为饮，积而成水，变生多种病患。

湿性重浊黏滞，多阻遏气机，故其临床表现常可随湿邪阻滞部位的不同而异。如湿邪留滞经脉之间，则见头重如裹，肢体重着或屈伸不利，《素问·至真要大论》说："诸痉项强，皆属于湿。"湿犯上焦，则胸闷咳嗽；湿阻中焦，则脘腹胀满，食欲不振，口腻或口甜，舌苔厚腻；湿滞下焦，则腹胀便溏，小便不利；水湿泛溢于皮肤肌腠，则发为水肿。湿浊虽可阻滞于机体上、中、下三焦的任何部位，但仍以湿阻中焦脾胃为多。

外湿与内湿既有区别又有联系：内湿为脾虚生湿，因虚致实；外湿是湿邪入侵，湿困脾土，性质属实。脾具有喜燥恶湿的生理特性，故内湿、外湿皆与脾有关。外湿伤人，每易困脾，缠绵难愈，导致脾失健运而滋生内湿；另一方面，脾失健运，湿浊内生，又每易感受外湿而发病。

四、津伤化燥

津伤化燥，又称"内燥"，与外燥相对而言，指体内津液耗伤而干燥少津的病机变化。多因久病伤津耗液，或大汗、大吐、大下，或亡血失精导致津液亏少，以及热性病过程中的热盛伤津等所致。由于津液亏少，不足以内溉脏腑，外润腠理孔窍，从而燥由内生，临床多见干燥失润等病变。故《素问·阴阳应象大论》说："燥胜则干。"

内燥病变可发生于各脏腑组织，而以肺、胃及大肠为多见，临床多见津液枯涸、阴虚内热之证，如肌肤干燥不泽，起皮脱屑，甚则皲裂，口燥咽干唇焦，舌上无津，甚或光红龟裂，鼻干，目涩少泪，爪甲脆折，大便燥结，小便短少等。如以肺燥为主，还兼见干咳无痰，甚则咯血；以胃燥为主，可见食少、舌光红无苔；以肠燥为主，则兼见便秘等症状。

内燥与外燥既有区别又有联系：外燥伤人多在秋季，多易伤肺；内燥则由于全身脏腑组织功能失常，津液亏少所致，可以发生在各脏腑组织，但以肺、胃、大肠多见。无论外燥还是内燥，都以津液不足、脏腑组织失于滋润为特征。

五、火热内生

火热内生，又称"内火"或"内热"，与外火相对而言，指脏腑阴阳失调，而致火热内扰的病机变化。

火热内生，多由于阳盛有余，或阴虚阳亢，或由于五志化火，或气血壅滞，病邪郁结，郁而化火所致。

火与热同类，均属于阳，在病机与临床表现上基本是一致的，唯在程度上有所差别。故有

"火为热之极，热为火之渐"之说。

火热内生有虚实之分，阳盛化火、邪郁化火、五志化火多属实火；阴虚火旺则属虚火。

（一）阳盛化火

阳盛化火，指阳邪过盛，导致机体阳气有余，功能亢奋，化为火热的病机变化。在生理状态下，人体的阳气具有养神柔筋、温煦脏腑、促进功能活动的作用，中医学称为"少火"。在疾病状态下的阳邪亢盛，称为"壮火"，又称"气有余便是火"。阳盛则热，可见壮热、面赤、烦躁、大汗、舌红、脉数等症状；阳盛则阴病，火热之邪伤阴耗液，可见口渴，尿少，便秘等症状。

（二）邪郁化火

邪郁化火，包括两方面的内容：其一，外感六淫病邪，在疾病过程中，皆可郁滞而从阳化热化火，如寒郁化热、湿郁化火等。其二，病理产物郁积（如痰浊、瘀血、结石等）和食积、虫积等，亦能郁而化火。

（三）五志过极化火

五志过极化火，又称为"五志之火"，指由于情志刺激，影响脏腑精气阴阳的协调平衡，导致气机郁结或亢逆，气郁日久则可化热，气逆自可化火，因之火热内生。如情志内伤，抑郁不畅，导致肝郁气滞，气郁化火，发为"肝火"。

（四）阴虚火旺

阴虚火旺，又称阴虚之火，属虚火。多由于阴液大伤，阴虚阳亢，虚热虚火内生。一般而言，阴虚内热多见全身性的虚热征象。如五心烦热，骨蒸潮热，面部烘热，消瘦，盗汗，舌红少苔，脉细数无力等；阴虚火旺，多见集中于机体某一部位的火热征象，如虚火上炎所致的牙痛，齿衄，咽痛，颧红等。

内火与外火的区别与联系：内火的病机特点为脏腑功能失调，阳气亢盛，或邪郁化火，或五志过极，或阴虚火旺，此类病机所致的实火或虚火，病位在里在脏腑；外感火热病邪袭表，病位在表在肺卫，伴有表证。外火可入里引发内火；内火日久损伤肺卫，亦可易于招致外感火热之邪的侵袭而发病。

附：癌毒

癌毒是在脏腑功能失调、气血郁滞的基础上，受内外多种因素诱导而生成，是导致癌病的一类特异性致病因素，是肿瘤发生发展的关键病机。一旦癌毒留结，常与痰、瘀、风、寒、火（热）、湿（浊）等相互搏结，在至虚之处留着而滋生，最终形成肿块。癌毒夺取机体精微以自养，致使肿瘤迅速生长，机体急速衰弱，诸症叠起。当生长到一定阶段，癌毒常随血脉流窜走注，在他处停积，继续形成新的肿块。癌毒耗伤气血阴阳，脏腑失于濡养，正气亏虚，更无力制约癌毒，癌毒更伤正气，终致毒猖正损、难以恢复之恶境。癌毒的病变本质局部属实，全身属虚。局部表现为有形之结，长势迅猛；或软，或硬，或坚硬如岩，留于体内；或附着体表，呈翻花样或蕈样，触之有形，推之不移。全身表现多因病变脏腑不同，表现不一。病在脑窍，见头痛不解、视力模糊；病在肺部，见干咳、或咯痰、痰中带血；病在胃部，见胃脘疼痛、纳少消瘦；病在肠腑，见腹痛腹泻、便中带血等。病至晚期，终致大骨枯槁，大肉陷下，面色萎黄，发枯神惫之恶候。

第四节 疾病传变

疾病从发生、发展到转归是一个动态变化的过程，由于致病因素和患者体质强弱不同，所处环境条件有所差异，以及治疗、康复及护理措施的得当与否，都能影响到疾病发展和转归，使疾病过程错综复杂。

传变，指疾病在机体脏腑经络组织中的传移和变化。研究疾病传变，就是阐明疾病过程中各种病机的演变、发展规律。

一、疾病传变的形式

疾病传变，不外两种形式：一是病位的传移，二是病性的变化。

（一）病位传变

病位，即疾病所在的部位。人是一个有机的整体，机体的表里之间、内脏之间，均有经络相互沟通联络，气血津液循环贯通。病位传变，即某一部位或某一脏腑的病变，可以向其他部位或其他脏腑传移，引起疾病的发展变化。

掌握病位的传变规律，便能把握病势发展趋向，从而抓紧时机进行早诊早治，以防止疾病的发展，将疾病治愈在初期阶段。《素问·阴阳应象大论》说："邪风之至，疾如风雨，故善治者治皮毛，其次治肌肤，其次治筋脉，其次治六腑，其次治五脏。治五脏者半死半生也。"说明掌握疾病传变规律，实施早期治疗的重要性。

常见的病位传变，包括表里之间与内脏之间的传变，而外感病和内伤病的传变又各有特点。

1. 表里传变

表里传变，又称表里出入、内外传变，代表病变部位深浅和病势变化轻重的趋势。外感病发于表，其病位主要是自表入里、由浅而深，或向相反方向传变。所以，外感病的基本传变形式是表里传变，主要表现为表邪入里，或里病出表。

表与里，是一个相对的概念，所指的病变部位并不是固定的。病在表，多见皮毛、肌腠、经络的病机变化及其临床表现；病在里，多见脏腑、精气血津液的病机变化及其临床表现。

（1）表病入里 亦即表邪入里，指外邪侵袭人体，首先停留于机体的肌肤卫表层次，而后内传入里，病及脏腑的病机传变过程。常见于外感疾病的初期或中期，是疾病向纵深发展的反映。多由于机体正气受损，抗病能力减退，病邪得以向里发展；或因邪气过盛，正不敌邪，或因失治、误治等因素，以致表邪不解，迅速传变入里而成。

病邪由表入里的传变，多按规律而依次相传，如《素问·缪刺论》说："夫邪之客于形也，必先舍于皮毛；留而不去，入舍于孙脉；留而不去，入舍于络脉；留而不去，入舍于经脉；内连五脏，散于肠胃；阴阳俱感，五脏乃伤。此邪之从皮毛而入，极于五脏之次也。"病邪依次内传，转化入里，多由于正气渐损，正不胜邪所致。若正气抗邪无力，病邪长驱直入，则可表现为直中的传变形式。病邪直中入里，多由于邪气过盛，暴伤正气，正不敌邪而成，或为内外病邪相引所致。

（2）里病出表 指病邪原本位于脏腑等在里层次，而后由于正邪斗争，病邪由里透达于外的病机传变过程。

病邪由里出表，主要取决于人体正气的抗病和驱邪能力。若正能胜邪，驱邪外出，则病由里出表；反之则正气内溃，病邪继续内陷深入，则里病难有外达之可能。里病出表，多为邪有出路，病势有好转或向愈之机，其病机发展为顺。反之，病邪内陷，正气日衰，病势恶化，则病机发展为逆。

2. 外感热病传变

外感热病，指外邪侵入人体，以发热为主要症状的一类疾病。伤寒为外感热病的总称，有广义和狭义之分：广义伤寒包括中风、伤寒、湿温、热病、温病；狭义伤寒即感受寒邪引起的外感热病。外感热病传变规律，基本是表里传变，但内传入里后，亦见脏腑间的传变。不同的外感热病，其病位传变的形式又有所区别，主要有伤寒六经传变、温病卫气营血传变和三焦传变。

（1）伤寒六经传变　指外邪循六经传变，由表入里，渐次深入。一般传变规律为太阳→阳明→少阳→太阴→少阴→厥阴，称为"循经传"。六经传变，还有一些特殊的传变形式，如越经传、表里传、直中、合病与并病等。

（2）温病卫气营血传变　指温热病过程中，病变部位在卫、气、营、血四个阶段的传移变化。一般而言，病在卫分为病势较轻浅；病在气分为邪已传里，病势较重；病在营分为邪已深入，病势更重；病在血分为邪气更加深入，最为严重。温病卫气营血的传变规律，为温热病由表入里、由外而内、由浅入深、由轻而重的疾病演变过程，揭示了病变的不同程度和阶段。

（3）温病三焦传变　指温病的病变部位循上、中、下三焦而发生传移变化。三焦病变的传变规律有顺逆之分：顺传，一般多由上焦手太阴肺开始，由此而传入中焦脾胃，中焦病不愈，则传入下焦肝肾。逆传，即由肺而传入心包，所谓"温邪上受，首先犯肺，逆传心包"（《温热论》）。

3. 内伤病传变

内伤病是内脏遭到某些病因损伤所导致的一类疾病。因此，内伤病的基本病位在脏腑。内伤病的传变形式，主要有脏腑之间的传变、经络之间的传变、经络与脏腑之间的传变。

（1）脏腑之间的传变　包括脏与脏、脏与腑、腑与腑及形脏之间传变。

脏与脏传变：病位传变发生于五脏之间，是内伤病最主要的病位传变形式。脏与脏发生传变的机理，除经络的联系外，阴阳五行关系失调、气血津液关系失常等，均可引起病邪从一脏传及他脏。脏与脏传变的一般规律主要有母子相及、相乘、相侮等。详见"五行学说"部分。

脏与腑传变：病位传变发生于脏与腑之间，或脏病及腑，或腑病及脏。多见于脏腑之间表里相合关系的传变。脏腑表里相合之间，有经脉相互络属，病机变化相互影响，使得病邪在脏与腑之间传变。如肺与大肠相表里，肺得大肠腑气传导向下而清肃下降，大肠得肺之肃降而传导粪便，若肺失肃降，则导致大肠腑气不通而发生便秘；反之若大肠实热，积滞不通，亦可致肺失肃降，出现胸满而喘咳。此外，尚有因脏腑功能联系密切，故其病变亦可相互影响，如肝气横逆犯胃而致呕恶呃逆、脾之湿热熏蒸肝胆导致而成黄疸等。

腑与腑传变：病位传变在六腑之间发生传移变化。六腑各自有明确分工，共同参与饮食物的受纳、消化、吸收、传导和排泄。因此，一腑功能失常往往会影响及另一腑，导致病变。如大肠传导失常，腑气不通，则可导致胃气上逆，出现嗳气、呕恶等症状。

形脏内外传变：病邪通过形体官窍而内传相合之脏腑，或脏腑病变影响相应的形体官窍。外邪侵袭形体官窍后，多沿经脉传入脏腑。如寒邪袭表，多通过口鼻、皮毛客于手太阴肺经，再内传于肺而致肺失宣肃，出现咳嗽、喘促等症。反之，病变亦可由脏腑经过经脉，外传于形体官窍。如肝血不足可见筋脉拘急，肝火上炎可见两目红赤，肝经湿热可见阴部湿疹瘙痒等。

（2）经络之间的传变　指经脉之间阴阳相贯，一经有病必然传至他经，或影响相联系的其他各经。如足厥阴肝经，布胁肋，注肺中，故肝气郁结，郁而化火，循经上犯，灼伤肺经，即所谓木火刑金，而出现胸胁灼痛、咳嗽、咳引胸痛等肺肝两经之证。

（3）经络脏腑之间的传变　指邪气由经脉传至脏腑，或由脏腑传至经脉。如心肺有病，通过其所属经脉的循行部位而反映出来，出现胸痛、臂痛等症。

（二）病性转化

病性转化，即疾病证候的性质转化，主要包括寒热转化与虚实转化。

1. 寒热转化

寒热转化，指疾病过程中，病机性质由寒转化为热，或由热转化为寒的过程。

寒证与热证是机体阴阳失调所导致的两种性质相反的病机变化。在疾病发展过程中，在"极"或"重"的条件下，阴阳之间向相反方面转化，包括由阴转阳即由寒化热，或由阳转阴即由热化寒。详见病机"阴阳失调"部分。

2. 虚实转化

虚实转化，指疾病过程中，病机性质由虚转化为实，或由实证转化为虚证的过程。虚实转化决定于邪正盛衰。在疾病发展过程中，邪正双方的力量对比经常发生着变化，当邪正双方力量的消长变化达到主要与次要矛盾方面互易其位的程度时，则疾病的虚实性质亦会发生转变，呈现由实转虚或由虚致实的变化。详见病机"邪正盛衰"部分。

二、影响疾病传变的因素

在决定并影响疾病传变的各种因素中，邪正斗争及其盛衰变化起着决定性的作用，不仅决定疾病传变与否，而且决定着传变的方向和速度，并有一定的规律可循。影响传变的因素不外正邪两个方面，主要包括环境因素、生活因素、体质因素、病邪因素和诊治因素。

（一）环境因素

环境因素，主要包括地理环境和时令气候，两者之间密切相关，并共同作用于人体，对疾病的传变发生影响。

一般而言，地域因素的长期作用，形成不同地理环境人群的体质特征和疾病谱的差异，同时亦影响疾病的传变。如居处海拔高，气候干燥地域的人群，感邪后较易化热、化燥，伤阴耗津；而居处海拔低，气候潮湿地域的人群，感邪后病变较易化湿，伤气伤阳。

时令气候对疾病的影响也很大，其中包括对疾病传变的影响。一般而言，阳热病证，其病情多在阳旺的春夏季加重，而在阴盛的秋冬季减轻；反之，阴寒病证，其病情多在阴盛的秋冬季加重，而在阳旺的春夏季减轻。另外，一日之中，疾病受时辰的影响，也有"旦慧、昼安、夕加、夜甚"不同变化。

（二）生活因素

生活因素，包括家庭环境、工作环境、社会环境。现代社会的激烈竞争，经常使人容易产生焦虑不安等情绪变化，加上家庭或工作环境的不和谐，容易导致人的精神状态改变，日久则影响脏腑功能的正常，产生各种疾病或导致疾病的传变。如家庭和睦，工作顺利，心情愉悦，饮食合理，劳逸得当，则机体正气充足，很少生病；即使生病，也利于疾病恢复向愈。反之，如家庭矛盾冲突，工作失利，心境恶劣，饮食不当以及劳逸失度等，则易导致正气不足，不利于疾病恢复，且易加重病情。

（三）体质因素

体质因素主要从两方面对疾病的传变发生作用。其一，体质决定正气强弱，从而影响发病与传变的迟速。如体质壮实者，正气充足，一般不易感受病邪，一旦感邪则发病急速，但传变较少，病程亦较短暂；体质虚弱者，正气不足，则易于感邪，且邪易深入，发病病势较缓，病程缠绵而多传变。其二，体质决定病机从化。一般而言，素体阳盛者，则多从火化，疾病多易向实热证演变；素体阴盛者，则多从寒化，疾病多向实寒或虚寒证演变。例如，同为湿邪，阳偏盛体质者得之，则从阳而化热，形成湿热病机；若阴偏盛体质者得之，则从阴而化寒，形成寒湿病机。

（四）病邪因素

病邪是影响疾病传变的重要因素，病位、病性传变以及疾病传变速度等，都受到感邪轻重、病邪性质等的影响。

疾病传变与邪气的性质直接相关。如外感六淫病邪，一般阳邪传变较快，特别是火（热）邪、风邪、暑邪；阴邪传变较慢，特别是湿邪黏滞而较少传变。疠气则发病急骤，传变急速。另外，邪盛则传变较快，邪微则传变缓慢。

由于病邪性质的不同，其伤人的途径、病位传变的路径亦有较大的差异。外感病以表里传变为主，伤寒多六经传变，而温病多卫气营血、三焦传变。内伤病主要是脏腑传变，亦可表里相及；外伤对疾病传变也有重要影响。

（五）诊治因素

在疾病的发生发展过程中，诊治因素是疾病传变中较为关键的因素，是否做到早期诊治，直接关系到疾病传变或转归。

早期正确的诊断与治疗，体现中医学"既病防变"思想，可及时阻断、中止疾病发展和传变，使疾病消灭在萌芽之中，或使患者转危为安，较快痊愈。反之，若诊断失误，或未能及早治疗，错过最佳干预时期；或诊断虽明确，但失治误治，或护理不当，则可损伤人体正气，助长邪气，以致变证迭起，甚至预后不良。

【复习思考题】

1. 简述中医学的发病基本原理。
2. 何谓疾病"复发"？复发的主要类型与诱因有哪些？
3. 如何理解"邪气盛则实，精气夺则虚"。
4. 阴盛与阳虚、阳盛与阴虚的病机特点及临床表现有什么异同？
5. 为什么会出现"阴阳格拒"？简述阴盛格阳、阳盛格阴的病机特点。
6. 论气机失调病机。
7. 气与血关系失调会出现哪些病机变化？
8. 津液输布排泄障碍会出现哪些病机变化？
9. 论风气内动。
10. 论火热内生。

扫一扫，查阅本章数字资源，含PPT、音视频、图片等

生、长、壮、老、已是人体生命过程的必然规律，健康与长寿是有史以来人类普遍渴求的愿望。养生的目的是扶助人体正气，增强抗病能力，提高健康水平，减少疾病发生，从而延缓衰老、延长寿命。

防治原则是预防和治疗疾病的基本原则，是在整体观念和辨证论治指导下制定的体现中医预防和治疗学规律和特色的理论知识。

养生、预防与治疗之间有非常密切的联系。养生反映了预防医学的鲜明特点，要防病必先强身，欲强身必重养生，养生是最积极的预防措施。治则治法的确立和治疗手段的实施，又可促进疾病的痊愈和机体的康复，从而有利于养生目标的实现。在预防和治疗的辩证关系中，未病之前，预防是矛盾的主要方面，故倡导"不治已病治未病"，防患于未然。患病之后，则强调早期治疗，防止疾病的发展和转化。在具体治疗中又要分清疾病矛盾的主次，注意先后缓急。总之，未病先防、既病防变和防治结合是中医防治学的重要特色。

中医学在长期的发展过程中，形成了系统而丰富的养生及防治理论和方法，至今仍有效地指导着中医临床实践。

第一节 养 生

中医学关于养生的认识，历史悠久，源远流长，为中华民族的繁衍昌盛作出了杰出的贡献。养生是根据生命发展的规律，采取适当措施来颐养心身，以达到增强体质，维护健康，延年益寿的目的，是医学实践追求的最高境界。

一、养生的概念与衰老机制

（一）养生的基本概念

养生，古称"摄生""道生""保生""卫生"等。养生是研究增强体质，提高健康水平，预防疾病以及延缓衰老，延年益寿的理论。

中医养生学说是在中医理论指导下，根据人体生命活动变化规律，探索和研究中国传统的调摄身心、增强体质、预防疾病、延年益寿的理论和方法的学问，是中医学的特色和优势之一。

（二）衰老的概念及机制

1. 天年

"天年"，是天赋寿命或生理寿命，指人生活在适宜的环境条件下生理上所能达到的最高寿命。天年是中医学关于人之寿命期限的一个重要命题。人的生命是有一定限度的，人类自然寿命的最高限度，称之为寿限。中医学认为，人的天年限度一般为120岁左右，如《尚书正义·卷十二》所说："寿，百二十年。"自古以来，能够尽享天年的人较少，究其原因，除了先天禀赋和不可抵御的意外等因素外，主要由于人们不知调摄，以致正气的抗病力减弱，易受病邪侵害，过早衰老的缘故。因此，要想强身增寿，必须注重养生保健，预防疾病，以延缓衰老。

2. 衰老

衰老，指随着年龄的增长，机体脏腑、精气血津液神、经络等生理功能全面地逐渐地减退的生命过程。衰与老虽有直接的关系，如年老易衰，衰者多老，但衰老与老年不能等同。衰老是生命的一个动态变化过程，而老年则是人生的一个年龄阶段。老年未必均衰，衰亦未必均老，故有"老当益壮""未老先衰"之说。关于"老年"的年龄界限，历代说法不一，一般将60～65岁视为老年期的开始年龄。

衰老发生和发展的机制，主要包括阴阳失调、五脏虚衰、精气不足和情志失调、痰瘀毒邪侵害等。

（1）衰老以阴阳失调、五脏虚衰、精气不足为本　随着年龄增长，机体内阴阳逐步失去平衡，或某种病邪长期作用于机体，促使阴阳出现偏盛偏衰，以致疾病丛生，加速衰老进程。故衰老的过程是阴阳平衡失调，出现偏盛偏衰或阴阳两虚的结果。如果阴阳不能相互依存而分离，人的生命也就宣告结束。

五脏虚衰与衰老有关，最重要的是先后天的虚衰，脾肾在衰老过程中起着至关重要的作用。肾气虚衰，元气不足，阴损阳耗，日久必致各脏虚损、阴阳失调，从而导致疾病和衰老。脾胃虚弱，则化源不足，气血虚弱，体弱多病而易损其寿。心脏虚衰，影响血脉运行和神志功能，从而加速衰老。肝血亏虚，气机疏泄失常，则性情变异，视物昏花，血不荣经，筋弱无力，行动迟缓易疲，而呈老态。肺气虚日久，治节不行，卫表不固，则易出现气短咳喘，不耐寒热，易患感冒等衰老征象。五脏虚衰，功能失调和减退，则易加速衰老。

精不仅是繁衍人类的生命之源，亦是生命活动最重要的物质基础。人的一切生理活动，包括意识思维等精神活动，无不以精气为源泉和动力。人体的生长发育、衰老的发生发展以及寿命之长短，很大程度上取决于精气的盈亏盛衰。

（2）衰老以情志失调、痰瘀毒内生为标　情志内伤为衰老之因。老年时期，脏腑功能不足，精气血亏耗，故七情内伤易于超越人体心理适应能力。异常的情志活动可使气机失调，损伤脏腑，伤及精血，伤神损形，而发生多种疾病，促进衰老的进程。故老年人多见意志消沉，性格改变，烦恼，抑郁焦虑，多疑善感等，甚至健忘、痴呆。

痰浊、瘀血和毒邪是导致人体衰老的重要因素。人至老年，肺、脾、肾及三焦之阳气不足，津液代谢功能障碍，水湿凝聚，气机阻滞则生痰；痰阻经络气血，或气虚血行无力，导致血瘀；痰瘀互结，脏腑功能失常，则引起多种老年病发生。如元·朱丹溪《格致余论·养老论》说："夫老人内虚脾弱阴亏性急……阳虚难降则气郁而成痰。"老年时期，由于正衰积损，脏腑功能减退或障碍，机体代谢减退、紊乱或失常，邪气蕴结不解，交互为害，则毒邪内生，作为新的致病因素，导致胸痹、中风、消渴、积聚等病证发生。

二、养生的基本原则

中医养生学认为，衰老是长期的阴阳失调、脏腑精气虚衰以及痰瘀毒侵害的结果。善于养生者，为防止衰老，健康生存，尽享天年，应当掌握顺应自然、形神共养、保精护肾、调养脾胃的原则和方法，以达到健身延年之目的。

（一）顺应自然

顺应自然，是中医养生学的重要原则。人以天地之气生，四时之法成。人生于天地之间，依赖于自然而生存，同时也受到自然规律的支配和制约，即人与天地相参，与日月相应。人类在长期进化过程中，生理上形成了与天地自然变化几近同步的节律性以适应外界变化，并作出自我调适的能力，是维持健康的基础。因此，人若不能顺应自然，各种生理活动的节律长期紊乱，全身功能处于失调状态，适应外界变化和抵御外邪能力减弱，则易患外感疾病。中医学倡导"春夏养阳、秋冬养阴"，起居有常，动静和宜，衣着适当，调和饮食，以适应四时气候、昼夜晨昏、地区方域等外界环境的变化，均是顺应自然养生的体现。

外界环境除了自然环境，还有社会环境，人不能脱离社会而生存，故人不仅有自然属性，也有社会属性。社会环境一方面供给人类所需要的物质生活资料，满足人的生理需求，另一方面又影响人的心理活动。随着医学模式的变化，社会医学、心身医学均取得了长足的进步，日益显示出重视社会因素与心理保健对人类健康长寿的重要性。社会因素可以通过对人的精神状态和身体素质的影响而影响人的健康。因此，人必须适应自然环境和社会因素的变化而采取相应的养生措施，才能健康长寿。《灵枢·本神》说："智者之养生也，必顺四时而适寒暑，和喜怒而安居处，节阴阳而调刚柔，如是则僻邪不至，长生久视。"

（二）形神共养

形神共养，指形体与精神的协调统一，身心和谐的养生原则，不仅要注意形体的保养，而且要注意精神的调摄，使形体强健，精神充沛，身体和精神得到协调发展，才能保持生命的健康长寿。中医学认为，人的形体与精神活动具有相互依存、不可分离的密切关系。形者神之质，神者形之用；形为神之基，神为形之主；无形则神无以生，无神则形不可活。这种"形神合一"或称"形与神俱"的生命观，是"形神共养"养生原则的理论依据。中医养生的方法很多，总而言之，不外"静神"与"动形"两端，即所谓"守神全形"和"养形全神"。形神共养，神为首务，神明则形安。神为生命的主宰，宜于清静内守，而不宜躁动妄耗。通过清静养神、四气调神、积精养神、修性怡神、气功练神等，以保持神气的清静，加强精神修养，使寿命得以延长。

形体是生命的基础，神依存于形，有了形体，才有生命，有了生命方能产生精神活动，并具有生理功能。形盛则神旺，形衰则神衰，形谢则神灭。形体的动静盛衰，关系着精、气、神的兴衰存亡。中医养生学主张动以养形，以形劳而不倦为度。通过劳动、舞蹈、散步、导引、按摩等，以运动形体、调和气血、疏通经络、通利九窍、健身延年。动以养形，静以养神，动静结合，只有形神共养，刚柔相济，达到调神与强身的统一，才符合生命活动的客观规律，有益于健康和长寿。

（三）保精护肾

保精护肾，指利用各种方法来调养肾精，使精气充足、体健神旺，从而达到延年益寿的目的。肾精不仅是繁衍人类的生命之源，亦是生命活动的重要基本物质。精化气，气生神，神御形，精是气、形、神的基础。肾为先天之本，主封藏，内含元阴、元阳，以维持全身阴阳平衡。故精和肾的正常与否，是决定人体是否健康长寿的关键因素。肾易虚而难盈，精易泄而难秘，因此，保精护肾实为养生健体、抗衰老的中心环节。保养肾精的原则，首重于节欲保精，使精气充盛，有利于心身健康。节欲并非禁欲，乃房事有节之谓。若恣情纵欲，施泄过多，则精液枯竭，真气耗散而未老先衰。保精护肾之法甚多，除节制房事外，尚有运动保健、导引固肾、按摩益肾、食疗补肾和药物调治等。

（四）调养脾胃

调养脾胃，指利用各种方法来调护保养脾胃，发挥脾升胃降协调、受纳运化相因、水谷精气充足、营养脏腑经络及四肢百骸的功能。脾胃为后天之本，气血生化之源，人体脏腑、营卫经络、形体官窍，无不依赖于脾胃，元气之滋养全在脾胃。五脏六腑皆受气于胃，方能发挥正常作用。故脾胃之强弱与人体之盛衰、生命之寿夭关系甚为密切。《景岳全书·脾胃》说："土气为万物之源，胃气为养生之主。胃强则强，胃弱则弱，有胃则生，无胃则死，是以养生家当以脾胃为先。"脾胃健旺，水谷精微化源充盛，则精气充盛，脏腑功能强盛，形健神旺。脾胃为气机升降之枢纽，脾胃协调，可促进和调节机体新陈代谢，保证生命活动的正常进行。调养脾胃之法，原则是益脾气、养胃阴，用药首当注意升降，次则当防过偏，寒勿过凉，热勿过燥，以免伤胃。此外，节饮食以和胃健脾，调精神以疏肝理脾，常运动以和胃化食，防劳倦以养脾气，均为健运脾胃、调养后天的重要方法。先天之本在肾，后天之本在脾，先天生后天，后天养先天，二者相辅相成，相得益彰。

总之，养生的目标追求健康生存的高质量和生命寿限的延长，往往是在生命常态状况下的长期行为。合理的养生，能够为预防奠定良好的基础，能够更有效地防止疾病的发生。

第二节　治未病

中医学历来重视预防，早在《内经》就提出"治未病"的预防思想。《素问·四气调神大论》指出："圣人不治已病治未病，不治已乱治未乱……夫病已成而后药之，乱已成而后治之，譬犹渴而穿井，斗而铸锥，不亦晚乎！"这为后世医家对中医预防理论研究奠定了基础。其后，《难经》《金匮要略》等医籍对中医"治未病"思想多有阐发。唐·孙思邈对《内经》的"治未病"理论进行深化，如《备急千金要方·论诊候》提出："古人善为医者，上医医未病之病，中医医欲病之病，下医医已病之病。"将疾病分为未病、欲病、已病三类，这是中医学最早的三级预防概念，亦与现代预防医学的三级预防思想甚为相合。

治未病，是中医学的预防思想，包括未病先防、既病防变和愈后防复三个方面。

一、未病先防

未病先防，指在疾病未发生之前，采取各种预防措施，增强机体的正气，消除有害因素的侵袭，以防止疾病的发生。这是中医预防疾病，防重于治思想的突出体现。疾病的发生，主要关系到邪正盛衰。正气不足是疾病发生的主导因素，邪气是发病的重要条件。因此，未病先防，必须从扶助人体正气和防止病邪侵害两方面入手。

（一）扶助机体正气

1. 顺应自然

自然界四时气候和昼夜晨昏等变化，必然影响人体，使之发生相应的生理变化。只有顺应自然变化而摄生，才能保障健康，避免邪气侵害，减少疾病发生。据此《素问·上古天真论》提出"法于阴阳""和于术数"的顺时养生原则。法，即效法，顺应；阴阳，指自然界变化规律；和，为调和，协调；术数，即修身养性之术。人们应顺应季节气候、昼夜晨昏的变化规律，能动地调节衣食起居，采取修身养性的方法，从而摄生防病。

2. 调畅情志

人的精神情志活动与机体的生理、病变有着密切关系。突然、强烈或持续的精神刺激，不仅可以直接伤及脏腑，引起气机紊乱，气血阴阳失调而发病，而且可使正气内虚，抗病能力下降，容易感受病邪而诱发疾病。如怒伤肝而气上，喜伤心而气缓，悲伤肺而气消，思伤脾而气结，恐伤肾而气下等。在疾病过程中，情志失调，又可致病情恶化。因此，《内经》重视精神调养，要求做到"恬惔虚无"。恬，安静；惔，平淡，淡泊；虚，即虚怀若谷，虚己以待物；无，是没有过分的私欲妄想。胸怀开朗乐观，心情舒畅，精神愉快，则人体气机调畅，气血和平，正气旺盛，对于预防疾病发生和发展，促进病情好转，具有重要意义。

3. 饮食有节

饮食要有节制，养成良好的饮食习惯，提倡定时定量，不可过饥过饱，以免损伤胃肠功能。注意不可过食肥甘厚味，否则易于化生内热，甚至引起痈疽、疮毒等。克服饮食偏嗜，保持食性的寒温适中，不可过食辛温燥热、生冷寒凉。并注意饮食种类搭配和膳食结构的合理，平衡膳食，提倡全面合理营养的食养思想。此外，要注意饮食卫生，防止"病从口入"。

4. 起居有常

起居有常是指生活起居要有一定的规律。中医学重视起居作息的规律性，要求人们要顺应四时和昼夜的变化，安排适宜的作息时间，以达到增进健康和预防疾病的目的。还要注意劳逸适度，弛张结合。人需要一定的体力劳动，使气血流畅，促进身体健康。《素问·上古天真论》说："饮食有节，起居有常，不妄作劳，故能形与神俱，而尽终其天年，度百岁乃去。"若劳逸失度则有损健康，过劳则耗伤气血，过逸又可致气血阻滞，均可引起疾病的发生

5. 形体锻炼

《素问·上古天真论》说："形体不敝，精神不散。"经常形体锻炼，可使人体气机调畅，血脉流通，关节活利，筋骨肌肉壮实，体魄强健，才能增强体质，提高抗病力，减少疾病的发生，促进健康长寿，而且对某些慢性病也有一定的治疗作用。形体锻炼的要点有三个：一是运动量要适度，要因人而宜，做到"形劳而不倦"；二是要循序渐进，运动量由小到大；三是要持之以恒。

（二）防止病邪侵害

1. 避其邪气

邪气是导致疾病发生的重要条件，有时甚至可变为主要因素，如各种冻伤、烧烫伤、电击伤、化学伤、虫兽伤、交通伤害等，故未病先防除调养身体，培养正气，提高抗病能力之外，还要特别注意避免病邪的侵害。《素问·上古天真论》说："虚邪贼风，避之有时。"即适时躲避外邪的侵害，包括顺应四时，防止四时不正之气的侵害，如春季防风邪，夏日防暑邪，秋天防燥邪，冬天防寒邪等；日常生活和工作中要用心防范，防止外伤和虫兽伤害；讲究卫生，防止环

境、水源和食物的污染等。

在疫病流行期间，采取消毒措施，勤洗手，多通风；出门戴口罩，预防呼吸道疠气传播；不吃野生动物，禽、肉、蛋类应彻底煮熟；避免与疫病患者密切接触；尽量减少外出和不必要的社会交往及聚会，防止接触及扩散疠气。

2. 药物预防

事先使用某些药物，可提高机体的抗邪能力，有效地防止病邪的侵袭，从而起到预防疾病的作用，亦是防病于未然的一项重要措施。这一方法，尤其在预防疫病流行方面更具有重要意义。《素问·刺法论》有"小金丹……服十粒，无疫干也"的记载。我国16世纪就发明了人痘接种术预防天花，开创了人工免疫之先河，为后世预防接种的发展创立了范例。近年来，在中医预防理论的指导下，用中草药预防疾病也取得了良好的效果。如用板蓝根、大青叶预防流感、腮腺炎，用马齿苋预防菌痢，用茵陈、贯众预防肝炎等，都是简便易行的有效方法。在SARS、甲型H1N1流感及新冠肺炎等疫病的预防中，中药预防也发挥了极其重要的作用。

二、既病防变

既病防变，指在疾病发生之后，早期诊断，早期治疗，见微知著，防微杜渐，以防止疾病的发展和传变。

（一）早期诊治

疾病过程中，由于邪正斗争和消长，疾病的发展，多会出现由浅入深，由轻到重，由较单纯到复杂的变化。外感病初期，邪未深入，脏腑气血未伤，正气未衰，病情轻浅，自然治之较易，故诊治越早，疗效越好。即使内伤杂病，包括许多重病难病，也越早诊治效果越好，否则容易延误病情，甚至丧失治疗良机，酿成大患。如《素问·阴阳应象大论》说："故邪风之至，疾如风雨，故善治者治皮毛，其次治肌肤，其次治筋脉，其次治六腑，其次治五脏。治五脏者，半死半生也。"另外，某些疾病处于亚临床阶段，常有一些细微征兆，医者必须善于发现疾病苗头，早期做到正确诊断，进行及时有效和彻底的治疗。《医学心悟·医中百误歌》谓："见微知著，弥患于未萌，是为上工。"

（二）防止传变

防止传变，指认识和掌握疾病发生发展规律及其传变途径，早期诊断，并采取及时有效的防治措施，从而制止疾病的发展或恶化。掌握不同疾病的发生、发展变化过程及其传变的规律，才能在早期诊治过程中，既着眼于当前病证，又能前瞻性地采取措施避免传变的发生。防止传变主要包括阻截病传途径与先安未受邪之地两个方面。

1. 阻截病传途径

各种疾病的传变是有一定的规律和途径的。如外感热病的六经传变、卫气营血传变、三焦传变；内伤杂病的五脏之间母子相及与相乘相侮传变、表里传变、经络传变等。根据疾病各自的传变规律，及时采取适当的防治措施，截断其传变途径，是阻断病情发展或恶化的有效方法。如麻疹初起，疹毒未透，易内传于脏腑，转为重证。应及时采取宣透之药发表透疹，促使邪毒随汗由表而泄，以防其内犯脏腑。若疹毒已侵及于肺，则应肃清肺热，透其疹毒，以阻止其传入心包或中焦。

2. 先安未受邪之地

先安未受邪之地是根据疾病传变规律，实施预见性治疗，以控制传变的防治原则。由于人体"五脏相通，移皆有次，五脏有病，则多传其所胜"（《素问·玉机真脏论》）。因此，在临床诊治疾病中，不但要对病位之所进行诊治，而且应该根据疾病发展传变规律，对尚未受邪而可能即将被传及之处，事先给予调养、充实以安抚，则可以阻止病变传至该处，达到防止其传变，终断其发展的目的。

在具体运用中，可根据五行的生克乘侮规律、五脏的整体规律、经络相传规律等，采取相应措施进行防治。如《金匮要略·脏腑经络先后病脉证》说："见肝之病，知肝传脾，当先实脾。"主张在治疗肝病的同时，常配以调理脾胃的药物，使脾气旺盛而不受邪，以防肝病传脾。又如在温热病发展过程中，由于热邪伤阴，胃阴受损，病势进一步发展，则易耗及肾阴，据此清代医家叶天士主张在甘寒以养胃阴的方药中，加入咸寒滋养肾阴的药物，从而防止肾阴的耗损，都是既病防变法则具体应用的范例。

三、愈后防复

愈后防复，指在疾病初愈、缓解或痊愈时，要注意从整体上调理阴阳，维持并巩固阴阳平衡的状态，预防疾病复发及病情反复。《素问·至真要大论》指出："谨察阴阳所在而调之，以平为期。"

中医学认为，疾病就是人体在邪正斗争作用下出现的阴阳失衡状态，而治疗目的就是调整阴阳的偏盛偏衰，通过扶弱抑强、补虚泻实、温寒清热、升降沉浮来调理气血、疏通经络、调和脏腑、固护正气，以期达到阴阳平衡。患者初愈后，阴阳刚刚达到新的平衡，一般而言，大多仍有邪气留恋之势，机体处于不稳定状态，生理功能尚未完全恢复，这就要求在病愈或病情稳定之后，针对患者的具体情况，采取综合措施，促使脏腑经络功能尽快恢复正常，以达到邪尽病愈，扶助正气，消除宿根，避免诱因，防其复发之目的。如《素问·热论》在论述热病的护理与饮食禁忌时指出："病热少愈，食肉则复，多食则遗，此其禁也。"热病初愈，但还有余热未尽，蕴藏在内，脾胃虚弱，胃气未复的状况，若食肉或多食，则会伤及脾胃，助长热邪而复发疾病，提示当此之时，一定要注意饮食调护和禁忌，促进疾病痊愈，健康恢复。

第三节　治　则

"治病求本"是中医学治疗疾病的指导思想。治病求本，指在治疗疾病时，必须寻找出疾病的根本原因，抓住疾病的本质，并针对疾病的本质进行治疗的指导思想。《素问·阴阳应象大论》说："治病必求于本。"本，即阴阳。后世引申为疾病的本质。"求本"，实际上就是探求病因病机，确立证候。治病求本是整体观念与辨证论治在治疗观中的体现，是中医治疗疾病的指导思想，位于治则治法理论体系的最高层次。

治则，是治疗疾病的基本原则，对临床立法、处方、遣药等具有普遍的指导意义。治则是针对疾病所表现出的共性病机而确立的。疾病之基本病机，可概括为邪正盛衰、阴阳失调、脏腑失调、精气血津液失常等，因而，正治反治、治标治本、扶正祛邪、调整阴阳、调理脏腑、调理精气血津液及三因制宜等，均属于基本治则。

治法是治疗疾病的方法，治法与治则有别。治则是治疗疾病的准则，具有很强的原则性和指导性，相对稳定和规范。治法是在一定治则指导下制定的治疗疾病的具体治疗大法、治疗方法和治疗措施，较为具体，相对灵活，具有多样性。其中，治疗大法是针对一类相同病机的证候而确立的，如汗、吐、下、和、清、温、补、消八法以及寒者热之、热者寒之、虚则补之、实则泻之等治疗大法，其适应范围相对较广，是治法中的指导层次。治疗方法则是在治疗大法限定范围之内，针对某一具体证候所确立的具体治疗方法，如辛温解表、镇肝息风、健脾利湿等，可以决定选择何种治疗措施。治疗措施，是在治法指导下对病证进行治疗的具体技术、方式与途径，包括药治、针灸、按摩、导引、熏洗等，是治法中的直接运用层次。

治则与治法又有联系。治则是治疗疾病时指导治法的总原则，对治法的选择和运用具有普遍性意义；治法是从属于一定治则的具体治疗大法、治疗方法及治疗措施，其针对性较强，是治则理论在临床实践中的具体运用。概括言之，治则指导治法，治法从属于治则。如就邪正关系而言，扶正祛邪是治疗的基本原则。在这一总原则的指导下，针对不同的虚证而采取的益气、养血、滋阴、扶阳等治法及相应的治疗手段就是扶正这一治则的具体体现；而针对不同的实证，采取发汗、清热、活血、涌吐、泻下等治法及相应的治疗手段就是祛邪这一治则的具体体现。

本节重点阐述正治与反治、治标与治本、扶正祛邪、调整阴阳、调和脏腑、调理精气血津液、三因制宜等基本治疗原则。

一、正治与反治

在错综复杂的疾病过程中，有疾病本质与临床征象一致者，有疾病本质与临床征象不完全一致者，故有正治与反治的不同。

正治与反治，是指所用药物性质的寒热、补泻效用与疾病的本质、现象之间的从逆关系而言，即《素问·至真要大论》所谓"逆者正治，从者反治"。

（一）正治

正治，指采用与证候性质相反的方药进行治疗的治则。由于采用方药或措施的性质与证候的性质相逆，如热证用寒药，故又称"逆治"。

正治适用于疾病的表象与其本质相一致的病证。由于疾病的性质有寒、热、虚、实之别，所以正治法有寒者热之、热者寒之、虚则补之、实则泻之之分。

1. 寒者热之

寒者热之即以热治寒，指用温热方药或具有温热功效的措施治疗寒性病证的治法。如表寒证用辛温解表方药，里寒证用辛热温里方药等。

2. 热者寒之

热者寒之即以寒治热，指用寒凉方药或具有寒凉功效的措施治疗热性病证的治法。如表热证用辛凉解表方药，里热证用苦寒清里方药等。

3. 虚则补之

虚则补之指用补益方药或具有补益功效的措施治疗虚性病证的治法。如阳虚用温阳方药，阴虚用滋阴方药，气虚用益气方药，血虚用补血方药等。

4. 实则泻之

实则泻之指用攻伐方药或具有攻伐功效的措施治疗实性病证的治法。如食滞用消食导滞方药，水饮内停用逐水方药，瘀血用活血化瘀方药，湿盛用祛湿方药等。

（二）反治

反治，指顺从病证的某些表象而治的治则。由于采用方药的性质与病证中某些表象相同，故又称为"从治"。

反治适用于疾病的表象与其本质不完全符合的病证。反治用药虽然是顺从病证的表象，却是与证候本质相反，故仍然是在治病求本思想指导下针对疾病的本质进行的治疗。主要包括以下四个方面。

1. 热因热用

热因热用即以热治热，是指用温热方药或具有温热功效的措施来治疗表象为热的治法。适用于真寒假热证，即阴寒内盛，格阳于外，形成里真寒外假热的病证。由于阴寒充盛于内，阳气被格拒于外，临床既可见身反不恶寒，面赤如妆等外假热之象；但由于阴寒内盛是病本，故同时也见下利清谷，四肢厥逆，脉微欲绝，舌淡苔白等内真寒的表现。因此，虽然治疗假热，但实则仍为用温热方药以治其本。

2. 寒因寒用

寒因寒用即以寒治寒，是指用寒凉方药或具有寒凉功效的措施来治疗表象为寒的治法。适用于里热炽盛，阳盛格阴的真热假寒证。如热厥证，由于里热盛极，阳气郁阻于内，不能外达于肢体起温煦作用，并格阴于外而见手足厥冷，脉沉伏之假寒之象；但细究之，患者手足虽冷，但胸腹灼热而欲掀衣揭被，或见恶热，烦渴饮冷，小便短赤，舌红绛，苔黄等里真热的征象。此为阳热内盛，深伏于里所致，外在寒象是假，里热盛极才是病之本质，故须用寒凉药清其里热。

3. 塞因塞用

塞因塞用即以补开塞，是指用补益、固涩方药或具有补益、固涩功效的措施来治疗具有虚性闭塞不通症状的治法。适用于因体质虚弱，脏腑功能减退而出现闭塞症状的真虚假实证。如血虚经闭，由于血液化源不足，故当补益气血而充其源，则无须用通药而经自来。或肾虚癃闭，由于肾阳虚衰，推动蒸化无力而致的尿少癃闭，当温补肾阳，温煦推动尿液的生成和排泄，则小便自然通利。或脾虚腹满，由于脾气虚弱，运化失常，出现纳呆、脘腹胀满、大便不畅，当采用健脾益气的方药治疗，使其恢复正常的运化及气机升降，则症状自减。因此，以补开塞，使用补益之法治疗闭塞不通症状，实则仍是针对病证虚损不足的本质而治。

4. 通因通用

通因通用即以通治通，是指用通利方药或具有通利功效的措施来治疗具有实性通泻症状的治法。适用于因实邪内阻出现通泄症状的真实假虚证。一般情况下，对泄泻、崩漏、尿频等症，多用止泻、固冲、缩尿等法。如果泄泻、崩漏、尿频等症状出现在实性病证中，则当以通治通。如食滞泄泻，由于食滞内停，阻滞胃肠，致腹痛泄泻，泻下物臭如败卵，治疗不仅不能止泻，相反应消食导滞攻下，推荡积滞，使食积去而泄自止。或瘀血崩漏，由于瘀血内阻，血不循经所致的崩漏，如用止血药，则瘀阻更甚而血难循其经，出血难止，此时当活血化瘀，瘀去则血自归经而出血自止。或湿热淋证，由于膀胱湿热而致的淋证，见尿频、尿急、尿痛等症，以利尿通淋而清其湿热，则症状自消。因此，通因通用，使用通利之法治疗通泻症状，实则仍是针对邪实本质而治。

正治与反治相同之处，都是针对疾病的本质而治，故同属于治病求本的范畴。但是，正治与反治有所不同：一是概念内涵有别，就各自采用方药的性质、效用与疾病的本质、现象间的关系而言，方法上有逆从之分；二是适应病证有别，病变本质与临床表现相符者，采用正治；病变本质与临床表现不完全一致者，则适于用反治。在临床上，大多数疾病的本质与其表象的属性比较一致，因而正治是最常用的一种治疗法则。

二、治标与治本

治标和治本，首见于《素问·标本病传论》。标和本的概念是相对的，标本关系常用来概括说明事物的本质与现象、因果关系以及病变过程中矛盾的主次先后关系等。一般而言，从医患关系来说，患者为本，医生为标；从邪正关系来说，人体正气为本，致病邪气为标；从病因与症状关系来说，病因为本，症状为标；从疾病先后来说，旧病、原发病为本，新病、继发病为标；从疾病病位来说，脏腑精气病为本，肌表经络病为标等。可见，标本不是绝对的，而是相对的，有条件的。

在临床上，掌握了疾病的标本关系，就能准确地分清病证的主次先后与轻重缓急，对于从复杂的疾病矛盾中找出和处理其主要矛盾或矛盾的主要方面，起到提纲挈领的作用。针对临床病证中标本主次的不同，采取"急则治标，缓则治本，标本兼治"的法则，以达到治病求本的目的。标本先后的基本治则，对临床具有重要的指导意义。

（一）缓则治本

缓则治本，指病势缓和，病情缓慢，先治其本，本病愈而标病自除。多用于慢性疾病，病情缓和、病势迁延、暂无急重病状；或病势向愈，正气已虚，邪尚未尽之际。如痨病肺肾阴虚之咳嗽，肺肾阴虚是本，咳嗽、潮热、盗汗是标，标病不至于危及生命，故治疗多不选用单纯止咳、敛汗之剂来治标，而采用滋补肺肾之阴以治其本，本病得以恢复，咳嗽盗汗等诸症也自然会消除。再如气虚自汗，气虚不能固摄津液为本，自汗为标。单用止汗之剂，难以奏效，此时应益气固表以治其本，气复则自能收摄汗液。缓则治本，一般对慢性疾病或急性疾病的恢复期有着重要的指导意义。

（二）急则治标

急则治标，指标病危急，先治其标，标病缓解再治本病。一般适用于：一是卒病且病情非常严重，治暴病不宜缓，初病邪未深入，当急治以去其邪，邪去则正气不伤，患者易于恢复；二是在疾病过程中，出现危及生命的某些症状时，如大出血病变，出血为标，出血之因为本，但其势危急，故必以止血治标为首务，待血止后再治出血之因以图本；三是疾病过程中出现某些急重症状，或症状不除，无法进行治疗时，则当权变而先治其标。如病因比较明确的剧痛，频繁呕吐而不能服药，或二便不通等，可分别采用缓急止痛、降逆止呕、通利二便等治标之法，以先缓解危急，再图其本；四是某些慢性病患者，原有宿疾复感邪气，当旧病缓和，新病较急时，每应先治其标，待新病愈后，再治宿疾而治本。如水臌患者，就原发病与继发病而言，鼓胀多是在肝病基础上形成，则肝血瘀阻为本，腹水为标，如腹水不重，则宜化瘀为主，兼以利水；但若腹水严重，腹部胀满，呼吸急促，二便不利时，则为标急，此时当先治标病之腹水，待腹水减退，病情稳定后，再治其肝病。

必须指出，所谓"急则治标，缓则治本"，不能绝对化。急的时候也未尝不须治本，如亡阳虚脱时，急用回阳救逆的方法，就是治本；大出血之后，气随血脱时，急用独参汤益气固脱也是治本。不论标本，急者先治是一条根本原则。同时，缓的时候也不是不可治标，虚人感冒患者可在补虚基础上用解表药兼治其标。总之，治病求本是治疗的根本原则，急则治标只是一时权宜之计，是为了更好地治本。一旦标病缓解后，仍当治疗其本，以获长久疗效。

（三）标本兼治

标本兼治，指标病与本病并重，应治标与治本兼顾，是在标病与本病俱急，或标病与本病俱缓之时采取的一种治则。若采取单治本病或单治标病方法，均不能适应病证治疗的要求时，则必须标本兼顾同治，才能获得好的治疗效果。如痢疾患者，饮食不进是正气虚（本），下痢不止是邪气盛（标）。此时，标本俱急，须以扶正药与清化湿热药同时并用，这就是标本兼治。脾虚气滞患者，脾虚为本，气滞为标，既用人参、白术、茯苓、甘草等健脾益气以治本，又配伍木香、砂仁、陈皮等理气行滞以治标。根据病情需要，标本兼治，不但并行不悖，更可相得益彰。

总之，病证之变化有轻重缓急、先后主次之不同，因而标本的治法运用也就有先后与缓急、单用或兼用的区别，这是中医治疗的原则性与灵活性有机结合的体现。一般来说，凡病势发展缓慢者，当从本治；发病急剧者，首先治标；标本俱急或标本俱缓者，又当标本兼治，最终达到治病求本的目的。

三、扶正与祛邪

正邪相搏，双方的盛衰消长决定着疾病的发生、发展与转归，正能胜邪则病退，邪能胜正则病进。因此，扶助正气，祛除邪气，改变邪正双方力量的对比，使疾病早日向好转、痊愈的方向转化，是指导临床治病的一个重要治则。

（一）扶正祛邪的概念

扶正，即扶正固本，指用扶持机体正气的措施，使正气充足以消除病邪、恢复健康的治则。适用于各种虚证，即所谓"虚则补之"。益气、养血、滋阴、温阳、填精、生津等，以及补养各脏精气阴阳等，均是扶正治则下确立的具体治疗方法。

祛邪，即祛除邪气，指用祛除病邪的措施，使邪去正复、恢复健康的治则。适用于各种实证，即所谓"实则泻之"。发汗、涌吐、攻下、消导、化痰、活血、散寒、清热、解毒、祛湿等，均是祛邪治则下确立的具体治疗方法。

（二）扶正祛邪的运用

扶正与祛邪，虽是两种截然不同的治则，一是针对正气不足，一是针对邪气盛实，但在疾病的发生、发展及其变化的过程中，邪正双方的盛衰变化密切相关，因此，扶正与祛邪之间也是相互为用、相辅相成的。扶正，增强了正气，有助于机体抗御和祛除病邪，即所谓"正胜邪自去"；祛邪能排除病邪对机体的侵害与干扰，达到保护正气，恢复健康的目的，即所谓"邪去正自安"。

扶正祛邪在运用上要掌握以下原则：①攻补应用合理，即扶正用于虚证，祛邪用于实证；②辨清先后主次：对虚实错杂证，应根据虚实的主次与缓急，决定扶正祛邪运用的先后与主次；③扶正不留邪，祛邪不伤正。具体运用如下。

1. 单独运用

（1）扶正　扶正原则，适用于正虚为主的虚证或真虚假实证。一般多用于某些慢性疾病，或疾病的后期、恢复期，或素体虚弱之人。在运用时，应当分清虚证所在的脏腑经络等具体部位，以及精气血津液的何种虚衰，还应适当掌握用药的缓峻及剂量。虚证一般宜缓图，少用峻补，免成药害。

（2）祛邪　祛邪原则，适用于邪实为主的实证或真实假虚证。一般多用于外感病初期、极盛期，或疾病过程中出现痰饮、水湿、瘀血等病理产物，而正气尚可耐受攻伐的状况。在运用时，应当辨清病邪性质、强弱、所在病位，进而采用相应的治法。同时，还应注意中病则止，以免用药太过而伤正。

2. 同时运用

扶正与祛邪的同时使用，即攻补兼施，适用于正虚邪实、虚实错杂，但二者均不甚重的虚实夹杂的病证。运用这一原则时，一是要注意分清扶正与祛邪主次关系；二是要尽可能做到扶正而不留邪，祛邪而不伤正。由于病证虚实有主次之分，因而扶正与祛邪治则在同时使用时亦有主次之别。

（1）扶正兼祛邪　即扶正为主，辅以祛邪。适用于以正虚为主的虚实夹杂证。如气虚感冒，应以补气为主兼以解表。

（2）祛邪兼扶正　即祛邪为主，辅以扶正。适用于以邪实为主的虚实夹杂证。如温热病过程中，邪势亢盛，阴液被耗，表现为壮热汗多，心烦口渴，咽干舌燥，可用清热为主，兼以养阴液之法治疗。

3. 先后运用

扶正与祛邪的先后运用，也适用于虚实夹杂证。主要是根据虚实的轻重缓急而变通使用。

（1）先祛邪后扶正　即先攻后补。适用于虽然邪盛、正虚，但正气尚可耐攻，以邪气盛为主要矛盾，若兼顾扶正反会助邪的病证。如瘀血所致的崩漏证，因瘀血不去，崩漏难止，虽补血而血虚难复。故应先活血化瘀，然后再进行补血。

（2）先扶正后祛邪　即先补后攻。适用于正虚邪实，邪虽盛尚不甚急，而机体过于虚弱，正气虚衰不耐攻伐的情况。若同时兼顾祛邪非但邪气难除，反而更伤正气，必须先用补法扶正，使正气逐渐恢复到能承受攻伐时再攻其邪。如癌症患者，发现已是晚期或患病日久，正气大虚，不宜即行祛邪攻伐，应先用补益之法以扶正，待正气有所恢复，再适当给予抗癌祛邪治疗。

总之，扶正祛邪的应用，应知常达变，灵活运用，根据具体情况而选择不同的治法。

四、调整阴阳

调整阴阳，指根据机体阴阳盛衰的变化而损其有余或补其不足，使之重归于和谐平衡。从根本上讲，人体患病是阴阳之间协调平衡遭到破坏，出现了偏盛偏衰的结果。故调整阴阳，"以平为期"是中医治疗疾病的根本法则。《素问·至真要大论》说："谨察阴阳所在而调之，以平为期。"

（一）损其有余

损其有余，即"实则泻之"，适用于人体阴阳失调中阴或阳偏盛有余的实证。

1. 热者寒之

对"阳胜则热"所致的实热证，宜用寒凉药物以清泻其偏盛之阳热，此即"热者寒之"之法。若在阳偏盛的同时，由于"阳胜则阴病"，导致阴气亏虚，此时不宜单纯地清其阳热，而须兼顾阴气的不足，即清热的同时，配以滋阴之品，即祛邪为主兼以扶正。

2. 寒者热之

对"阴胜则寒"所致的实寒证，宜用温热药物以消解其偏盛之阴寒，此即"寒者热之"之法。若在阴偏盛的同时，由于"阴胜则阳病"，导致阳气不足，此时不宜单纯地温散其寒，还须兼顾阳气不足，即在散寒的同时，配以扶阳之品，同样是祛邪为主兼以扶正之法。

（二）补其不足

补其不足，即"虚则补之"，适用于人体阴阳失调中阴阳偏衰的虚证。

1. 阴阳互制之调补阴阳

对"阴虚则热"所出现的虚热证，治宜滋阴以抑阳，即唐·王冰所谓"壮水之主，以制阳光"（《素问·至真要大论》注语）。《素问·阴阳应象大论》称之为"阳病治阴"，"阳病"指阴虚导致阳气相对偏亢，治阴即补阴之意。

对"阳虚则寒"所出现的虚寒证，治宜扶阳以抑阴，即王冰所谓"益火之源，以消阴翳"（《素问·至真要大论》注语）。《素问·阴阳应象大论》称之为"阴病治阳"，"阴病"指阳虚导致阴气相对偏盛，治阳即补阳之意。

2. 阴阳互济之调补阴阳

对于阴阳偏衰的虚热及虚寒证的治疗，明·张介宾提出"阴中求阳"与"阳中求阴"的治法，见于《景岳全书·新方八阵》："善补阳者，必于阴中求阳，则阳得阴助而生化无穷；善补阴者，必于阳中求阴，则阴得阳升而泉源不竭。"此即阴阳互济的方法。根据阴阳互根的原理，因阳得阴助而生化无穷，阴得阳升而泉源不竭，故治疗阴虚证时，在滋阴剂中适当佐以补阳药，即所谓"阳中求阴"。治疗阳虚证时，在助阳剂中适当佐以补阴药，即所谓"阴中求阳"。

3. 阴阳双补

由于阴根于阳，阳根于阴，故阴虚可累及阳，阳虚可累及阴，从而出现阴阳两虚的病证，治疗时当阴阳双补。但须分清主次而用，阳损及阴者，以阳虚为主，则应在补阳的基础上辅以滋阴之品；阴损及阳者，以阴虚为主，则应在滋阴的基础上辅以补阳之品。

应当指出，阴阳互济之调补和阴阳双补两法，虽然用药上都是滋阴、补阳并用，但主次分寸不同，且适应证候有所区别。

4. 回阳救阴

此法适用于阴阳亡失者。亡阳者，当回阳以固脱；亡阴者，当救阴以固脱。由于亡阳与亡阴二者均为极危重证候，皆属气脱病机，故治疗时都要施以峻剂补气固脱，常用人参等药物。

此外，对于阴阳格拒所致寒热真假病证的治疗，以反治为治则。阳盛格阴所致的真热假寒证，治宜寒因寒用；阴盛格阳所致的真寒假热证，治宜热因热用。

总之，运用阴阳学说以指导治疗原则的确定，其最终目的在于选择有针对性的调整阴阳之措施，以使阴阳失调的异常情况复归于协调平衡的正常状态。

五、调和脏腑

人体是以五脏为中心的有机整体，脏与脏、脏与腑、腑与腑之间，生理上相互协调，相互为用，在病机上也相互影响。一脏有病可影响他脏，他脏有病也可影响本脏。因此，调和脏腑就是在治疗脏腑病变时，既要考虑一脏一腑之阴阳气血失调，更要注意从整体入手调和各脏腑之间的关系，使之重新恢复平衡状态，这是调和脏腑的基本原则。

（一）顺应脏腑生理特性

五脏藏精气而不泻，六腑传化物而不藏。脏腑的阴阳五行属性、气机升降出入规律、四时通应以及喜恶在志等有所不同，故调和脏腑须顺应脏腑之特性而治。如脾胃属土，脾为阴土，阳气易损；胃为阳土，阴气易伤；脾喜燥恶湿，胃喜润恶燥；脾气主升，以升为顺，胃气主降，以降为和。故治脾常宜甘温、辛散之剂以助其升运，而慎用阴寒之品以免助湿伤阳；治胃常用甘寒之剂以生津润燥，降气和胃之剂以助其通降，而慎用温燥之品以免伤其阴。

根据脏腑生理特性，六腑传化物而不藏，以通为用，以降为和；五脏藏精气而不泻，以藏为贵，故有"实则泻腑，虚则补脏"之治。六腑之实自当泻腑以逐邪，如阳明腑实证之胃肠热结，用承气汤以荡涤胃肠之实热；而五脏之实亦可泻腑以祛邪，如肝经湿热，可借清泄肠道，渗利小便，使湿热从二便而出。五脏之虚自当补虚以扶正，如脾气虚证以四君子汤补脾益气，肾阳虚证以金匮肾气丸温阳补肾等；而六腑之虚亦可借补脏以扶正，如膀胱气化无权而小便频多，甚则遗溺，多从补肾固摄而治；小肠泌别清浊功能低下，多以温补脾肾进行治疗等。

（二）调和脏腑阴阳气血

脏腑是人体生命活动的中心，脏腑阴阳气血是人体生命活动的根本，脏腑的阴阳气血失调是脏腑病变的基础。因此，调理脏腑阴阳气血是调和脏腑的基本原则。

脏腑的生理功能不一，其阴阳气血失调的病机变化也不尽一致。因此，应根据脏腑病机变化，或虚或实，或寒或热，予以虚则补之，实则泻之，寒者热之，热者寒之。如肝藏血而主疏泄，以血为体，以气为用，性主升发，宜条达舒畅，病机特点为肝气肝阳常有余，肝阴肝血常不足等，其病变主要有气和血两个方面，气有气郁、气逆，血有血虚、血瘀等。故治疗肝病重在调气、补血、和血，结合病机予以清肝、滋肝、平肝等。

（三）调和脏腑相互关系

1. 根据五行生克规律调和脏腑

（1）根据五行相生规律确立治则治法　临床上运用五行相生规律来治疗疾病，其基本治疗原则是补母和泻子，即"虚则补其母，实则泻其子"（《难经·六十九难》）。

补母，即"虚则补其母"，指一脏之虚证，不仅可以补其本脏进行治疗，同时还可依据五行相生规律，补其"母脏"，通过相生作用而促其恢复。适用于母子关系的虚证。如肝血不足，除须用补肝血的药物外，还可以用补益肾精的方法，通过"水生木"的作用促使肝血的恢复。

泻子，即"实则泻其子"，指一脏之实证，不仅可以泻除本脏亢盛之气，同时还可依据五行相生规律，泻其子脏以泻除其母脏的亢盛之气。适用于母子关系的实证。如肝火炽盛，除须用清泻肝火的药物外，还可以用清泻心火的方法，以消除亢盛的肝火。

根据五行相生规律确立的治法，包括滋水涵木法、益火补土法、培土生金法、金水相生法、益木生火法。

滋水涵木法，是滋肾阴以养肝阴的治法，又称滋肾养肝法、滋补肝肾法。适用于肾阴亏损而肝阴不足，甚或肝阳上亢之证。

益火补土法，是温肾阳以补脾阳的治法，又称温肾健脾法、温补脾肾法。适用于肾阳衰微而致脾阳不振之证。

必须说明的是，按五行生克次序来说，心属火，脾属土，火不生土应当是心火不生脾土，而益火补土应当是温心阳以暖脾土。但自命门学说兴起以来，多认为命门之火具有温煦脾土的作用。因此，目前临床上多将"益火补土"法用于肾阳（命门之火）衰微而致脾失健运之证，而少指心火与脾阳的关系。

培土生金法，是健脾生气以补益肺气的治法。主要用于脾气虚衰，生气无源，以致肺气虚弱之证。若肺气虚衰，兼见脾运不健者，亦可应用。

金水相生法，是滋养肺肾之阴的治法，亦称滋养肺肾法。主要用于肺阴亏虚，不能滋养肾阴，或肾阴亏虚，不能滋养肺阴的肺肾阴虚证。

益木生火法，是补肝血以养心血的治法。主要用于肝血不足，不能滋养心血，以致心肝血虚之证。

（2）根据五行相克规律确立治则治法　临床上运用五行相克规律来治疗疾病，其基本治疗原则是抑强和扶弱。

五脏相克关系异常而出现的相乘、相侮等病机变化的原因，不外乎"太过"和"不及"两个方面。"太过"者属强，表现为功能亢进；"不及"者属弱，表现为功能衰退。因而治疗上须同时采取抑强和扶弱的治疗原则，并侧重于制其强盛，使弱者易于恢复。若一方虽强盛，而尚未发生克伐太过时，亦可利用这一治则，预先加强其所胜的力量，以阻止病情发展。

抑强，适用于相克太过引起的相乘和相侮。如肝气横逆，乘脾犯胃，出现肝脾不调、肝胃不和之证，称为"木旺乘土"，治疗应以疏肝平肝为主。又如木本克土，若土气壅滞，或脾胃湿热或寒湿壅脾，不但不受木之所克，反而侮木，致使肝气不得疏达，称为"土壅木郁"，治疗应以运脾祛邪除湿为主。抑其强者，则其弱者功能自然易于恢复。

扶弱，适用于相克不及引起的相乘和相侮。如脾胃虚弱，肝气乘虚而入，导致肝脾不和之证，称为"土虚木乘"，治疗应以健脾益气为主。又如土本制水，但由于脾气虚弱，不仅不能制水，反遭肾水反制而出现水湿泛滥之证，称为"土虚水侮"，治疗应以健脾为主。扶助弱者，加强其力量，可以恢复脏腑正常功能。

依据五行相克规律确立的治法，包括抑木扶土法、泻火润金法、培土制水法、佐金平木法、泻南补北法。

抑木扶土法，是疏肝健脾或平肝和胃以治疗肝脾不和或肝气犯胃病证的治法，又称疏肝健脾法、平肝和胃法。适用于木旺乘土或土虚木乘之证。临床应用时，应依据具体情况的不同而对抑木和扶土法有所侧重。如用于木旺乘土之证，则以抑木为主，扶土为辅；若用于土虚木乘之证，则应以扶土为主，抑木为辅。

泻火润金法，是清泻心火以润肺金的治法。适用于火旺乘金之证，即心火过旺以消灼肺阴，以致肺热伤津之证。

培土制水法，是健脾利水以治疗水湿停聚病证的治法，又称为敦土利水法。适用于脾虚不运，水湿泛滥而致水肿胀满之证。

佐金平木法，是滋肺阴清肝火以治疗肝火犯肺病证的治法，也可称为滋肺清肝法。适用于肺阴不足，肃降不及的肝火犯肺证。若属肝火亢盛，升发太过，上炎侮肺，耗伤肺阴的肝火犯肺证，当清肝平木为主，兼以滋肺阴以肃降肺气为治。

泻南补北法，是泻心火补肾水以治疗心肾不交病证的治法，又称为泻火补水法、滋阴降火法。适用于肾阴不足，心火偏旺，水火未济，心肾不交之证。因心属火，位南方；肾属水，位北方，故称泻南补北法。若由于心火独亢于上，不能下交于肾，则应以泻心火为主；若因肾水不足，不能上奉于心，则应以滋肾水为主。但必须指出，肾为水火之宅，肾阴虚亦可致相火偏旺，也称为水不制火，这属于一脏本身水火阴阳的偏盛偏衰，不能与五行生克中水不克火混为一谈。

总之，根据五行相生、相克规律可以确立有效的治则和治法，指导临床用药。但在具体运用时又须分清主次，要依据双方力量的对比进行全面考虑。或以治母为主，兼顾其子；或以治子为主，兼顾其母；或以抑强为主，扶弱为辅；或以扶弱为主，抑强为辅。如此，方能正确地指导临床实践，提高治疗效果。

2. 根据脏腑相合关系调理

人体脏与腑的配合，体现了阴阳表里配合的关系。脏行气于腑，腑输精于脏。生理上彼此协调，病机上又相互影响，相互传变。因此，治疗脏腑病变，除了直接治疗本脏本腑之外，还可以根据脏腑相合理论，或脏病治腑，或腑病治脏，或脏腑同治。

脏病治腑：如心合小肠，心火上炎之证，可以通利小肠而直泻心火，导心经之热从下而出，则心火自降。其他如肝实泻胆、脾实泻胃等，亦为临床常用。

腑病治脏：肾合膀胱，膀胱气化功能失常，水液代谢障碍，治肾即治膀胱。大便秘结，腑气不通，则肺气壅塞，而宜降肺气，亦可使腑气得顺，大便自通。

脏腑同治：脏腑病变，虽可脏病治腑，腑病治脏，但临床上多脏腑同治。如脾与胃，纳运相得，燥湿相济，升降相因，故脾病必及胃，胃病必累及脾。所以，临床上常脾胃同治。

六、调理精气血津液

精气血津液是脏腑经络功能活动的物质基础，生理上各有不同功用，彼此之间又相互为用。因此，调理精气血津液则是针对精气血津液失调而设的治疗原则。

（一）调精

1. 补精

补精适用于肾精或水谷之精不足的精虚证。肾精亏虚主要表现为生长发育迟缓，生殖功能低下或不孕不育及气血生化不足等，可以益肾填精补髓法治之。水谷之精不足，主要表现为面黄无华、肌肉瘦削、头昏目眩、疲倦乏力等虚弱状态，当治以健脾益气。

2. 固精

固精适用于生殖之精或水谷之精大量丢失的失精证。生殖之精大量丢失，出现滑精，遗精，早泄，甚至精泄不止的症状，病机多为肾气不固，故治当补益肾气以摄精。水谷之精大量丢失，表现为长期尿液混浊，并兼有少气乏力，精力不支，面黄无华，肌肉瘦削，失眠健忘等，治当补脾肾以摄精。

3. 疏精

疏精适用于精瘀证。精瘀见于阴器脉络阻塞，以致败精、浊精郁结滞留，难以排出；或肝失疏泄，气机郁滞而致的男子不排精之候，常伴有精道疼痛，睾丸小腹重坠，精索小核硬结如串珠，腰痛，头晕等症状，治当疏精通络散结。

（二）调气

1. 气虚宜补

肺主一身之气，脾为气血生化之源，故补气主要是补脾肺之气，而尤以培补中气为重。先天之精气，依赖于肾藏精气的生理功能，才能充分发挥先天之精气的生理效应。故气虚之极，又要从补肾入手。

气为血之帅，血为气之母，二者互根互用，故补气又常与补血相结合。

2. 气滞宜疏

人体气机升降出入，多与肝主疏泄、肺主宣降、脾主升清、胃主降浊有关，故气滞多与肺、肝、脾、胃等脏腑功能失调有关。肝主疏泄，调畅全身气机，故气滞之病又以疏肝行气为先。

3. 气陷宜升

气陷宜用升提之法，所谓"陷者举之"。适用于中气下陷而见凸陷，胞睑下垂，脱肛，滑泄不止，以及冲任不固所致崩中漏下、带下、阴挺、胎动不安等。

4. 气逆宜降

气逆宜用降气之法。气逆于上，以实为主，亦有虚者。降气法，适于气逆实证，且宜暂用，不可久图。若因虚而逆者，补其虚而气自降，不得过用降气之品。

5. 气脱则固

脱有缓急，故临床上有虚脱和暴脱之分。虚者补之，涩可固脱。故气脱者每于补气固本之中加入收涩之品，以补而涩之。若属暴脱者，固涩无效，应当补阳助阴，使阴固阳潜。固涩法常与补法同用，又根据证之寒热而与温法或清法同用。气属阳，故气脱之治，多温补与固涩同用。

6. 气闭则开

气闭多有清窍闭塞而昏厥，故又称开窍通闭。开窍有温开、凉开之分。气闭有虚、实之别，实则邪未减而正未衰，治当开其闭；而虚则为内闭外脱之候，当予以补气养血、回阳固脱之品。

（三）调血

1. 血虚则补

心主血，肝藏血，脾生血统血，肾精可化而为血，血虚多与心、肝、脾、肾有密切关系，故补血又当区别具体情况，结合补脏治疗。气为阳，血为阴，气能生血，血能载气，根据阳生阴长的理论，血虚之重证，于补血方内常加入补气药物，可收补气生血之效。血虚与阴虚常常互为因果，故对血虚而兼有阴虚者常配伍补阴之品，以加强其作用。

2. 血瘀则行

血瘀治以活血、理血，总以祛瘀为要。血瘀有寒、热、虚、实之分，其治当寒者热之、热者寒之、虚则补之、实则泻之。

3. 血寒则温

血寒治以温经散寒为主，由于血寒多致血瘀，故常配伍通经活络、和血行血之法。

4. 血热则凉

血热治以清热凉血为主。血得寒则凝，得温则行。血热可致血不循经而出血，故又用凉血止血之法。应用清热凉血和凉血止血等寒凉药物，要中病即止，不可过剂。出血而有明显瘀滞者，不宜大剂寒凉止血，必要时配合活血行血药。

5. 出血则止

出血宜止血，有收敛止血、凉血止血、温经止血、化瘀止血之分。正确地运用止血法，必须分清出血的原因、性质和部位而辨证施治，切勿一味止血，即"见血休治血"之谓。

（四）调津液

1. 滋养津液

此法适用于津液不足而致的肺燥、胃燥、肠燥等。调治方法，一是摄入足量的水液，二是用滋阴生津的药物。若为实热伤津者，治宜清热生津。

2. 祛除水湿痰饮

此法适用于水湿痰饮证。其中，湿盛者宜祛湿、化湿或利湿；水肿或腹水者，宜利水消肿；痰饮为患者，宜化痰逐饮。水液代谢障碍多责之肺、脾、肾，故水湿痰饮的调治，从脏腑而言，多从肺、脾、肾入手。

（五）调理精气血津液的关系

1. 调理气与血的关系

（1）气病治血　气血互相维附，气虚则血弱，气滞则血瘀，气陷则血下，气逆则血乱，气温则血滑，气寒则血凝。气病则血随之亦病。故《医家四要》说："气为血之帅，血为气之母，气即病矣，则血不得独行，故亦从而病焉。是以治气药中必兼理血之药。"即气病治血的理论依据。气虚宜顾其血弱，气郁宜顾其血滞，气逆宜顾其血乱，而求于气血冲和。

（2）血病治气　气病血易病，血病气易伤，气血两者，和则俱和，病则同病。"气血俱要，而补气在补血之先，阴阳并需，而养阳在滋阴之上"（《医宗必读·水火阴阳论》）。此为治血之准则。治血必调气，气和则血宁。血虚者，补其气而血自生。血瘀者，行其气而血自调。出血者，调其气而血自止。

2. 调理气与津液的关系

气虚而致津液化生不足者，宜补气生津。气不行津而成水湿痰饮者，宜补气、行气以行津；气不摄津而致体内津液丢失者，宜补气以摄津。津停而致气阻者，在治水湿痰饮的同时，应辅以行气导滞；气随津脱者，宜补气以固脱，辅以补津。

3. 调理气与精的关系

气滞可致精阻而排精障碍，治宜疏利精气；精亏不化气可致气虚，气虚不化精可致精亏，治宜补气填精并用。

4. 调理精血津液的关系

"精血同源"，故血虚者在补血的同时，也可填精补髓；精亏者在填精补髓的同时，也可补血。"津血同源"，津血同病而见津血亏少或津枯血燥，治当补血养津或养血润燥。

七、三因制宜

三因制宜，是因时制宜、因地制宜、因人制宜的统称，是指临床治病要根据时令、地域、患者等具体情况，制订适宜治法和方药的治疗原则。

（一）因时制宜

根据不同季节气候的特点，制定适宜治法和方药的原则，称为"因时制宜"。因时之"时"一是指自然界的时令气候特点，二是指年、月、日的时间变化规律。《灵枢·岁露论》说："人与天地相参也，与日月相应也。"年月季节、昼夜晨昏等时间因素，既可形成自然界不同的气候特点和物候特点，同时对人体的生理活动与病机变化也带来一定影响，因此，要注意在不同的天时气候及时间节律条件下的治疗宜忌。

以季节而言，由于季节间的气候变化幅度大，故对人的生理、病变影响很大。如春夏季节，气候由温渐热，阳气升发，人体腠理疏松开泄，即使外感风寒，也应注意慎用麻黄、桂枝等发汗力强的辛温发散之品，以免开泄太过，耗伤气阴；而秋冬季节，气候由凉变寒，阴盛阳衰，人体腠理致密，阳气潜藏于内，此时若病热证，也当慎用石膏、黄连等寒凉之品，以防苦寒伤阳。《素问·六元正纪大论》曰："用温远温，用热远热，用凉远凉，用寒远寒。"所谓"用温远温"，"远"，避之谓；前者之"温"，指药物之温，后者之"温"，指气候之温；即用温性药时，当避其气候之温，如春季慎用人参等温性药物。余者与此同义。

以月令而言,《素问·八正神明论》提出"月生无泻,月满无补,月郭空无治,是谓得时而调之"的治疗原则。提示治疗疾病时须考虑月相盈亏圆缺变化规律,在针灸及妇科月经病治疗中较为常用。

以昼夜而言,日夜阴阳之气消长不同,人亦应之。因而某些病证,如阴虚的午后潮热,湿温的身热不扬而午后加重,脾肾阳虚之五更泄泻等,也具有日夜的时相特征,亦当考虑在不同的时间实施治疗。针灸"子午流注针法",即是根据不同时辰而有取经与取穴的相对特异性,是择时治疗的最好体现。

(二)因地制宜

根据不同的地域环境特点,制定适宜治法和方药的原则,称为"因地制宜"。不同的地理环境,由于气候条件及生活习惯不同,人的生理活动的病变特点也有区别,所以治疗用药亦应有所差异:如我国西北地区,地势高而寒冷,其病多寒,治宜辛温;东南地区,地势低而温热,其病多热,治宜苦寒。说明地区不同,患病亦异,而治法亦当有别。即使相同的病证,治疗用药亦当考虑不同地区的特点,例如,用麻黄、桂枝治疗外感风寒证,在西北严寒地区,药量可以稍重,而在东南温热地区,药量就应稍轻。

(三)因人制宜

根据患者的年龄、性别、体质、生活习惯等不同特点,制定适宜治法和方药的原则,称为"因人制宜"。不同的患者有其不同的个体特点,人的年龄大小、性别不同、体质差异等因素,常常影响着疾病的发生、发展和变化,甚至决定着疾病的预后转归。因此,中医在临证治病时,非常注重患者年龄、性别、体质差异对疾病的影响,根据由于这些因素导致的病机特点,制定出最适宜病情的治法和方药。

1. 年龄

年龄不同,则生理功能、病机变化各异,治宜区别对待。如小儿生机旺盛,但脏腑娇嫩,气血未充,发病则易寒易热,易虚易实,病情变化较快。因而,治疗小儿疾病,药量宜轻,疗程宜短,忌用峻剂。青壮年则气血旺盛,脏腑充实,病发则由于邪正相争剧烈而多表现为实证,可侧重于攻邪泻实,药量亦可稍重。而老年人生机减退,气血日衰,脏腑功能衰减,病多表现为虚证,或虚中夹实。因而,多用补虚之法,或攻补兼施,用药量应比青壮年少,中病即止。

2. 性别

男女性别不同,各有其生理、病机特点,治疗用药亦当有别。妇女生理上以血为本,以肝为先天,临床上有经、带、胎、产诸疾及乳房、胞宫之病。月经期、妊娠期用药时当慎用或禁用峻下、破血、重坠、开窍、滑利、走窜及有毒药物;带下以祛湿为主;产后诸疾则应考虑是否有恶露不尽或气血亏虚,从而采用适宜的治法。男子生理上以精气为主,以肾为先天,病机上精气易亏,而有精室疾患及性功能障碍等特有病证,如阳痿、阳强、早泄、遗精、滑精以及精液异常等,宜在调肾基础上结合具体病机而治。

3. 体质

因先天禀赋与后天调养不同,个体的体质也存在着强壮羸弱、阴阳寒热偏颇等差异。因此,虽患同一疾病,体质不同,治法方药也应有区别:如偏阳盛或阴虚之体,当慎用温热之剂;偏阴盛或阳虚之体,则当慎用寒凉之品;体质强者,病证多实,故攻伐之药量可稍重;体质弱者,病证多虚,其体不耐攻伐,故治疗宜补,若虚实夹杂,则攻伐药量宜轻。所有这些在临证中尤当重视。其他如患者的职业、工作条件等也与某些疾病的发生有关，在诊治时也应该注意。

　　因时、因地、因人制宜的治疗原则，是中医治疗的一大特色，充分体现了中医治疗疾病的整体观念和辨证论治在实际应用上的原则性和灵活性。只有把疾病与天时气候、地域环境、患者个体诸因素等加以全面考虑，制定出具有针对性的个体化治疗方法，才能收到显著效果。

【复习参考题】

　　1. 简述养生的概念与基本原则。
　　2. 论治未病的基本概念、内容和具体方法。
　　3. 何谓"治病求本"？简述治病求本、治则与治法的区别与联系。
　　4. 论正治、反治的概念和具体治法。
　　5. 简述阴阳偏盛、偏衰的治则与治法。
　　6. 论三因制宜原则的概念和运用。

主要参考书目

1. 中医药学名词审定委员会 . 中医药学名词 2004（全国科学技术名词审定委员会公布）. 北京：科学出版社，2005.

2. 中华人民共和国国家质量监督检验检疫总局，中国国家标准化管理委员会 . 中华人民共和国国家标准·中医基础理论术语（GB/T 20348–2006）. 北京：中国标准出版社，2006.

3. 印会河 . 中医基础理论 . 上海：上海科技出版社，1984.

4. 吴敦序 . 中医基础理论 . 上海：上海科技出版社，1995.

5. 童瑶 . 中医基础理论 . 北京：中国中医药出版社，1999.

6. 王新华 . 中医基础理论（中医药学高级丛书）. 北京：人民卫生出版社，2001.

7. 李德新 . 中医基础理论（21 世纪课程教材）. 北京：人民卫生出版社，2001.

8. 孙广仁 . 中医基础理论（新世纪全国高等中医药院校规划教材，普通高等教育"十五"国家级规划教材）. 北京：中国中医药出版社，2002.

9. 王琦 . 中医体质学（高等中医药院校创新教材）. 北京：人民卫生出版社，2005.

10. 印会河，童瑶 . 中医基础理论 . 第 2 版 . 北京：人民卫生出版社，2006.

11. 孙广仁 . 中医基础理论（新世纪全国高等中医药院校规划教材，第 2 版；"十一五"国家级规划教材）. 北京：中国中医药出版社，2007.

12. 李德新，刘燕池 . 中医基础理论 . 第 2 版 . 北京：人民卫生出版社，2011.

13. 郑洪新，吉文辉 . 中医药文化基础（普通高等教育"十一五"国家级规划教材）. 北京：中国中医药出版社，2011.

14. 邓铁涛，吴弥漫 . 中医基础理论（国医大师临床丛书）. 北京：科学出版社，2012.

15. 孙广仁，郑洪新 . 中医基础理论（全国中医药行业高等教育"十二五"规划教材；全国高等中医药院校规划教材，第 9 版）. 北京：中国中医药出版社，2012.

16. 张其成 . 中医哲学基础（全国中医药行业高等教育"十三五"规划教材）. 北京：中国中医药出版社，2016.

17. 郑洪新 . 中医基础理论（全国中医药行业高等教育"十三五"规划教材；全国高等中医药院校规划教材，第 10 版）. 北京：中国中医药出版社，2016.

18. 曹洪欣，潘桂娟 . 中华医学百科全书·中医基础理论 . 北京：中国协和医科大学出版社，2021.

教材目录（第一批）

注：凡标☆号者为"核心示范教材"。

（一）中医学类专业

序号	书 名	主 编		主编所在单位	
1	中国医学史	郭宏伟	徐江雁	黑龙江中医药大学	河南中医药大学
2	医古文	王育林	李亚军	北京中医药大学	陕西中医药大学
3	大学语文	黄作阵		北京中医药大学	
4	中医基础理论☆	郑洪新	杨 柱	辽宁中医药大学	贵州中医药大学
5	中医诊断学☆	李灿东	方朝义	福建中医药大学	河北中医学院
6	中药学☆	钟赣生	杨柏灿	北京中医药大学	上海中医药大学
7	方剂学☆	李 冀	左铮云	黑龙江中医药大学	江西中医药大学
8	内经选读☆	翟双庆	黎敬波	北京中医药大学	广州中医药大学
9	伤寒论选读☆	王庆国	周春祥	北京中医药大学	南京中医药大学
10	金匮要略☆	范永升	姜德友	浙江中医药大学	黑龙江中医药大学
11	温病学☆	谷晓红	马 健	北京中医药大学	南京中医药大学
12	中医内科学☆	吴勉华	石 岩	南京中医药大学	辽宁中医药大学
13	中医外科学☆	陈红风		上海中医药大学	
14	中医妇科学☆	冯晓玲	张婷婷	黑龙江中医药大学	上海中医药大学
15	中医儿科学☆	赵 霞	李新民	南京中医药大学	天津中医药大学
16	中医骨伤科学☆	黄桂成	王拥军	南京中医药大学	上海中医药大学
17	中医眼科学	彭清华		湖南中医药大学	
18	中医耳鼻咽喉科学	刘 蓬		广州中医药大学	
19	中医急诊学☆	刘清泉	方邦江	首都医科大学	上海中医药大学
20	中医各家学说☆	尚 力	戴 铭	上海中医药大学	广西中医药大学
21	针灸学☆	梁繁荣	王 华	成都中医药大学	湖北中医药大学
22	推拿学☆	房 敏	王金贵	上海中医药大学	天津中医药大学
23	中医养生学	马烈光	章德林	成都中医药大学	江西中医药大学
24	中医药膳学	谢梦洲	朱天民	湖南中医药大学	成都中医药大学
25	中医食疗学	施洪飞	方 泓	南京中医药大学	上海中医药大学
26	中医气功学	章文春	魏玉龙	江西中医药大学	北京中医药大学
27	细胞生物学	赵宗江	高碧珍	北京中医药大学	福建中医药大学

序号	书 名	主 编		主编所在单位	
28	人体解剖学	邵水金		上海中医药大学	
29	组织学与胚胎学	周忠光	汪 涛	黑龙江中医药大学	天津中医药大学
30	生物化学	唐炳华		北京中医药大学	
31	生理学	赵铁建	朱大诚	广西中医药大学	江西中医药大学
32	病理学	刘春英	高维娟	辽宁中医药大学	河北中医学院
33	免疫学基础与病原生物学	袁嘉丽	刘永琦	云南中医药大学	甘肃中医药大学
34	预防医学	史周华		山东中医药大学	
35	药理学	张硕峰	方晓艳	北京中医药大学	河南中医药大学
36	诊断学	詹华奎		成都中医药大学	
37	医学影像学	侯 键	许茂盛	成都中医药大学	浙江中医药大学
38	内科学	潘 涛	戴爱国	南京中医药大学	湖南中医药大学
39	外科学	谢建兴		广州中医药大学	
40	中西医文献检索	林丹红	孙 玲	福建中医药大学	湖北中医药大学
41	中医疫病学	张伯礼	吕文亮	天津中医药大学	湖北中医药大学
42	中医文化学	张其成	臧守虎	北京中医药大学	山东中医药大学

（二）针灸推拿学专业

序号	书 名	主 编		主编所在单位	
43	局部解剖学	姜国华	李义凯	黑龙江中医药大学	南方医科大学
44	经络腧穴学☆	沈雪勇	刘存志	上海中医药大学	北京中医药大学
45	刺法灸法学☆	王富春	岳增辉	长春中医药大学	湖南中医药大学
46	针灸治疗学☆	高树中	冀来喜	山东中医药大学	山西中医药大学
47	各家针灸学说	高希言	王 威	河南中医药大学	辽宁中医药大学
48	针灸医籍选读	常小荣	张建斌	湖南中医药大学	南京中医药大学
49	实验针灸学	郭 义		天津中医药大学	
50	推拿手法学☆	周运峰		河南中医药大学	
51	推拿功法学☆	吕立江		浙江中医药大学	
52	推拿治疗学☆	井夫杰	杨永刚	山东中医药大学	长春中医药大学
53	小儿推拿学	刘明军	邰先桃	长春中医药大学	云南中医药大学

（三）中西医临床医学专业

序号	书 名	主 编		主编所在单位	
54	中外医学史	王振国	徐建云	山东中医药大学	南京中医药大学
55	中西医结合内科学	陈志强	杨文明	河北中医学院	安徽中医药大学
56	中西医结合外科学	何清湖		湖南中医药大学	
57	中西医结合妇产科学	杜惠兰		河北中医学院	
58	中西医结合儿科学	王雪峰	郑 健	辽宁中医药大学	福建中医药大学
59	中西医结合骨伤科学	詹红生	刘 军	上海中医药大学	广州中医药大学
60	中西医结合眼科学	段俊国	毕宏生	成都中医药大学	山东中医药大学
61	中西医结合耳鼻咽喉科学	张勤修	陈文勇	成都中医药大学	广州中医药大学
62	中西医结合口腔科学	谭 劲		湖南中医药大学	

（四）中药学类专业

序号	书 名	主 编		主编所在单位	
63	中医学基础	陈 晶	程海波	黑龙江中医药大学	南京中医药大学
64	高等数学	李秀昌	邵建华	长春中医药大学	上海中医药大学
65	中医药统计学	何 雁		江西中医药大学	
66	物理学	章新友	侯俊玲	江西中医药大学	北京中医药大学
67	无机化学	杨怀霞	吴培云	河南中医药大学	安徽中医药大学
68	有机化学	林 辉		广州中医药大学	
69	分析化学（上）（化学分析）	张 凌		江西中医药大学	
70	分析化学（下）（仪器分析）	王淑美		广东药科大学	
71	物理化学	刘 雄	王颖莉	甘肃中医药大学	山西中医药大学
72	临床中药学☆	周祯祥	唐德才	湖北中医药大学	南京中医药大学
73	方剂学	贾 波	许二平	成都中医药大学	河南中医药大学
74	中药药剂学☆	杨 明		江西中医药大学	
75	中药鉴定学☆	康廷国	闫永红	辽宁中医药大学	北京中医药大学
76	中药药理学☆	彭 成		成都中医药大学	
77	中药拉丁语	李 峰	马 琳	山东中医药大学	天津中医药大学
78	药用植物学☆	刘春生	谷 巍	北京中医药大学	南京中医药大学
79	中药炮制学☆	钟凌云		江西中医药大学	
80	中药分析学☆	梁生旺	张 彤	广东药科大学	上海中医药大学
81	中药化学☆	匡海学	冯卫生	黑龙江中医药大学	河南中医药大学
82	中药制药工程原理与设备	周长征		山东中医药大学	
83	药事管理学☆	刘红宁		江西中医药大学	
84	本草典籍选读	彭代银	陈仁寿	安徽中医药大学	南京中医药大学
85	中药制药分离工程	朱卫丰		江西中医药大学	
86	中药制药设备与车间设计	李 正		天津中医药大学	
87	药用植物栽培学	张永清		山东中医药大学	
88	中药资源学	马云桐		成都中医药大学	
89	中药产品与开发	孟宪生		辽宁中医药大学	
90	中药加工与炮制学	王秋红		广东药科大学	
91	人体形态学	武煜明	游言文	云南中医药大学	河南中医药大学
92	生理学基础	于远望		陕西中医药大学	
93	病理学基础	王 谦		北京中医药大学	

（五）护理学专业

序号	书 名	主 编		主编所在单位	
94	中医护理学基础	徐桂华	胡 慧	南京中医药大学	湖北中医药大学
95	护理学导论	穆 欣	马小琴	黑龙江中医药大学	浙江中医药大学
96	护理学基础	杨巧菊		河南中医药大学	
97	护理专业英语	刘红霞	刘 娅	北京中医药大学	湖北中医药大学
98	护理美学	余雨枫		成都中医药大学	
99	健康评估	阚丽君	张玉芳	黑龙江中医药大学	山东中医药大学

序号	书名	主编		主编所在单位	
100	护理心理学	郝玉芳		北京中医药大学	
101	护理伦理学	崔瑞兰		山东中医药大学	
102	内科护理学	陈燕	孙志岭	湖南中医药大学	南京中医药大学
103	外科护理学	陆静波	蔡恩丽	上海中医药大学	云南中医药大学
104	妇产科护理学	冯进	王丽芹	湖南中医药大学	黑龙江中医药大学
105	儿科护理学	肖洪玲	陈偶英	安徽中医药大学	湖南中医药大学
106	五官科护理学	喻京生		湖南中医药大学	
107	老年护理学	王燕	高静	天津中医药大学	成都中医药大学
108	急救护理学	吕静	卢根娣	长春中医药大学	上海中医药大学
109	康复护理学	陈锦秀	汤继芹	福建中医药大学	山东中医药大学
110	社区护理学	沈翠珍	王诗源	浙江中医药大学	山东中医药大学
111	中医临床护理学	裘秀月	刘建军	浙江中医药大学	江西中医药大学
112	护理管理学	全小明	柏亚妹	广州中医药大学	南京中医药大学
113	医学营养学	聂宏	李艳玲	黑龙江中医药大学	天津中医药大学

（六）公共课

序号	书名	主编		主编所在单位	
114	中医学概论	储全根	胡志希	安徽中医药大学	湖南中医药大学
115	传统体育	吴志坤	邵玉萍	上海中医药大学	湖北中医药大学
116	科研思路与方法	刘涛	商洪才	南京中医药大学	北京中医药大学

（七）中医骨伤科学专业

序号	书名	主编		主编所在单位	
117	中医骨伤科学基础	李楠	李刚	福建中医药大学	山东中医药大学
118	骨伤解剖学	侯德才	姜国华	辽宁中医药大学	黑龙江中医药大学
119	骨伤影像学	栾金红	郭会利	黑龙江中医药大学	河南中医药大学洛阳平乐正骨学院
120	中医正骨学	冷向阳	马勇	长春中医药大学	南京中医药大学
121	中医筋伤学	周红海	于栋	广西中医药大学	北京中医药大学
122	中医骨病学	徐展望	郑福增	山东中医药大学	河南中医药大学
123	创伤急救学	毕荣修	李无阴	山东中医药大学	河南中医药大学洛阳平乐正骨学院
124	骨伤手术学	童培建	曾意荣	浙江中医药大学	广州中医药大学

（八）中医养生学专业

序号	书名	主编		主编所在单位	
125	中医养生文献学	蒋力生	王平	江西中医药大学	湖北中医药大学
126	中医治未病学概论	陈涤平		南京中医药大学	